健康是生产力

王秀峰

# 序　一

健康，是立身之本，也是立国之基。健康中国是走向世界健康强国、实现民族伟大复兴和人的全面发展的中国梦。党的十八大报告指出，健康是促进人的全面发展的必然要求。2016年的全国卫生与健康大会，习近平总书记强调，人民身体健康是全面建成小康社会的重要基础，要把人民健康放在优先发展的战略地位，加快推进健康中国建设。在2017年召开的党十九大，习近平总书记向大会作报告，强调实施健康中国战略，指出人民健康是民族昌盛和国家富强的重要标志，要完善国民健康政策，为人民群众提供全方位全周期健康服务。推进健康中国建设，凝聚着以习近平总书记为核心的党中央的深邃思考和长远谋划。

健康中国发展的过程，也是中国现代化的过程。没有现代化的物质基础，难以实现健康中国；同样，没有全面健康的人，现代化也难以建成。这是现代中国紧密联系、互相促进的过程。因而，改革开放以来，党对解决人民健康问题的重视程度越来越高。

历史唯物主义认为，生产物质资料的能力就是生产力，它由生产工具、劳动对象与劳动者这三大要素构成。而劳动者在这三大因素当中是最活跃、最革命、最有创造性的因素，只有劳动者在生产过程当中才能生产出大于他本身成本价值的资本价值，即剩余价值，在社会主义制度下，它是用来扩大再生产，改善民生，发展经济、政治、科学技术等的源泉。国家或者企业家为了让劳动者不断地创造出新的价值，他就必须增加对健康需求的投入，保证劳动者的身心健康。我在2006年提出“健康是生产力”理念，道理亦在此。

“健康是生产力”从理论上说是马克思政治经济学最基本的问题，从现实生活来说，也是我们每天遇到的问题。比如人健康了，劳动效率就会提高，可以节省医疗费，多为国家创造财富。所以从理论上分析其中关系，国家关心人民健康，在健康事业上多投入一点，能够促进经济的发展。而如果医疗保障解决不好，反而会制约经济的发展，近年一些人民群众出现的“因病致贫”“因病返贫”现象便可说明这个问题，也再次印证健康就是生产力。

健康是生产力，保护人民的健康就是保护生产力，培养和造就德才兼备、身心健康的人，才是建国治国之本。近年来，历次党代会报告和政府工作报告都非常强调健康问题，明文规定也越来越细。2016年10月，由中共中央政治局审议通过的《“健康中国2030”规划纲要》发布，勾画出打造健康中国的美好蓝图，标志着健康中国建设的顶层设计基本形成。

人民的健康需求是紧迫且重要的，而目前人民群众就医普遍存在着看病难、看病贵的问题。遵照党和国家关于解决人民群众“看病难、看病贵”的战略部署，我们中国医药卫生事业发展基金会在2005年经国务院批准成立后，积极探索具有中国特色的健康之路，大力开展医药卫生扶贫、全民健康教育，发起并推进“健康中国工程”，十多年的历程，取得了良好社会效益，受到了人民群众与上级领导的普遍赞扬。

满足人民健康需求，推动健康中国发展进程。从宏观来看，反映在国家政策调控上，而从微观来说，体现在广大医务人员切实地为人民健康提供医药卫生服务。充分发挥医务工作者的骨干作用，能够高效、平稳地推动医疗卫生行业医疗水平及服务能力提升，最后又回归到健康是生产力上。

因此，习近平总书记提出，要关心和关爱医务工作者，让广大医务工作者安心、放心、舒心地从事救死扶伤的神圣事业。广大医务工作者要精心钻研业务，加强医德修养，为人民群众多做贡献。

患者的“健康所系，性命相托”，是医生工作的价值与核心所在。医生和患者是同一战壕的战友：同舟共济，同心协力，共同面对疾病，如此的和谐医患关系本应是新社会时期的主旋律。但近年来医患冲突却频频发生，“医改不成功”“看病贵”“医闹”等不绝于耳，成为影响医院与和谐社会同步共振的不和谐音。因此，我们在研究和探索如何用实际行动挽回已经造成的不利影响，弘扬医生对患者至诚至爱、救死扶伤的人道主义精神。医患冲突的频繁发生，虽有政府的、经济社会的、媒体的深层因素，但反映在主体身上则是医患之间不信任的问题。

2015年9月6日，中国医药卫生事业发展基金会在国家卫生计生委和中国医师协会的共同支持与指导下，举办了“2015（首届）人民好医生论坛”，向公众展示了“人民好医生”无私奉献的职业精神，同时发布《“2015人民好医生”跟诊记》。跟诊记是中国医药卫生事业发展基金会探索如何重新搭建医患互信桥梁的产物，通过人民好医生组委会主任罗辉率工作团一行亲历、亲见，真实客观记录了“人民好医生”的精神风貌，在社会上引起了一定的反响。

继首届人民好医生论坛圆满落幕后，为积极响应国家卫计委要求“要面向全国深入挖掘医务战线上的人民好医生深入挖掘”的论坛号召，中国医药卫生事业发展基金会人民好医生组委会以罗辉同志为首的一行工作人员，依然不辞劳苦地奔赴在医疗一线，促成“2016（第二届）人民好医生论坛暨《2016人民好医生跟诊记》发布仪式”的顺利举行。在党中央提出积极“推进健康中国建设”“全国建成小康社会”的时代背景下，人民好医生组委会以实际行动向广大人民群众展示新时代医护人员无私奉献和全心全意为人民服务的精神具有一定意义。

健康以前所未有的高度受到了前所未有的重视，健康中国已成为国家战略开始融入所有政策。2017年，以罗辉同志为首的人民好医生组委会工作团紧跟国家方针政策指引，充分发挥医疗媒介重要职能，更加深入国家基层挖掘“人民好医生”，并在坚持跟诊记核心价值的基础上，把医患间的感人事迹荟萃成这本《2017“人民好医生”跟诊记》。这些好医生从人民群众中来，务实地为人民群众服务，被人民群众口口称赞，他（她）们担当得起“人民好医生”的称号。为此也感谢人民好医生组委会、编委会与全体工作人员付出的辛勤汗水。

本书传播了社会正能量，弘扬了社会主义核心价值观，能让广大人民群众从字里行间感受人民好医生的温度。此外，“2017（第三届）人民好医生论坛”也如期举行，中国医药卫生事业发展基金会人民好医生组委会将一如既往地履行自己的职责，坚持不懈地继续前行，为推动我国卫生事业及社会公益事业健康、可持续发展贡献自己的力量。同时希望广大医护人员能积极投身到建设健康中国、精准扶贫的事业建设中。

中国医药卫生事业发展基金会　王彦峰

2017年11月于北京

# 序 二

从一名体制内的血管外科医生，到离开体制，自由执业，成立张强医生集团。很多人质疑过，我重新拿起的“柳叶刀”是否变得商业化。事实上，这种身份的蜕变反而让我更加认真地思考怎么去做一名好医生，怎么让患者获得优质的医疗服务。医疗是与生命打交道的行业，医生要尊重生命，注重患者体验，才能承载起患者的生命重托。所以，在我眼中，好医生应该有温度、有情怀、有价值观。

这种“三有”品质，也是“人民好医生”所具备的。

与“人民好医生”的第一次携手，是在2016年5月。当时人民好医生组委会主任罗辉女士组织了一个30人的医生团队，准备前往河北滦南县医院开展公益义诊活动。在这之前，我与罗辉主编已经有过几次会面，了解到她从2012年起，带领人民好医生工作团走遍全国各地，以“站在名医身边”的跟诊模式，深入挖掘了几百名医疗队伍中德技双馨的好医生，并通过人民好医生论坛的举办向全社会弘扬白衣天使救死扶伤、大爱无疆的精神风貌。在医患矛盾冲突逐渐变成一种独特的社会现象，不少媒体以放大医患纠纷为噱头的今天，能有一个媒体挺身而出，扎根临床一线跟诊，以歌颂医患正能量为主旋律，这种行动本身就值得人钦佩。同时打动我的是，他们所挖掘的“人民好医生”，诠释了患者至上、敬畏生命、坚持人道主义的职业道德，这与我们医生集团的价值观如出一辙。所以，当罗辉主编向我发出参加义诊的邀请时，我欣然接受了。

在滦南义诊的当天，一个县级医院的门诊大厅人头攒动，义诊医生的诊室门口挤满了候诊患者。这不是我第一次下基层义诊，但这次的医生团队几乎都来自北京的知名三甲医院，患者的眼神让我再次感受到他们对高级诊疗技术的渴求。其中一位年老的静脉曲张患者，由于得不到正确的诊断，手术不久后病情再次复发，备受疼痛的折磨。在我为他做了超声后，他坚持要到北京找我做手术。这些点点滴滴，坚定了我要以更好的医疗服务，造福更多老百姓的决心。可喜的是，人民好医生组委会组建了一支德技双馨的专家队伍，定期下基层开展义诊活动。

义诊当天，我也作为“2016人民好医生”的人选，成为被跟诊的对象。在长达6个小时的义诊活动里，我出诊、做超声、给当地医生做培训，在不同的楼层间忙碌转换。期间，这名跟诊记者始终站在我身边认真地做记录病例和随访患者，没有一丝倦意。活动结束后，我对人民好医生组委会也有了深一层的了解，他们的跟诊是媒体、医生、患者三者之间零距离的接触，通过记者跟着专家出门诊、做手术等多种形式，真实地反映医务工作者工作的状态；通过医患之间的一言一行，真实地反映医患沟通；通过患者的采访，了解他们的诉求和心理状态。这个媒体以实际行动传达出的价值观令人赞赏：搭建医患互信桥梁，促进医患和谐。近年来，中国社会医患纠纷频发，医患之间信息不对称、沟通不到位、期望落差大，导致了医患之间的信任土崩瓦解，重建信任很关键。然而，医生想要赢得患者的尊重必须从自身做起，言行举止、对待病人的方式要值得人家尊重。“人民好医生”具备这种特质，张强医生集团也以这种特质为宗旨服务患者。

2012年底我正式离开体制自由执业，2014年7月1日，我创立了中国第一家医生集团。这在许多人眼里，是一下子走在了医疗模式创新和医疗改革的最前沿，旁观者自然想象出了医生集团的种种问题。但医改绝不会是从这个行业里大多数人的认知里来的，只有少数敢去尝试不同的人才是革新的主导者。

医生集团是由多个医生团队组成的联盟或者组织机构，独立于医院之外的医生组织，和签约医院一起提供医疗服务。与传统公立医院的模式不同，在医生集团里，医生不再是雇员，而是集团和医院平等合作的合作伙伴。机制的转变引发了医疗质量大幅度的提升。通俗点说，医生从体制出来以后收入跟医生劳动的质量以及口碑密切相关，所以他内心的驱动力非常强，他必须得获得好的口碑，意味着不能过度医疗，必须用更低的代价获得更好的效果，用最好的技术水准，让病人在整个治疗过程中更加安心。患者需求至上，注重患者体验和服务，这就是张强医生集团的服务理念。

我们医生集团成立的这3年多以来，从3人小组到40多人的团队，从“寄居”在上海沃德、北京和睦家到自己诊所的即将落地，渐渐开始寻找布局全国的扩张路。目前我们有血管外科、疝外科、男士整形、肛肠外科等专家团队，拥有上海、北京、杭州三个临床中心。可以说，这一路走来并没有想象中那么难，许多事情努力去做问题就解决了。

对于医生主导医疗服务发展的组织形式，虽然现在还不能断言会形成一个什么样的标准模板，但我感受到越来越多的医院开始主动找我们合作。最重要的是国家政策，现在国家政策是朝有利医生集团发展的方向引导。对此，我的判断是，正因为医生集团可靠，才会被政府政策支持，大概价值观聚集起来的人会更专心做事。我觉得社会应该有这样的服务，让病人生病的时候不这么焦虑，一家人甚至能从看病的过程当中，重新找回对社会的信任。所以我希望以后能在医生集团这个平台上孵化出更多的人民好医生。

好的医生，无论是体制内，还是体制外，只要真心为患者服务，追求诊疗技术的进步，就是患者所需要的。这本《“2017人民好医生”跟诊记》，沉甸甸的书稿托在手里，仿佛感受到书中51位“人民好医生”所承载的生命重托，充满了温情与人文关怀。阅罢手稿，里面的人物形象跃然纸上。传统的公立医院提供的保障，让好医生和坏医生难以被鉴别，由于医疗是稀缺资源，体制内的医生态度恶劣与否，往往难以影响到前来就诊的患者数量。病人选择好医院的最终目的是想选到一个好的医生，而在这本书中，我看到了一位位人民好医生用无私奉献去对生命负责，面对患者健康受到损害时严谨求实。这种品质是难能可贵的，也感谢人民好医生组委会为公众挖掘出了有温度、有情怀、有价值观的人民好医生，让同样身为医生的我深有共鸣。虽然我的身上有医生与企业家两种角色，但我对自己的定位就是做一个新时代的医生，有变革思想的、有正能量的、对患者有关怀的医生。

《人民好医生跟诊记》主编罗辉和其团队一行为“人民好医生”树碑立传，难能可贵！希望人民好医生组委会能够保持信念，坚定地走下去，为患者挖掘更多的好医生。衷心祝福“人民好医生”的品牌越做越好！

张　强

2017年11月26日于北京

**附：张强医生的简介**

张强医生，Dr. Smile，主任医师，教授，硕士生导师。我国著名血管外科专家，中国医生自由执业的代表性人物。中国首家医生集团（Dr. Smile Medical Group）创始人，中国血管外科医生集团创始人，中国医生集团联盟首任主席、永久名誉主席。民建上海市委医卫委员会副主任，五四青年奖章获得者，《健康中国》年度风尚人物。中国首批医疗健康管理EMBA学位项目、中荷国际工商管理学院客座教授。先后创办了浙江大学附属邵逸夫医院血管外科、杭州市血管外科中心和同济大学附属东方医院血管外科。

# 目　录

# 用医术引领孝道——况伟宏

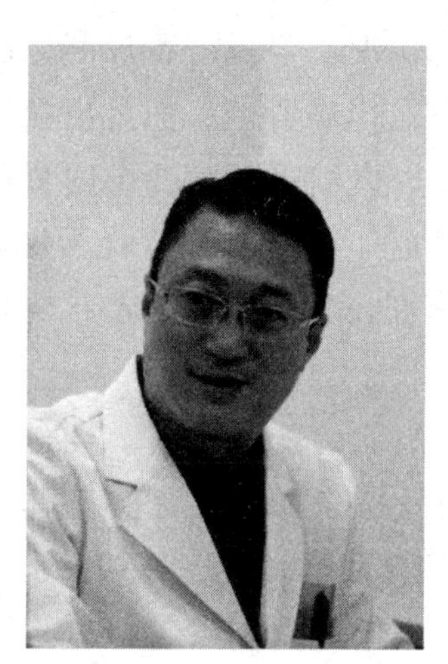

**专家简介**

**况伟宏**，四川大学华西医院心理卫生中心副主任，教授，医学博士；中华医学会精神病学专委会老年精神病学组副组长，中国心理卫生协会心理评估委员会副主任委员、中国心理卫生协会老年心理卫生会专委会委员、四川省心理卫生协会理事长，四川省康复医学会精神康复专委会副主任委员。

**专长**：抑郁、睡眠和记忆障碍以及老年神经精神疾病临床诊治；性生理和心理障碍的心理咨询和治疗。

**出诊时间**：周四全天。



四川大学华西医院的心理卫生中心，每年的门诊量超过30万。在这个高度专业化细分的科室，副主任况伟宏的主攻方向是老年期和神经精神疾病，尤以记忆障碍、抑郁障碍和睡眠障碍临床诊治见长。根据况伟宏自己的统计，他接诊的病人，平均年龄超过65岁，而这其中，阿尔茨海默病（老年痴呆症）患者又占到较大比重。

在当天的跟诊中，记者能够感受到，况伟宏不仅把精神疾病的诊治作为一项工作，帮助病人控制病情、缓解痛苦，更把关注精神疾病，尤其是关注老年阿尔茨海默病群体，作为一份社会责任。

## 用倾听捕捉细节

很多上了年纪的患者来况伟宏诊室就诊，往往是老伴孩子齐上阵。

患者自己的记忆力衰退，精神、情绪状态也不是很好，病情表达断断续续，而家属因为着急，总是你说上一句，我插上一嘴，这就给医生带来了极大的挑战，要做到眼观六路、耳听八方。在长期的临床出诊过程中，况伟宏积累了丰富的经验。

今年76岁的方大妈是一位阿尔茨海默病患者，还在门外候诊时，就能够听到她在大喊大叫，一家人用轮椅推着方大妈进了诊室。况伟宏先示意家人不要出声，在反复询问和仔细辨别之后，从方大妈口中听到了“脚痛”“恼火”的字眼。他一边翻看病历、一边向家属了解最近病情的控制情况，又起身查看了患者腿部、脚部情况。经过一番诊断，况伟宏找到了方大妈情绪激动的病根儿，问题没有出在心上，而是出在了脚上，“你们看，老人家腿脚水肿的这么厉害，你们得赶紧挂个内科的号，好好查一查水肿的原因，把腿脚的水肿治好了，心情自然就不焦虑了，不然就会一直很恼火。”听懂痴呆患者的言语，不仅是个技术“活”，更是一个用心“事”。

一位70多岁的大爷是抑郁症患者，当天是他的复诊时间。经过询问了解，大爷的心悸、睡眠不好等问题得到了一定程度的缓解，整体情况恢复不错。但复诊过程中，况伟宏发现大爷的手部有些水肿，特别是左手抖动比较厉害，他建议大爷去别的科室做进一步检查，“最好再去内科或者内分泌科，看看有没有别的什么问题。”

有时，年轻人的情况比上了年纪的老人还复杂。一位30岁左右的年轻女士和自己的母亲一起走进况伟宏的诊室，还未等况伟宏询问情况，这位女士就拿起他的笔在病历本上写下“反人格”三个字并开始自言自语，况伟宏一边观察一边轻声询问，整个问诊过程以倾听为主，问诊结束之后，又趁着间隙向她的母亲了解情况。

送走这对母女，况伟宏讲起了这位患者的情况，“这位患者正在遭受严重的精神分裂症症状的折磨，对自己是谁以及是一个什么样的人等问题倍感困惑，自己的‘反人格’会给自己带来危险，世界是不安全的，你可以看到她非常紧张，低声自言自语是一种求解的内心独白。”对于这种病人的问诊，况伟宏也有自己的经验，“面对这种病人一定需要尊重和接纳地倾听，特别是在他们情绪还不稳定的时候，必须要calm down，也就是我们所说的降温，通过倾听而不是质问会让患者的紧张和恐惧情绪平复下来，建立良好的关系，避免可能的冲动和伤害行为。”

## 用沟通化解焦虑

在问诊过程中，况伟宏不仅可以“察言观色”，更是“能说会道”。他经常会和自己的病人聊聊天，开开玩笑，“今天戴的帽子真漂亮，是自己买的吧”“围巾是谁帮你选的，老头子啊，看，老头子多好”“最近住进了养老院，感觉怎么样啊”……

通过说，他能够和各种病人建立起良好的沟通关系。

胡大妈刚刚年满65岁，前不久食管出现问题，虽然已经治愈，但她心理的阴影始终挥之不去，“我就总想着，还不如死了算了。要不是觉得对不起自己的丈夫，对不起自己的子女，早就控制不住了。”况伟宏一张口，就先试着缓和胡大妈的紧张情绪，“你看你这面色这么好，丈夫、孩子还这么有爱是不是，你也觉得舍不得他们吧，这是中老年常见的一种抑郁症，会担心、会焦虑，但是不要着急，很快会好起来的。”

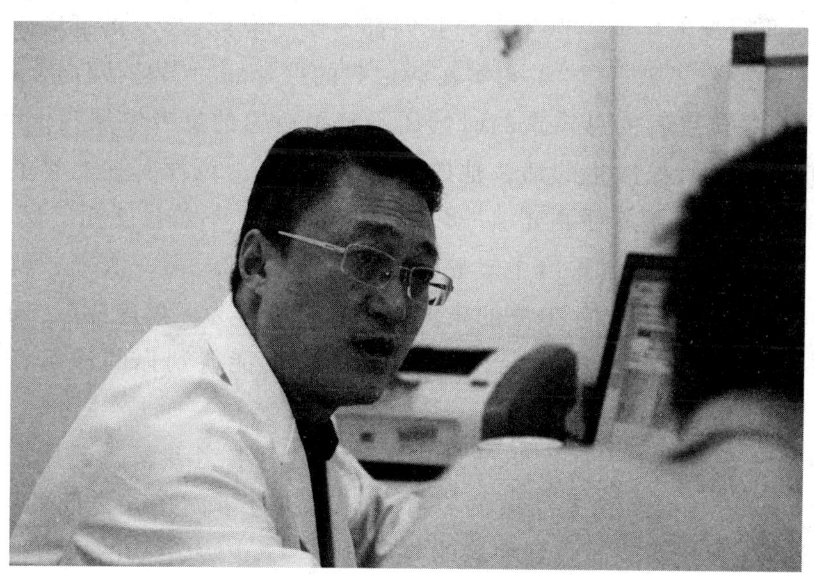

63岁的冷大爷也是抑郁症患者，这是他年后的第一次复诊。他对况伟宏的治疗十分满意，因为最近觉得情绪又出现一点点波动，便想着能够再住院接受治疗，“况医生，你看我最近胖了很多，晚上睡觉还做梦，白天有时候情绪会有些波动，让我住院吧！”况伟宏了解了冷大爷最近的情况，幽默地回应道，“为什么会胖？因为心宽体胖，心情好了自然会胖。睡觉做梦，这个不怕，都说有梦的睡眠才是最好的睡眠。至于情绪波动，春天了嘛，春心萌动，当然会有波动了，你这种情况不用住院，让我给您目前的用药做个小小的调整，就OK了。”

说的过程，有时候就是在帮助他了解病人情况，很多老人表达能力受限，也要靠他的说来带动、来引导。况伟宏常用这样的问话，帮助病人总结，“我举个例子，你是不是就出现过这样的情况”“你说的是不是这个意思”“你说都挺好，那还有什么你不满意，是不是觉得委屈了”……通过说，况伟宏与患者拉近关系、建立信任；通过说，他快速掌握患者真实情况。而相信很多患者也能感觉到，说的本身就是在缓解压力，在排遣抑郁，在完成治疗的第一步。



## 用真心留下真情

有了善于观察的细心、能说会道的口才，况伟宏更用精湛娴熟的医术和对患者的呵护，让很多患者把真心和真情留在了这里。

80岁的吕奶奶一进门就忙着感谢况伟宏，还不停地对家人说，“换不换药我听况医生的，医生定，我们都不要乱说！”73岁的郝大妈握着况伟宏的手就不放开，“说句实在话，我的抑郁病，真是让你操了不少心啊！”一位患者的母亲走的时候还不忘跟后边的患者家属说上两句，“你们一定要听况医生的话，他的药可好了！”一位没有挂上早上号的老患者也执意要握个手再走，“多亏有了况医生，不然我就死了！”

不少老患者都流露出了真感情，而有些新病人第一次来，就把心留在了这里。即将年满80岁的朱大爷当天被确诊为“焦虑症”，问诊结束时，他激动地上前抱住况伟宏，“况医生，能找到你的诊室真得荣幸啊！”

朱大爷毕业于天津大学，是化工领域的一名老专家，况伟宏第一句话，就巧妙借用化工领域的专有名词，拉近了同病人之间的距离，“您放心老教授，我能找到您病的‘关键词’！”因为生病的原因，老大爷有着强烈的倾诉欲望，他从自己年轻时健康的身体讲起，讲到引起他恐慌、害怕的几件事情。家人听着大爷滔滔不绝的讲述，着急大爷一直说不到关键问题，不时打断朱大爷，导致患者情绪激动，况伟宏一面示意家人不要出声，一面引导朱大爷把最关键的问题讲出来。朱大爷倾诉了憋在心底多年的事情，情绪放松了很多，况伟宏又根据朱大爷的讲述，向朱大爷总结了一下他说的几个关键点，朱大爷频频点头。为朱大爷制订好了治疗方案，况伟宏还不忘鼓励朱大爷，“像您这样的老专家、老教授，我们一定要照顾好！”

对于很多精神疾病患者来说，医生就是对他们的精神寄托，而对况伟宏这样的精神科领域医生而言，能被信任，也是一种幸福。即使是临近中午休息，还有下午的患者早早等在诊室门口，“我不去吃饭，我就在这儿等，等况医生回来！”

## 用医术引领孝道

留下真心，建立真情，况伟宏也用自己的真心对待和呵护这些患者，尤其是老年的阿尔茨海默病患者。

81岁的张奶奶在家人的陪伴下来到况伟宏的诊室。根据家人的讲述，张奶奶年轻的时候读过书，也算是知识分子，身体也一直不错。可从2012年开始，出现记忆力衰退的迹象，2013年因为骨折在医院做全面检查时发现脑部萎缩，确诊为阿尔茨海默病，2016年年底，老人病情恶化，出现幻觉，甚至有要从家中阳台跳下去的举动。况伟宏询问家人、询问患者并起身检查。在制订治疗方案后，况伟宏又特地嘱咐了家人几句，“家里的阳台封了吧，最好要有人看护，病人出现情绪激动的时候不要对着来，点头微笑，顺着她来，对于她的一些行为，要顺得惯，听得惯。”

最后，况伟宏又拿出一本《记忆障碍患者照料者的宣传手册》送给家属，“手册最后还有一个二维码，是华西医院我们团队建立的一个照料者之家的微信群，里面都是你们这样的阿尔茨海默病患者家属，在这个平台里，家属们可以互相交流经验。”况伟宏介绍，“目前这个微信群里，已经加入了200多个阿尔茨海默病患者的家庭。”

跟诊中记者还发现，很多老年人来看病时都会带着本子、纸条，上面记着自己发病时的情况、感受，他们中的很多人，已经无法记住发生过的事情。所以为患者制订好治疗方案后，况伟宏总会从抽屉里拿出一份“专科专家门诊友情提示卡”送给患者，“上了年纪的老年病人，一个是看不见，另一个是听不懂，所以我们团队做了各种各样的单子，就是希望他们能够按照这个单子上的来，如果让老年人完全靠自己，他是记不住的。”

况伟宏的友情提示卡上，印有所在科室常用的16种药品名称，每种药品名称后，还有4个格子。根据制订的治疗方案，况伟宏会把每位患者需要服用的药以及服用方法、剂量等标注在提示卡上，病人和家属拿起提示卡就会一目了然。此外，在提示卡上，病人和家属还能够看到复诊的时间，挂号的方法，办理门诊特殊病的流程等等。

一位阿尔茨海默病初期患者在中午休息时间，敲响了况伟宏诊室的门，“况医生，我这种情况，可不可以打百分？”“在四川话里，打百分是打扑克牌的意思”，况伟宏一面向记者解释，一面回答患者，“可以，当然可以。你可以训练一下自己的大脑。没关系，不要太紧张了，慢慢会好起来的。”况伟宏很推荐老人打牌打麻将，“打麻将好，既动手又动脑，打麻将的过程又是一个人际交往，对阿尔茨海默病的预防很好。”

跟诊间隙，况伟宏总会不自觉地向记者讲起这个群体，“阿尔茨海默病患者需要陪伴和照料，这对任何一个家庭来说都是不小的负担。我们有时候在做的，就是通过科普、交流来引领孝道，让母亲回家，让父亲回家。”这是他所希望的，也是他和他的团队一直在做的。

（跟诊记者：祁嘉润）

# 泌尿系统生死线上的主刀人——魏强

## 专家简介

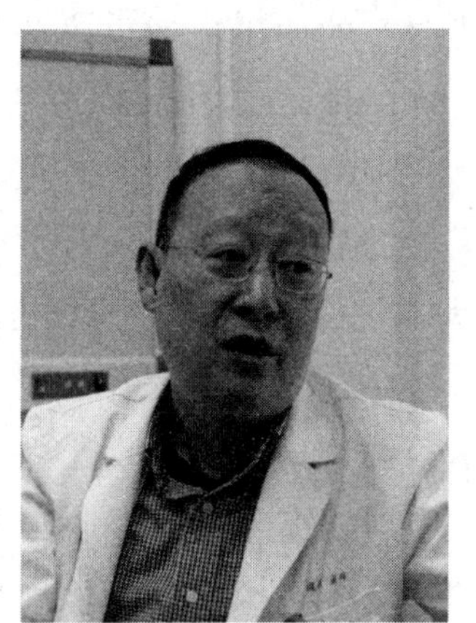

**魏强，** 四川大学华西医院泌尿外科主任，主任医师，博士研究生导师，现任中华医学会及中国医师协会泌尿外科分会委员、省泌尿外科质量控制中心执行主任、省医学会泌尿外科分会候任主委等职。已潜心培养研究生30余位，服务患者数十万。因在微创泌尿外科领域的突出贡献，获中华医学会“金膀胱镜奖”，并获泌尿外科最高荣誉——“吴阶平泌尿外科医学奖”。

**专长：** 泌尿男性生殖系肿瘤、前列腺疾病、腔道泌尿外科、泌尿腹腔镜技术。

**出诊时间：** 周三全天。

早晨8点刚过，四川大学华西医院拥挤的人群就打破了成都这座城市原本的安宁。泌尿外科主任魏强的诊室位于第一门诊大楼的3层，尽管诊区、诊室设立了多道“防线”，按号排队进入，魏强的周围却总是被围得水泄不通。每个周三，他都会在这个十平方米的小屋子里接诊一百多名患者，“一天固定的号是九十个，还有很多是没有挂到号的，但是来了我们还是要看”，魏强说。除去中午半个多小时的吃饭时间，他一坐就是一天。

魏强从事泌尿外科的临床及科研工作已有三十多年，膀胱癌、前列腺癌、肾癌等泌尿系肿瘤和各类前列腺疾病的诊治是他的主攻方向。出门诊、上手术、查病房、带学生、做科研、搞管理……魏强的日程表总是满满当当，可他总是拿出最好的一面，用最饱满的精神状态，面对前来问诊的每一位患者。

## “医德高尚暖人心、医术精湛传四方”

和肿瘤打交道，其实就是在和生死打交道。坐在魏强的诊室，面对来来往往的癌症患者，能够感受到他们眼神中那份对生命的渴望，更能体会到每一位在魏强救治下病情得到控制甚至是治愈了的患者发自肺腑的高兴。在非常短暂的一上午跟诊中，记者就遇到了这样的患者家属曾女士，分享了她的幸福，她的母亲头天刚刚出院，今天一大早她就给魏强送来了锦旗。因为太过激动，曾女士本就浓重的四川口音更难分辨清楚，但记者还是在她断断续续的叙述中，了解了她母亲的故事。

曾女士来自四川泸州，她的母亲赵老太太今年已经82岁。老人家身体一向健康，可在去年年初却出现了尿频尿急的症状，一家人赶忙带着老母亲到医院做了全面检查。“当时怀疑是尿路感染，可是做了B超、彩超，就是检查不出来问题。”曾女士说。去年6月，老太太病情突然加重，尿失禁，持续发烧，出现血尿甚至昏迷。说到这里，曾女士情绪有些激动，“当时有说是白血病，基本没得治了，到12月的时候，血尿的颜色都发黑了。”年后，抱着试一试的态度，全家人从泸州来到成都，找到了魏强，“我们也在网上看，说这里做手术做得最多，临床经验丰富，就来了。”

刚开始曾女士没有想到，在魏强这里，母亲能重获新生。经过一系列有针对性的检查，魏强确认，赵老太太的病因是膀胱处的肿瘤，他立即安排接收住院。就在跟诊的两天前，赵老太太接受了膀胱镜手术。开始还担心80多岁的老人难以经受手术的考验，可手术结果令曾女士非常满意，“我就在手术室门口，担心麻药下不来，可我妈妈出来的时候脸色都没有变，根本就不像是做了手术。”曾女士起初也有些疑惑，“看气色这么好，又很快出来，我还以为手术只是切除了一小部分，后来才知道，肿瘤全部切除！跟我一起的还有其他5个病人的家属，他们也都很成功！”

魏强的精湛技艺让曾女士感激，而安排手术时的小细节，更让她感动和佩服。“我母亲的手术本来排的是下午第三台，手术要空腹，我担心她扛不住，就想着能不能调到上午，跟医生说了一句也没抱希望。”曾女士的随口一说，魏强却记在了心上，很快，赵老太太的手术被调整到了当天上午。“我都不知道，还按照下午在准备，结果早上买饭回来都要送手术室了！”曾女士说，“主任（魏强）人好，虽然话不多，可是很平易近人，病房里那么多病人，都感觉很温馨。”

经过两天的观察，赵老太太恢复得非常好，曾女士代表全家，送来了锦旗，“医德高尚暖人心、医术精湛传四方”。收下锦旗，表达感谢，没顾得上寒暄两句，魏强又拿起了下一位患者的检查报告。对他而言，手术的成功永远只留在昨天，医生要做的是全身心面对下一位患者。

## 鼓励式问诊，通俗化解答

不仅是对待赵老太太这样的老年患者时，魏强格外照顾，他对每一位接诊的患者都很关心。来魏强诊室的很多患者，往往都是想在这里寻求到一份答案。一个“癌”字，让很多人背负了巨大的心理压力和恐惧负担。魏强总是帮助他们正确认识自己的病情，有些可以治愈，有些根本就不是癌。鼓励式的问诊，让很多患者如释重负。

一位年轻的患者拿着自己的最新体检报告找到魏强，他十分担心病情复发，愁眉不展。魏强仔细查看相关报告，拍拍年轻人的肩，“不要紧，你看，你这些白细胞、红细胞都是正常的，没问题。”一位从青海远道而来的患者也是同样的情况，魏强也进行了鼓励，“不用太着急，从青海这么大老远跑过来，其实没事的，这些药吃一下就ok了。”冕宁县的陈女士刚满50岁，右肾曾患过肾结石，最近又感到右侧腰部酸胀，她和丈夫一起来到魏强的诊室，两人面色凝重，非常紧张，患者的丈夫先说了话，“医生，有人说这可能是癌症。”魏强仔细查看相关检查，“做个造影看一下，但从目前来看，癌症的可能性不大。”听了魏强的话，两人长舒一口气。来自宜宾的王女士不到30岁，因为双肾下垂，特地找到魏强，“我想通过手术治疗，可很多地方只能做开放手术，听说这里可以做腹腔镜手术，就过来了。”魏强经过分析，认为没有进行手术的必要，“从你站位的片子看，有一些下垂，但你看躺着的这个片子，这个肾的形状、位置多好！随着年龄增长脂肪多了，情况还会好一点，你不要担心，平时不要太长时间站立，没有问题！”

泌尿外科领域的很多术语名词专业晦涩，患者很难理解，每每遇到这种情况，魏强总会尝试用各种方法解释清楚。一名女性患者出现尿失禁，准备在魏强这里手术治疗，可她对手术到底怎么做，尿失禁怎么能被治好还有很大疑问。魏强翻出一张白纸，给这位患者画起图来，“你看，这里本来有个弯度，你的弯度没了，所以一有压力，尿就会排出来，我们手术就是把本来应该有弯度的地方给它吊起来，把功能恢复了，尿失禁的问题自然就解决了。”68岁的王大爷做了肿瘤切除手术，来魏强这里复查，他总是担心自己的病情复发，对检查报告中的一堆数字、字母也摸不着头脑。魏强一项一项给王大爷进行解释，又对照着之前的片子鼓励王大爷，“啥都是正常的，不要担心，复发概率很小。”

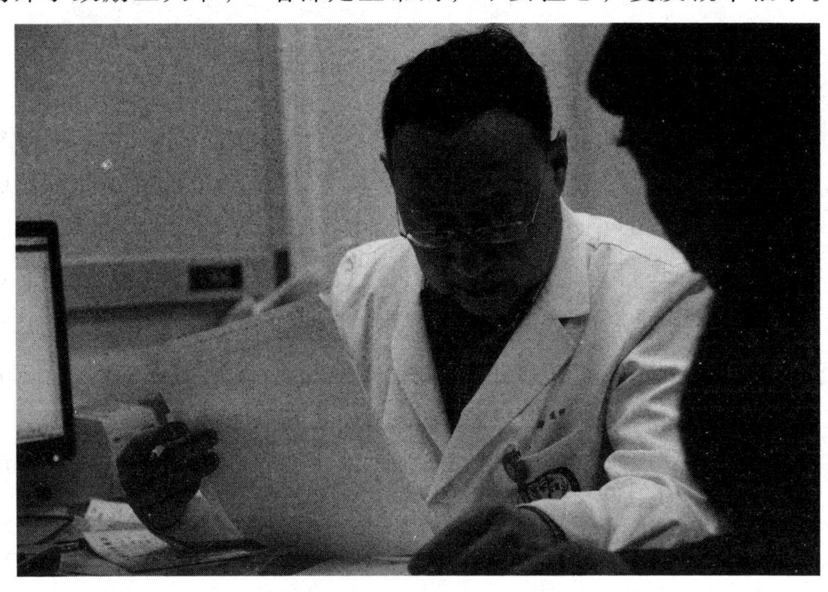

## “三点半之后来找我”

在门诊中除了耐心解释，积极鼓励，魏强经常说的一句“三点半之后直接来诊室找我”，也给记者留下了深刻的印象。听得多了，记者也渐渐发现了其中的奥秘。

51岁的王女士刚刚在这里做完手术不久，一见到魏强，王女士就说出了担心，“魏主任，之前定了下周拿着检查报告来找您复查，可下周根本挂不到您的号啊！”魏强安慰道，“你是看复查结果，不要紧，周三下午三点半之后直接来诊室找我。”

70岁的潘大爷来自达州市，最近一年多的时间小便偏少，虽然排尿时无尿痛，但双眼、双足水肿。好不容易挂上了魏强的号，没有检查，也没法下定结论，魏强给出了建议，“先给你开这些检查，你最好再挂个肾脏内科的号，让他们看一看，报告出来了也可以拿给我看一下，下午三点半之后直接过来。”

还有一名患者被怀疑是恶性肿瘤，但穿刺报告得下周三才可以拿到，看出了患者的难处，魏强主动说到，“不用再挂号了，穿刺结果出来就来我诊室，下午三点半之后我会在。”

原来，每周三是他固定的出诊时间，下午三点半之后，当天挂号的患者基本可以看完，魏强就利用出诊完的这段时间，照顾一些着急的病号，“很多时候是肿瘤患者，你让他再去挂号再去等太浪费时间，就还是给看了。像穿刺报告一般就三点半直接拿来找我，如果确实是一些慢性疾病啊、良性疾病啊，那你就挂号排队。但是肿瘤，拿到报告，我还是要尽快处理！”

## 慎重对待每一台手术

对于一名外科医生，尤其是一名以泌尿外科肿瘤医治为专长的医生而言，门诊和手术必须两手抓，两手都要硬。每周，除了例行的一整天门诊，还有两到三个整天的时间，魏强都要在手术室度过。一年下来，他要做400多台手术。

“我每周有3次常规手术时间，周一做腹腔镜手术，肾癌、膀胱癌，还有其他的一些肿瘤。周四是机器人手术，主要是做前列腺癌根治，今天看到很多病人，都是这种情况。周五还有一天，就是安排一下做不完的手术。”魏强介绍。提起机器人手术，他又做了详细的解释，“达芬奇机器人是我们这里的一个特色，它有几个机械臂，通过人的手来控制，比一般的腹腔镜手术还要精细的多，手术时间长一点，一般一台手术一个多小时，但是它微创、精细，出血量很少，功能的恢复、肿瘤的根治效果好。”

对于当天门诊的不少患者，魏强就建议采用达芬奇机器辅助，进行手术治疗。绵阳市的崔大爷今年73岁，一年前就被确诊为前列腺癌，他在朋友的推荐下，挂了魏强的号，“魏主任您好，我是别人介绍过来的，一年前患的前列腺癌，一直吃药控制病情，没打针也没手术，想让您给看看下一步应该怎么做。”魏强仔细了解崔大爷的病情，用耐心地讲解，打消了崔大爷的顾虑，“你目前的状况特别适合手术治疗，用达芬奇机器辅助，在肚子上打三四个小洞，做完手术一周到十天就可以出院。”

在诊治过程中，也有不少病人不适合手术治疗。每当遇到这样的情况，魏强总给患者和家属最合适的建议，而不是鲁莽手术。一位从广元来的病人是魏强的老患者，“魏老师您好，我从广元来的，2007年找您做的囊肿手术，您是我的救命恩人，这次左肾内又发现肿瘤，您能不能再给做一下？”经过评估，魏强判断这位患者不适合进行手术治疗，他解释道，“现在肿瘤在肾的内里面，如果想切除肿瘤，只能和肾一起切除，你想要只切除肿瘤，切破了反而发展更快。”

还有一些病人，虽然经过手术，但效果不理想，还需要第二次甚至更多次的手术治疗。一位来自新疆喀什地区的患者曾经做过结石手术，但最近又感觉到有不太舒服，同时最近又被查出了肿瘤。魏强说，“结石的手术没做干净，还得再做，肿瘤的问题，也需要做切片检查，再确定用什么化疗方案。”

虽然人们总是希望通过一次手术永久去除所有病灶，但病情的复杂总是不尽如人意。所以魏强需要根据每一位患者的不同情况，给出不同的治疗建议，有些做手术，有些保守治疗，所以他自己也会感慨，“医生不是神仙，不是什么都能做得到。”不过值得高兴的是，当天前来复诊的经过手术治疗的患者，几乎都反映恢复效果不错。

结束跟诊，当记者走出魏强的诊室，他正在和学生商讨申请自然科学基金项目的标书。记者为魏强列出了一份日程表，每周一天的门诊，三天的手术占据了工作日的五分之四，剩下的五分之一，作为科室主任他要管理整个泌尿外科，作为导师，他要指导多名学生，他生活的全部，献给了华西，献给了泌尿外科，也真正在践行着华西精神所说的那句话——“每一个生命，都值得全力以赴”。

（跟诊记者：祁嘉润）

# 妇产科患者的守护天使——尹玲

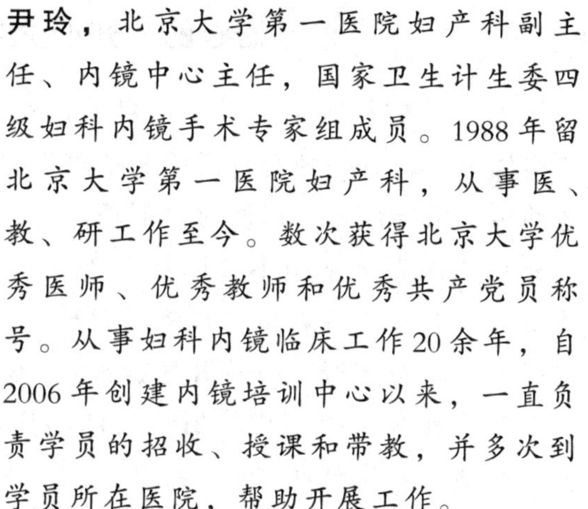

### 专家简介

**尹玲**，北京大学第一医院妇产科副主任、内镜中心主任，国家卫生计生委四级妇科内镜手术专家组成员。1988年留北京大学第一医院妇产科，从事医、教、研工作至今。数次获得北京大学优秀医师、优秀教师和优秀共产党员称号。从事妇科内镜临床工作20余年，自2006年创建内镜培训中心以来，一直负责学员的招收、授课和带教，并多次到学员所在医院，帮助开展工作。

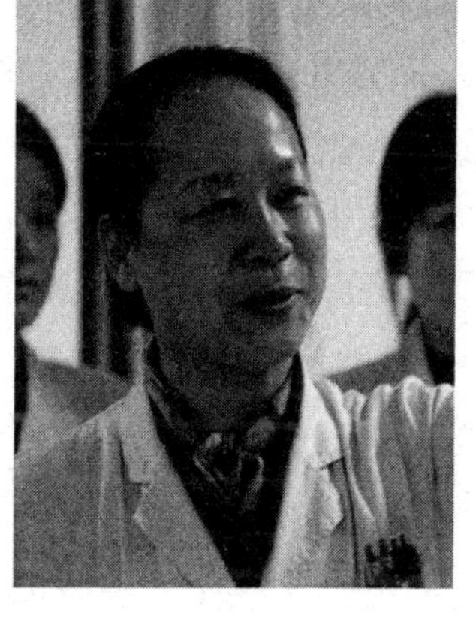

**专长**：妇产科疾病的诊治，妇科宫腔镜、腹腔镜手术，能够熟练运用妇科内镜治疗宫外孕、卵巢囊肿、子宫肌瘤、子宫内膜异位症（卵巢巧克力囊肿）、子宫腺肌症、不孕症、盆腔炎性包块（输卵管积水）、盆腔粘连、子宫内膜息肉、子宫纵隔等。

**出诊时间**：周一上午（特需门诊），周三上午、下午。

中午12点10分，北京大学第一医院妇产科副主任尹玲暂时结束了上午的门诊，这半天时间她一共看了58个病号，下午还有很多患者等着她看。虽然病号很多，但是尹玲看诊，问病史，开药方，有条不紊地忙碌着。

尹玲告诉记者，自己为了节省时间，都不太敢喝水，以免去卫生间耽误看诊时间。“下午继续看诊虽然有些累，但是不能马虎。我的许多病号都是从外地赶来的，很辛苦，我辛苦点和她们比起来不算什么。”

从做实习医生开始，尹玲就认真负责地对待每一位病人，对此，她自己的体会是要“医者仁心”。近30年的从医经历，她始终秉承着“病人至上”的信念，无怨无悔地走着自己的从医路。

## 耐心的“知心大姐”

作为一名妇科医生，尹玲面对的都是妇科疾病病人，有些病人对病情担忧不已，有些则对自己的病情难以启齿，尹玲总是循循善诱，耐心地劝慰、引导病人，以便对症下药。

有一位病人被不孕不育困扰多年，在许多大医院奔波多年依然没有成效，她内心十分着急，找到了尹玲。但是病房里有其他病人在场，这位病人并不愿多谈，尹玲开导她说：“我们都是女人，我明白你的感受。但是我作为医生更想知道你具体的病情。”在尹玲的悉心开导下，病人慢慢地打开了话匣子：“我现在快40岁了，还没法生育，很着急。我也没别的办法了，尹大夫，我这种情况能不能尝试一下人工授精”，她向尹玲倾诉了自己的担忧，并说清楚了自己的基本症状，指出许多医院给出的治疗方案有所不同，希望尹玲能给她做一个选择。

在询问了这位病人的基本情况后，尹玲又仔细地查看了她的病历和检查结果，指示助手给病人做了相关检查。所有的基本情况彻底理清后，诊断这位病人是输卵管的问题。她详细地对病人说：“我知道您心里的担忧，刚才我问您先生的年龄，因为生育率是随着年龄的增长而降低的。另外，您的初衷是希望人工授精怀孕，我虽然是一位妇科医生，但不能轻易地给你建议或者替你决定。我们要咨询医院生殖中心的意见，希望综合所有的因素，给一个最适合您的治疗方案。毕竟，我还是建议自然怀孕更好一些。”在听了尹玲的建议后，这位病人心里的石头落了地，连忙说感谢。

在尹玲看诊的病人中，有许多深受妇科疾病困扰多年，还有些是年轻病人。对此，为了更好地解决她们的病情，尹玲总是能和这些比自己小一二十岁的年轻人耐心亲切地交谈。其中有一位年轻的姑娘因患有阴道炎，十分害怕，在朋友的介绍下，找到了尹玲，尹玲耐心地为她解答疑问，并安慰她说："你半年复查一次，平时锻炼身体，增强身体免疫力，防止再次感染，这没什么大问题，一定不用担心，按时检查就行，放心地生活。"听完尹玲的一席话，她悬着的心彻底放下来，临走时感谢连连。

针对妇科疾病患病的年轻化趋势，尤其是一些病人没有结婚就患有子宫颈瘤。尹玲很是担心，她指出，这和现在人们的生活习惯、饮食习惯密切相关，只是自己没有调查权就没有发言权，不能妄加揣测，但会在以后的看诊中，提醒病人养成良好的生活习惯。

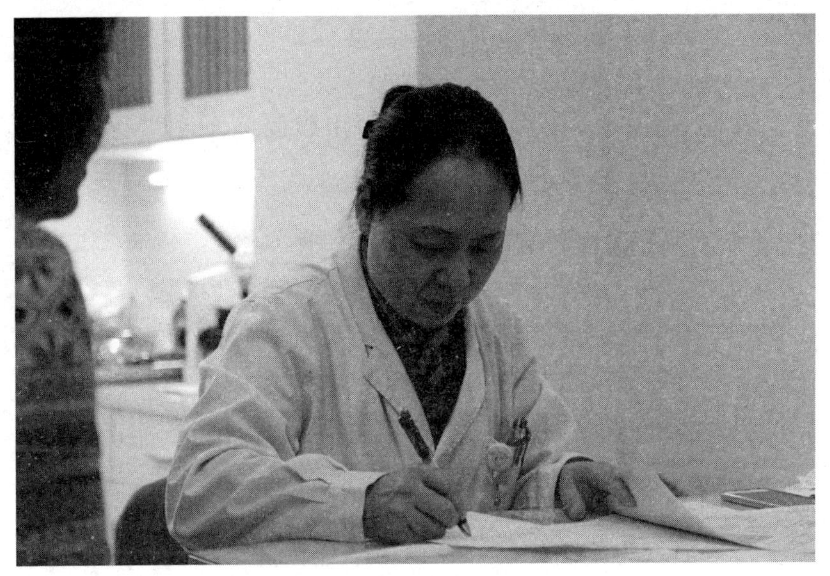

## 收获众多病人的信任

在众多的病患中，有一小部分是尹玲的"老病号"，她们长期以来都只在尹玲这儿看妇科病，还有部分远道而来就是为了找尹玲看病。这不仅是对尹玲医术的肯定，更体现了病人对她人品的绝对信任。

有一位41岁的女病人，在尹玲这儿看病已经足足8年。她告诉记者，自己2008年患有子宫左侧囊肿，2013年得了子宫肌瘤，一直被一连串的妇科病所困扰。2008年她在单位体检出病症后，在别人的介绍下，找到了尹玲，自此开启了在北大一院妇产科的看病之路，也是和尹玲的相识相交之路。2013年，尹玲确诊其病情后，亲自为她做了手术，她的病情得到了控制和完美解决。提到尹玲，这位病人是赞不绝口，

“尹大夫十分负责，我知道挂她的号特别难，但是她却不厌其烦地为我安排，甚至多次为我加号看病。她不仅医术好，医德也好”。尹玲对这段长达八年的看病历程，打趣道“我自己都不知道你已经在我这儿看病8年了，你把我都看‘老’了！”

另外，这里还有许多外地来京的病人。一位内蒙古来的中年妇女在看完病后告诉记者，自己是朋友介绍来找尹玲看病的，并在网上查了与尹玲有关的信息，“网上的评论一致认为尹大夫医术高超，我看到了很多病人的感谢信。”另有一位来自甘肃的病人，已经怀孕13周，但是患有卵巢囊肿，这个情况在外人看起来比较棘手。但值得称道的是，尹玲拿手的技术就是妊娠期腹腔镜手术，这项微创技术应用于孕期，让妊娠期急腹症、附件囊肿扭转的病人避免了开腹手术，为妊娠期妇女带来了福音。针对这位病人的病情，尹玲利用腹腔镜手术进行中孕期的处理、剥除卵巢囊肿就轻而易举。

## 时刻为病人着想

尹玲在妇产科的工作岗位上耕耘了近30年，所看过的病号，做过的手术已经不计其数，她一直在为病人辛勤地付出时间和精力。在医院出门诊、做手术辛苦劳累，病人也不是一直能理解和配合，但是即便这样，尹玲依然以最高标准要求自己。

有一位病人来看病，说自己最近一直肚子疼，看了几家医院，自己和一些医生都以为是阑尾炎。尹玲详细地询问了病人的病情，比如是否结婚、有几次妊娠、有几个孩子、是否经历过剖宫产等一些问题。在看了病人的检查报告后，她否定了阑尾炎一说，诊断为卵巢囊肿，需要做囊肿切除手术。因为病人的病情已经在发展期，需要尽早决断，以免后续的恶化。尹玲打心里为病人着急，问道“基本的情况咱们都了解了，我想听你一句话，想尽早做手术吗？”病人看到尹玲急切与关怀的表情，当时就回答愿意。但尹玲在安排病人住院时，医院住院中心告知已经没有空余床位了，尹玲马上告诉对方，这个病人情况特殊，可以加床位做手术。

尹玲对记者说：“我看诊的许多病人都是从外地赶过来的，来北京一次很不容易，做手术的我尽量安排早做早出院，没有床位，我也要求我们医院尽最大努力满足加床位做手术的要求，为病人做最好的安排。”

还有一位病人，同时患有阑尾炎和卵巢囊肿，在尹玲的精心安排下，在北京大学第一医院对这位病人进行了会诊，一次性解决了阑尾炎和卵巢囊肿两个病症，为病人节省了时间和金钱成本，更重要的是减少了病人的痛苦。记者在门诊里碰到了这位病人过来复查，术后恢复良好。她谈到尹玲时说：“尹医生真正为我们病人着想，太认真负责了！”

尹玲认为自己为病人的一切付出，都是医生的责任和工作。她说：“我从实习医生开始，在我们老主任麦永嫣老师的言传身教下，就立志把每一个门诊病人看好，把每一次手术做好，做一名合格的妇产科医生。我要和我的病人将心比心，我对她们好，她们感受得到，就会信任我。”

（跟诊记者：王雪驹）

## 03．北京大学人民医院

# 血液科里的实干家——孔军

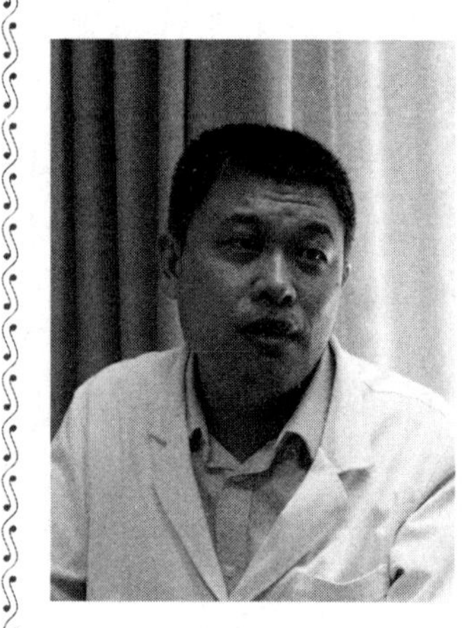

**专家简介**

**孔军，**北京大学人民医院血液科主治医师，北京大学临床医学博士，目前工作于北京大学人民医院血液科，北京大学血液病研究所。

**专长：**白血病、出凝血疾病诊治及造血干细胞移植。

**出诊时间：**周三上午。

清明节后工作日的第一天，上午8点，北京大学人民医院血液科主治医师孔军匆匆走进诊室，“太不好意思了，昨天在清河那边值班，早上过来堵车了。”他一边和记者打了招呼，一边点击叫号按钮，开始了一上午的出诊工作。

在大咖云集的北京大学人民医院血液科，80后孔军的资历不算老，但他已在这个团队年轻医师中崭露头角，有些老患者甚至点名要找孔大夫。患者治病求医不畏四季寒暑，医生值班出诊往往也要加班加点，长期高强度的工作负荷让年纪轻轻的孔军白了头，也让他在干练和活力之外，多了一份成熟与稳重。

### 热心较真80后

孔军的病人中，不少是上了年纪的老年患者，他们面临的也许不是急性、恶性的血液问题，但由于社区医疗体系的建设还在不断完善过程中，有时候仅仅是开个药，大爷大妈们也得起个大早，来综合性大医院挂号。孔军为社区医疗体系的建设心急，可心急归心急，这位80后还是用耐心服务好这样一个庞大的年逾八十的“80后”群体。

卞奶奶是当天的第一位患者，今年已经82岁。她是一名骨髓瘤患者，需要长期服用沙利度胺、乌苯美司等药物进行治疗。卞奶奶的病情比较稳定，但由于社区医院药物还不完备，每隔一段时间，她都得专门抽出时间来孔军这里开药。和往常一样，她希望能提前约上下次的号，“孔大大，下次的号您这儿帮我约上吧。”“这次可不行了，您得等这次医改调完之后才能预约，系统不允许了。”孔军赶紧给卞奶奶做了解释。原来，从2017年4月8日起，北京市医药分开综合改革将在全市范围内3600余家医疗机构正式实施，当日零时，包括北京大学人民医院在内的上千家医院，将进行信息系统切换与升级，把医事服务费、435项医疗服务项目及上千种药品的目录和价格全部导入新系统。解答了卞奶奶的疑问，孔军嘱托她先去办理特病门诊，并把以后预约挂号的注意事项做了详细的说明。

81岁的姜大爷面临同样的问题，他一年多前被查出血小板数量偏少，经过孔军的治疗，他的血小板数量一直稳步上升。这天是他一月一次的常规复查时间。姜大爷对自己病情的恢复情况十分满意，“我这病一年多了，现在每个月都来一趟，血小板一直在维持稳定。”接诊完毕后，孔军主动跟大爷说起了系统更新的事情，“不能给您约下个月的号了，您回去多留意。”

还有一对上了年纪的老夫妻，长期在这里治疗，也成了孔军的老熟人。大爷今年80多岁了，患有骨髓增殖性疾病。当天他做完检查之后又回到孔军诊室，想了解什么时候可以看到检查结果。孔军一边招呼大爷坐下，一边向身边的大妈叮嘱，“刚抽完血做完检查，回去好好休息休息，我在电脑上可以收到检查报告，有问题我直接给您打电话，放心吧！”

面对上了年纪的老年患者，除了勤询问，多鼓励，有时也不得不扮演“冷面角色”。“上了年纪的患者，我们要照顾，可是大家都是来看病的，该讲原则的时候必须要讲原则。”孔军说。这天出诊没多久，陆续进来好些老患者，把小小的诊室围了个水泄不通。一位大爷向孔军抱怨，“我4点多就起来了，大老远跑过来，您就先给我开点儿药吧。”一位大妈插话，“我就想做个血常规检查，孔医生你就先给我开个检查单行不行？”还有的患者想让孔军抽空先给自己看看检查报告。面对这些请求，孔军严肃地向他们解释，“看病有先后，咱们都得按号来，你们都一下子涌进来，我这儿还在给别人看病，这还怎么看？”孔军一边起身招呼大家出诊室，一边继续说，“你来一个开药的，他来一个开检查单的，都觉得自己的是小事，可我要给你看没给他看，后边人不得打起来？”最后，孔军也不忘安慰大家，“大家放心，每一个人都会看到，不会落下谁。”



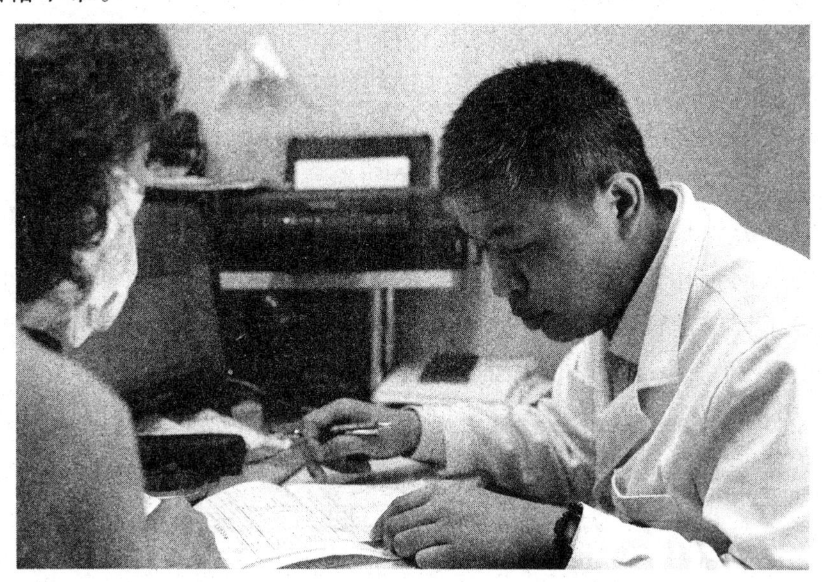

## 思维敏锐年轻人

孔军的成熟稳重，赢得了不少患者的信任，就有患者在网上这样评价他，“非常有耐心，不厌其烦，工作态度很严谨，给人以很强的安全感。”而作为一名80后年轻人，他更是逻辑清晰，思维敏锐，经常会用几句简单的话，解答清楚患者的疑虑，并给出明确的治疗意见。

小毛今年20岁出头，曾被诊断为过敏性紫癜，但已多年没有复发，可最近一段时间以来，皮肤上又出现小红点。孔军询问病史，查看症状，给出2条治疗意见：“在血液科做检查，先把血液方面的问题给排除掉；再去皮肤科，全面筛查一下过敏原。”

28岁的王先生来到孔军诊室时忧心忡忡，前不久他洗牙时发生了大出血的情况，后来在血常规检查中发现血小板值偏高，希望能从孔军这里找到答案。孔军看完检查报告单，向王先生解释，“从检查结果看，血小板正常，其他都没事，所以现在需要确认，血小板功能方面会不会有问题，如果血小板功能没事，那就没什么大事。”王先生还是很担心，“我这个不会是白血病吧？”“根本不是一回事儿，你这个可能单单就是口腔和牙龈的问题，不要担心，先等待检查结果。”

55岁的张女士从河北来，她在当地的一次体检中发现血小板减少，可当孔军问起其他症状和治疗情况时，张女士除了觉得口干，对自己服药治疗情况却稀里糊涂。孔军帮张女士理清了思路，“血小板减少，一般有两种可能，第一是血液系统本身的问题；第二是其他的免疫病，比如你的口干，有可能就是干燥综合征。从目前情况看，你第二种可能性更大，也就不是血液方面的病，而是别的病引起的血液表象。”听了孔军的解释，张女士恍然大悟，孔军继续说道，“所以，建议你去风湿免疫科，这个不是啥大问题，但就是比较麻烦。”

有一些患者，病情稳定，在当地已经接受了不错的治疗，但还是愿意来到北大人民医院血液科，希望寻找到更好的解决方案。面对这样远道而来但又不需要被接收治疗的患者，孔军也总会尽量解释清楚。

一位从外地来的患者在当地被诊断为自身免疫性溶血性贫血，刚刚接受治疗不久，觉得相关指标的恢复情况不好，心里犯了嘀咕，便来到北京。孔军听完这位患者的情况介绍，对照他在多地的检查报告，解释道，“第一，相关抗体在各份检查报告里都是阳性，这个没有疑问；第二，溶血性的这个诊断也是肯定的；第三，我看目前的治疗方案也比较合理，这种治疗，总得坚持两三周才会看到效果，你刚开始治疗，看不到效果是正常的，回去再坚持治疗一段时间。”

另一位藏族老大娘在儿女的陪同下从四川而来，据家属讲，她目前的病情需要定期输血治疗。孔军一边查看厚厚的检查报告，一边说出了儿女的心里话，“其实你们远道而来，就是想知道两个答案，诊断有没有问题，治疗方案好不好。我可以告诉你们，第一，诊断没有问题；第二，现在的治疗方案挺好的。”

对于这些病人的需求，孔军也看得非常清楚，“大家从外地来，总是希望可以得到最权威的诊断，总认为北京这里会看得好一点。但还是得把最紧缺的医疗资源给那些最需要的人。”

## 强将手下无弱兵

在北京大学人民医院血液科，孔军和他的同事们，面临更多的是急性、恶性血液疾病的挑战，他们通过骨髓移植手术，挽救了很多从全国各地接收的白血病患者的生命。

血液科主任黄晓军教授是我国著名的血液专家，是国家科技进步奖的获得者。黄晓军团队经过十几年的努力，使得骨髓移植中半相合，也就是父母供给子女，或子女供给父母进行骨髓移植达到与同胞兄弟姐妹间移植同等效果。骨髓移植的供体选择从“有或没有”变成了“选哪个更好”。他也带领团队，让中国的白血病诊疗水平整体进入国际先进行列。

强将手下无弱兵，在临床一线工作5年的孔军，也在团队中勇担重任。记者在孔军的诊室就遇到了许多将要进行骨髓移植手术，或者已经做完骨髓移植手术的患者及家属。

谢先生个头不高，眼神坚定，他是一位白血病患儿的父亲。就在一个多月前，他11岁的儿子口腔出血、持续低热，被确诊为急性粒细胞性白血病，他第一时间带着孩子从南方老家来到北京。当天，谢先生配型成功，拿着自己的检查报告，他希望孩子能尽快做了手术，“孩子太可怜了，刚出生母亲就去世了，是我和他的奶奶把他带大的，他学习好、乐观开朗，老师和同学都喜欢他，”谢先生一边向记者讲述，一边翻开自己手机上的照片，病床上，一个小男孩儿，笑得很开心，“他现在住院，病房里的医生护士还有其他小朋友也都很喜欢他。”孔军收下检查报告，向谢先生交代了注意事项，“能配型成功很不容易，从排队到做移植手术还得有两个多月的时间，好好准备。”

马先生也是一位十几岁白血病患者的父亲，他的孩子已经做完骨髓移植手术一段时间，这两天，孩子又出现了发热症状。经检查，骨穿结果正常，胸部CT正常，孔军听马先生仔细介绍了孩子最近的情况，为患者开了注射药物。孩子的病，也让马先生成了半个“医生”，他熟悉地和孔军探讨各种药物的治疗效果，甚至学会了打针输液。

面对患病的儿童，孔军和他的同事们抓紧收治，尽早治疗，孩子们的父母也都倾尽全力，在诊室里总会听到这样的话，“治疗费我们会去凑，就希望能尽早移植”，“供体检查是吗？查，穿刺也查，医生说查什么，就查什么。”

而患者与患者之间，医生与患者之间也总会相互鼓励，相互扶持。一位30多岁的女士刚刚做完骨髓移植手术90天，坐在孔军面前，对于出现的头痛症状很担心，候诊的一位患者听说了情况，主动搭话，“我做完移植手术3年半了，恢复得很好，你也会慢慢恢复的，要相信医生，要有信心。”广东一位孩子的父亲找到孔军，他的孩子2年前做了骨髓移植手术，最近马上要参加中考，可孩子这两天的头痛让他很担心。孔军查看了骨穿和血检结果，安慰这位父亲，“你太紧张了，很多情况下，头痛是感冒发热引起的，我看了血象，非常好，哪有那么容易复发，别害怕。”

从第一个患者走进诊室到下午1点看完最后一位，孔军从未懈怠。关上电脑，准备下班，一位患者拿着检查报告匆匆赶来，希望孔军看上一眼。当患者离开的时候，记者听到了门外患者和家属的对话，“真辛苦，还说趁医生吃完饭回来休息的时候来找他看一看，结果这个点儿还没吃饭。”而这正是一位医生工作的日常。

（跟诊记者：祁嘉润）

## 04. 中日友好医院

# 在病理世界谱写热血人生——罗杰

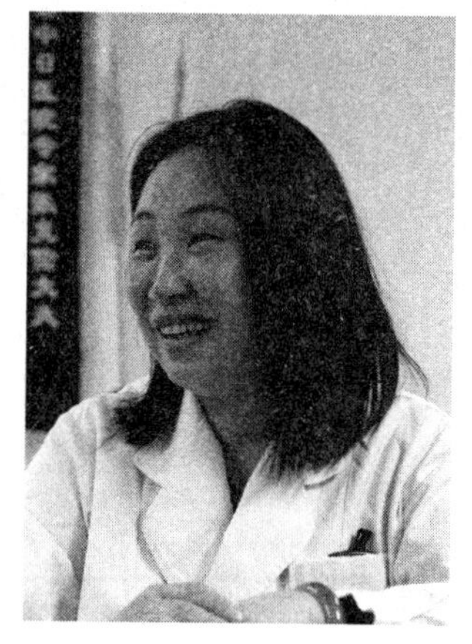

**专家简介**

**罗杰，**中日友好医院病理科副主任医师。有系统而坚实的病理理论基础及丰富的临床病理诊断工作经验和教学经验。任中华医学会病理分会头颈疾病学组委员；北京中西医结合学会肿瘤专业委员会委员；中国抗癌协会胰腺癌专业委员神经内分泌肿瘤学组委员；中国医促会神经内分泌肿瘤分会委员；CSCO神经内分泌肿瘤专家委员会委员。

**专长：**擅长神经内分泌肿瘤的病理诊断。

**出诊时间：**周二全天，非出诊日可电话预约（84205475）加号。

“冰冻！冰冻！”急促的呼喊和匆匆的脚步，打破了中日友好医院病理科的宁静，一块刚刚从手术台上取下的胸腔肿瘤被直接送入病理科冰冻实验室。“这是纵隔上的囊实性肿瘤，准备拍照取样。”在主治医师的指导下，年轻的住院医师熟练地对肿瘤进行切割取样，并迅速将样本放入冷冻切片机内冷冻。“冰冻切片机全天24小时保持在零下22摄氏度以下，随时可以对样本进行快速冰冻处理。”技术员操作切片机，短短十分钟，制好的冰冻切片就送到了值班主治医师的显微镜下。“肿瘤的形态很特别，不像普通的胸腺瘤，以前没见过这样的肿瘤，赶紧去请三线大夫冰冻急会诊。”正在会议室开会的主任和副主任医师闻讯赶到，几位专家围坐在多头显微镜前观察讨论。

“这有可能是微结节型胸腺瘤，多囊性的，我去拿书！”副主任医师罗杰首先给出了一个初步意见，几位专家通过对比观察和讨论，最终给出了一个快速冰冻病理诊断意见：考虑为伴有淋巴样间质的微结节型胸腺瘤。不到三十分钟，病理诊断结果就通过电话传回手术室，外科医生关闭胸腔，手术结束，病理科也重归宁静。

## 冰冻——一场为生命保驾护航的战斗

“这是胸腺瘤里最罕见的一种，我恰好曾经遇到过两例！”走出冰冻实验室的罗杰大夫，仍难掩刚刚做出罕见病理诊断的兴奋，“太少见了！你们看，这是十多年前我第一次遇到这种病例时写在书上的诊断体会，它非常容易被误诊为结核性肉芽肿。半年前又遇到过一例，算上今天这例的话，我只见过三例。”

从1988年大学毕业进入中日友好医院病理科，罗杰大夫从事临床病理诊断工作将近三十年了。她说最能考验一个病理大夫实战能力强弱的就是手术中快速冰冻病理诊断。她从年轻时起就喜欢花上大量的时间反复观察术中冰冻切片与术后石蜡切片形态的异同，不断提高疑难冰冻切片诊断的准确率。刚刚结束的这次诊断，正是一次“术中快速冰冻切片病理诊断”。

冰冻切片技术在如今的临床医学中已被广泛应用，但很少有人会关注到冰冻切片病理诊断的幕后英雄们。

“大家都说病理诊断是金标准，是的，肿瘤是良性的还是恶性，绝对是由病理大夫说了算。病理诊断是通过我们病理医师的双眼在显微镜下对肿瘤细胞的形态学特点进行仔细观察，逐个细胞的观察，并结合自己的经验，综合分析判断才最终得出的结论。它是一个形态学的诊断，病理医生的经验积累很重要。什么是形态学？打个比方，照片就是形态学，必须亲自见过这个人的长相并总结出他的特点你才能迅速辨识。迅速辨识，就是我们快速冰冻病理诊断的关键。对我们病理大夫而言，这是一项最困难最具挑战性和压力的一项工作。因为病人开膛破肚躺在手术台上，外科大夫将肿瘤切下来交给病理科，要求我们在三四十分钟内做出正确病理诊断，以决定下一步的手术方式。打个比方，一个乳腺肿瘤切下来了，如果我们冰冻报告是一个良性的纤维腺瘤，手术就结束了，但如果我们报告是一个乳腺癌，那外科大夫就要将患者的整个乳腺切除同时还要进行腋窝淋巴结清扫。一个常规标本仅制片过程就至少需要24小时才能完成。但是，术中冰冻从取材到制片到诊断不能超过四十分钟，因为病人在手术台上等着呢！多一分钟的手术时长就多一分钟的生命危险。所以冰冻就是我们病理科医生的一级战备，响起‘冰冻’的喊声，那就是吹响了战斗的冲锋号。”罗杰大夫笑着说。

罗杰大夫介绍，三甲医院的冰冻诊断准确率要达到98%以上，还有2%是目前技术水平克服不了的。可是这2%的技术误差放在患者身上那可就是100%的误诊了。“所以，在我们医院值一个冰冻班是需要一个梯队，至少由四个人组成。一线为住院医师，负责取材，二线由训练有素的高年资主治医师担任，负责指导一线取材并做诊断，三线必须由具有副高级以上职称的医生担任，负责疑难冰冻诊断，还有一位技术员负责切片染色。如果遇到特殊病例，则需要全科高级职称以上医师紧急冰冻会诊，共同商讨，得出结论。做到万无一失，使患者利益最大化。”



## 选择——两次人生课堂的启迪

每当提到“病理”二字，罗杰大夫都会两眼放光，虽然参加工作已近30年，但她还是像刚接触病理学时那般充满热情。用她自己的话来说，“病理是最难的，要求掌握的知识特别多，人体任何一个器官组织发生的病变病理大夫都要给出一个明确的诊断名称。学会诊断一个新的疾病，应该就是我们病理人最大的快乐了，我喜欢病理。”她的这份热爱，这份扎根病理的决心，还得从30多年前的两堂课讲起。

20世纪80年代，罗杰大夫就读于湘雅医学院。大三时，湘雅医院在阶梯教室组织了一次死亡病例的临床病例讨论会，附一、附二两院各科室最权威的教授几乎被请到会场。在分析死亡原因时，教授们侃侃而谈，针锋相对，让罗杰一班的学生大开眼界，觉得他们每个人从自己专科的角度分析得都很有道理。就在各科教授们吵得不亦乐乎的时候，主持人宣布：讨论到此结束，现在请病理科老师上台宣读尸体解剖结果。这一刻所有的目光齐刷刷地转向了病理科文继舫老师（我国首批国家级名师的病理学专家），只见文老师用托盘端着一盘尸体解剖脏器标本走上讲台。“文老师举着标本，挨个讲解各个器官所见到的病理改变，解析了每一个临床表现的病理基础。最后结论是：使用抗生素不当导致肠道菌群失调继发肠道真菌感染，引起全身性的真菌感染失控最终导致死亡。全场教授恍然大悟。”罗杰大夫说。

在那一刻，罗杰大夫才第一次感受到了病理学带给她的巨大震撼！原来，病理医生才是最牛的！所有的临床表象，都是因为病理改变决定的，病理诊断才是金标准，就像法官一样，这得多有学问才能当大法官啊！也正是受了那节课的影响，毕业时的罗杰大夫，在人人惊讶的目光中，毅然选择了病理科，“当时毕业分配到中日医院时我是被分配到眼科的，都说‘金眼科’，谁不知道眼科好啊！可我就是想去病理。”

在病理科，罗杰大夫遇到了病理学研究生涯中的第二位领路人，老一辈的病理学专家王德修教授。王教授视标本如生命的态度，给刚刚参加工作不久的罗杰大夫好好地上了一课。

“那时，我在取一个宫颈湿疣的活检小标本，由于不知道妇科大夫是用酒精替代福尔马林固定的标本，小米粒大的组织经酒精固定后质硬如沙，我用镊子一夹标本就崩到了地上，我吓坏了，这可怎么办！赶紧向王老师报告。当时王德修教授只说了一句：赶紧找啊！那个时候取材室的地板还是水泥的，灯光又暗，根本没法找啊。但王老师却说：我陪你一起找！然后，我就只好跪在地上一点一点地找，王老师就用手举着台灯给我照明，一直陪着我。他老人家那时候已经是72岁的高龄了，我永远都记得王老师为我掌灯那一幕。”就那一次，罗杰大夫牢牢记住了王德修老师的教诲：“要树立为人民服务的思想，一个标本就是一个病人的生命。我们面对的标本虽然是离体的无生命的组织，但我们必须把它看作是一个病人的生命。你想一个病人取一个标本得遭多大的罪，如果你不小心把它弄丢了，病人的罪就白遭了，最关键的是耽误了病人的治疗。”

## 坚守——三代病理学人的传承

30多年前的两次课历历在目，转眼间，培养病理学人才的重任已经落到罗杰大夫这代人的身上。“其他学科住院医生培养可能五年就能独当一面了，但我们病理医生往往需要七八年的时间才能独立签发报告。因为形态学的诊断必须要有一个量的积累。一般来说一个病理医生要阅看1万例以上切片，才能发初诊报告；经手3万例以上，才能复查下级医生报告；经手5万例以上，才能解决疑难病理诊断!”罗杰大夫说。

当然，罗杰大夫所说的这个多，不仅是数量上的多，更是疾病种类上的丰富。“我们每天诊断的病例百分之七八十都是常见的容易诊断的疾病，大量的时间其实都是在做重复工作，你可能干了很多年，看了上万张切片，但你的病种是相对单一的，所以一个科室有一个良好的学习分享氛围就变得十分重要。大家把自己遇到的疑难病例拿出来，一起在多头镜下学习讨论，每个人的收获都是成倍的增长。”

长期以来，罗杰大夫和他的同事，就是在交流与合作中，一起克服病理学的主观性与经验判断的局限性，共同进步着。



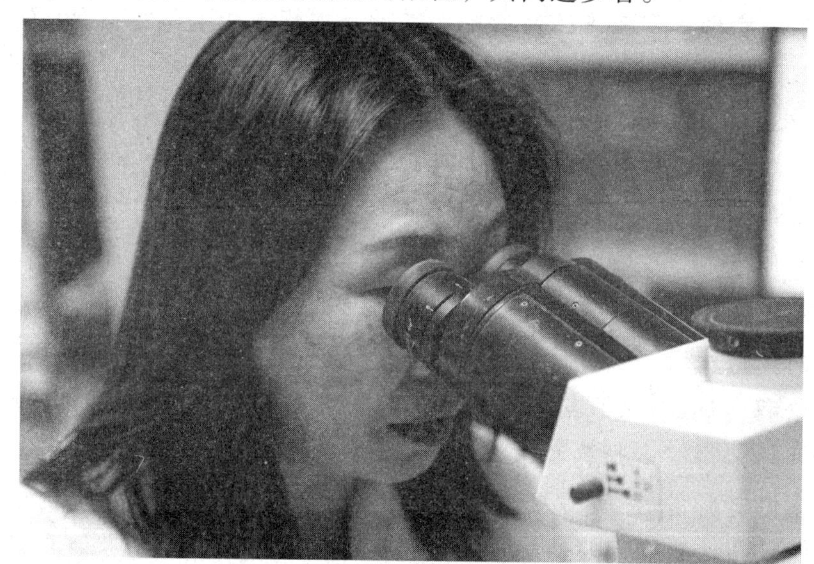

罗杰大夫说：“我以前的老主任王泰龄教授都是在多头显微镜下带着我们一起看切片，一边看一边讲解，收获特别大。但是，这种传统的教学模式现在几乎已经完全被PPT教学模式所取代了。之所以被取代，不是因为它不够好，而是因为太费时间和精力了，没有人耗得起，也没有人能坚持下去。但是，我是这种传统教学的受益人，我觉得我有责任把这个传统传下去，让更多的年轻人收益，就像我当初获益一样。所以，在四年前，在征得我爱人和女儿的支持下，我做了一个决定：每周一晚上用业余的两个半小时在多头显微镜下给住院医生和进修生讲切片的病理诊断和鉴别诊断思维。值得庆幸的是，我和我的学生们都坚持下来了。”

罗杰大夫从年轻时代起就养成了收集疑难病理切片做教材的习惯，在她办公室的柜子里，分门别类，整整齐齐码放着几十个白色盒子，罗杰大夫打开一盒，向记者介绍，“这全都是装切片的盒子，它们都是我的特殊教材，全都是宝贝。每一个盒子里有一百张切片，每当遇到特殊的、典型的病例，我都会让技术员多切一张切片，收藏起来做好系统分类标记。每周一晚上的读片学习时间，我都会根据鉴别诊断需要从中挑出一些病例来和学生们一起分享，很直观，效果也很好。”

人们常说，病理医生是医生中的老师、医生中的法官、医生中的医生。这是对病理医生的褒奖，更是对病理医生提出的金标准、严要求。罗杰大夫也感受到了这份压力，“都说我们是判官，可如果连我们都不会，那怎么去指导临床治疗啊？知识更新那么快，你必须都得跟上。而且现在分子病理学飞速发展，个体化精准治疗都需要分子病理检测，我是20世纪80年代的大学生，很多知识体系都老化了，必须逼着自己重新学习才行。所以白天上班看完片子，晚上回家还得看书，尤其是分子这块，我得恶补。”

这份压力，让罗杰大夫和她的同事在学习上丝毫不敢懈怠，也让几代病理人始终谦虚谨慎，“病理人是最谦虚，因为你永远都会遇到没见过的肿瘤和疾病在等着你。比如我吧，比较擅长神经内分泌肿瘤病理诊断这一块，目前也被冠以‘专家’头衔，但我只能说我只是比别人看得多了一点，花的时间多了一点，有了一点自己的经验体会而已。”罗杰大夫的这份谦逊，源自于老一代病理学家的言传身教。而在她这样的病理人看来，永远都存在的不会，恰恰是病理学最大的魅力之所在。

年轻时的两堂课换来了罗杰大夫一份无怨无悔的选择，几代病理人的传承也见证了她对病理事业百分之百的崇敬与热爱。“我只要能天天看着显微镜下这些花花世界就很开心了。其实，一个人能够从事自己喜欢的工作，是一件幸运的事，我现在就是病理科的‘永久牌’自行车！”

（跟诊记者：祁嘉润）

# 综合治疗，精诚为患——罗克强

## 专家简介

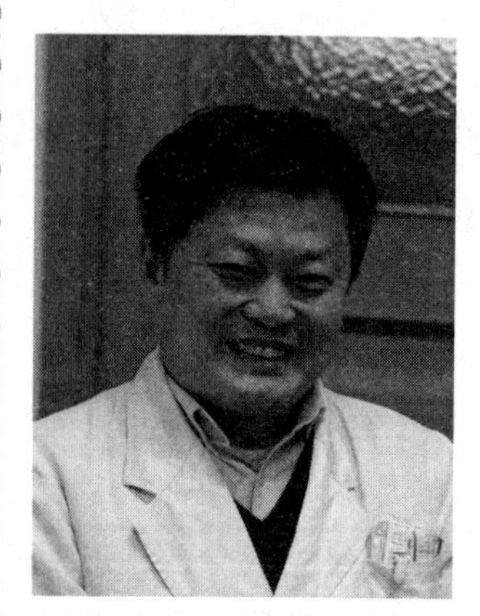

**罗克强**，中日友好医院耳鼻咽喉头颈外科主任医师，副教授，医学硕士。中国中西医结合耳鼻咽喉专业委员会委员，中国艺术医学协会嗓音专业委员会委员，《中国中西医结合耳鼻咽喉科学》杂志编委，《中国医学文摘耳鼻咽喉科学》杂志编委。

**专长**：擅长综合治疗耳鼻咽喉多发病及疑难疾病，如鼻息肉、鼻窦炎、鼾症、声带息肉、声带白斑、中耳炎、过敏性鼻炎、眩晕、鼻咽癌、喉癌等。

**出诊时间**：周三、周五全天专家门诊，周二上午特需门诊（国际医疗部）。

2016年12月20日，北京依然保持着雾霾红色预警信号，呼吸道、鼻咽部不适的患者也比往日多起来。这天上午，中日友好医院耳鼻咽喉头颈外科主任医师罗克强教授却早早地忙碌了起来："大查房"、讨论病例、出诊。耳鼻咽喉属于人体直接接触外界环境的感觉性器官，他对患者的问诊、查体非常细致。本着细心、负责的态度，采用中西医结合方法综合治疗常见病及疑难病，罗克强大夫获得了众多患者的赞誉。

## 细微之处见真情

相对于普通门诊的嘈杂拥挤，今天在医院国际部出特需门诊的罗克强能有较宽裕的时间，可与每位患者进行充分的交流，他对患者的关怀也在出诊的点滴中显现。

门诊开始不久，进来一位年轻的姑娘，穿着时尚，妆容精致。进来就笑着跟罗克强教授打招呼，还称他为“叔叔”，想来先前的交流十分融洽。记者了解到，这位爱美的姑娘却是瘢痕体质，几个月前戴着耳钉睡觉时把耳朵蹭了一下，耳洞就开始慢慢地肿胀，发展成前后侧各长了个蚕豆状大小的瘢痕疙瘩，十分影响美观。“当时觉得可丑了，都不敢束起头发，心里怪难受的，现在没事了，罗教授给做了手术切除。”姑娘笑着跟记者说，记者看到她的耳部已经很平整。

“伤口长得不错。”罗克强微笑道，姑娘也松了口气，她的耳朵形状现在已经恢复正常了。“看起来恢复得很好，每周固定换药就可以了，回家洗头时要注意防止进水感染。”给她消毒包扎后，罗大夫又嘱咐一番。“罗大夫心肠好，医术好，是一名好医生。”姑娘走前感叹地对记者说。

接着进来的是一位中年男性病人，鼻子不通气多年，严重地影响正常生活。他一个多月前来这就诊时，被罗克强诊断为鼻息肉、鼻窦炎。罗克强给他做了鼻内镜手术后，现在双侧鼻腔与嗅觉已基本恢复正常了，只需定期来门诊清理、复查。在与记者交谈时，这位患者说到当时做手术前他担心各种副作用，多次和罗克强短信咨询，每次都能得到详细的解释，“他甚至利用自己的休息时间，真是太感谢他了。”

这天上午，来了不少患有鼻炎的患者，罗克强对待每一位都很有耐心，认真查体，逐一查看检查结果的生化指标，并且耐心地给他们分析。其中有一位40多岁的男性患者，平时吸烟喝酒，最近一段时间嗓子痛，鼻塞严重，晚上呼吸都不像以前那样“流畅”了。罗克强细心观察了他的鼻腔、咽喉后，诊断为鼻炎和咽炎，因为雾霾天气，现在有加重的趋势。罗克强给他喷了药，开了药方后，提醒他饮食的注意事项，并针对雾霾的防护做了一番嘱咐。

对待就诊的小孩，罗克强还会向家长关心起小孩平时的吃药习惯。如此种种，罗克强却认为自己做的只是分内之事。此外，来他这看病的有来自日本、美国、俄罗斯、东南亚等国家的患者，学识渊博的罗克强大夫也能用英语跟他们顺畅地沟通，让他们感受到中国高端的医疗服务。

## 提倡“综合及保守治疗”

罗克强说：“作为医生，要对病人认真细致些，询问清楚病情，诊断得当，治疗全面，才是合格的医生。”而在一上午跟诊中，记者看到他不仅对患者讲解细致，也尽量为患者考虑周全，提倡“综合及保守治疗”。

有一位年龄在30岁左右的男性病人，从小就被打鼾所困扰，并一直伴有鼻塞症状，已出现重度呼吸暂停综合征，不久前还因鼻中隔偏曲做了矫正术。罗克强一边看着病人的病历本，一边详细问诊，“平时鼻塞严重吗?”“经常头疼吗?”了解基本病况后，他开始了戴上头灯，拿起器械，观察患者的鼻腔和咽喉情况。认真观察后，他往患者的鼻腔喷了一些药，让他过15分钟后再进来。

“上药后感觉通气改善了，舒服多了。”再进诊室时，患者微笑着说。罗克强又给他检查了一次鼻腔，结合症状，做出诊断：“病因很清楚，你的舌头先天有点肥大，睡觉时舌根后坠气道就窄了，以后一定要侧卧休息，做鼻中隔偏曲手术是正确的。”然后列举了几种治疗睡眠呼吸暂停的方法，比如腭咽成形术、舌骨牵拉手术、戴口型矫形器、正压通气治疗等，但他建议患者可选择保守治疗：“你的咽腔尚宽大，建议手术不用做，先要控制体重。鼻炎可以给你开点中西药物治疗，不好的话将来再做等离子射频消融手术。”患者听了松了口气，因为以前他对做手术也有点恐惧。接着罗克强又细心嘱咐了几个注意的问题，认真检查了药方，才彻底完成这次接诊。

另有一位20多岁的患者小张，半年前开始嗓子疼，咳嗽了整整一个月，现在症状减轻了，但仍会流黏稠的鼻涕，咽下后咳嗽。罗克强帮他检查了鼻腔与咽喉，指出：“喉咙充血很厉害，有咽炎，也有鼻炎”。“什么时候症状比较严重些?”“早晚严重点，我的咽炎是不是因为雾霾天啊?”“咽炎与很多因素有关，比如感冒、抵抗力下降、饮食、天气污染等，雾霾是一重要因素。”罗克强解答完小张的所有疑问后，建议先保守治疗，效果不好再做射频消融手术，得知小张还在喝酒，提醒他要把酒戒了，并且不要吃煎炸、辛辣的食物。

“对患者尽量保守治疗，手术可做可不做的就采用中西医结合综合治疗来解决问题。”罗克强说。作为一名医生，他提倡正确运用手术，能保守治疗的，尽量采用中西医结合综合治疗。

针对咽炎的防治，罗克强向记者介绍，急性咽炎及时治疗后可痊愈，但如果治疗不及时，可转为慢性。因此预防上要注意：①在急性期应及时选用抗病毒药物、抗菌药物治疗，避免急性咽喉炎转为慢性；②及时治疗鼻、口腔、下呼吸道疾病；③不喝烈性酒、不吸烟，吃东西尽量避免辛辣、油炸等强刺激食物；④改善工作生活环境，减少粉尘、有害气体对身体的刺激；⑤生活起居正常、劳逸结合，及时治疗各种慢性疾病；⑥适当控制用嗓。即便得了慢性咽炎，也并非“难治之症”。“早发现、合适治疗”是关键。

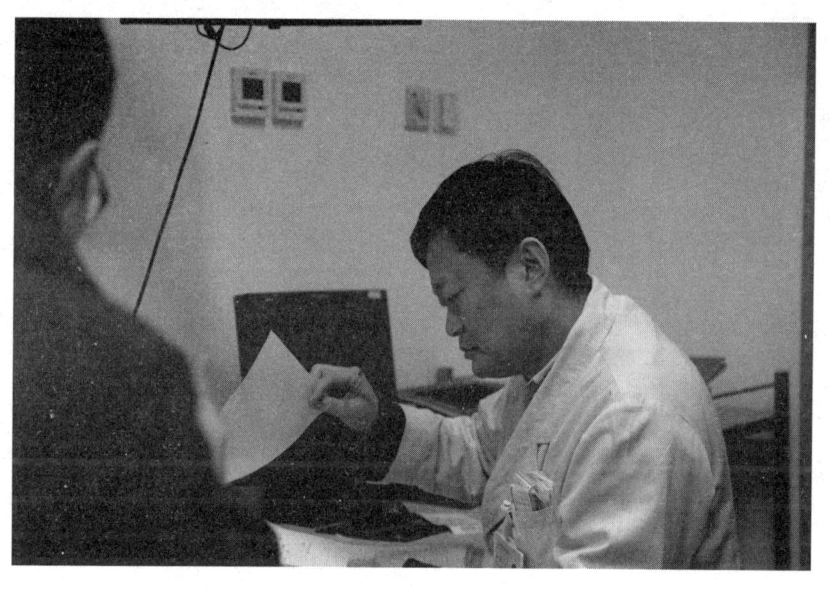



## 综合治疗显优势

在耳鼻咽喉科门诊，把脉、开中药似乎并不常见，人们的印象更多的是停留在西医治疗上。然而，罗克强在多年的学习中，既领悟了中医文化的精华，又掌握了西医规范的检查、治疗手段，在临床形成了自己特色的治疗方法，采用中西医结合进行综合治疗。

罗克强教授曾经接诊过一名50多岁的病人，这位病人患有声带白斑，因为常年吸烟喝酒的习惯，声音严重嘶哑，去了很多医院治疗，症状一直没有得到有效缓解。后来经人介绍找到了罗克强大夫，在详细的问诊、查体与查看病历报告后，罗克强认为病情不止声带白斑那么简单，他高度怀疑病灶有恶变倾向。听到这种诊断结果，病人与家属都非常着急，于是，罗克强及时给病人安排住院、并实施了喉显微手术，术后根据他的体质，加以中药调理。现在这位病人已经痊愈，能够恢复到正常人的生活，他对罗克强大夫也一直充满感激之情。

与上面这位病人相似，有一位40多岁的男性病人，患有早期喉癌。针对他的病情，罗克强准备对他实施半喉切除手术。但这位病人情况特殊，不愿意动大手术，因为他担心大手术会对身体造成损害。鉴于此，罗克强经过仔细考虑，在征得病人及家属同意与配合后，对他实施了喉显微手术，术后放疗，同时采用中医辨证施治，给他进行术后、放疗后恢复调理。在罗克强的悉心关怀下，这位病人现在已经康复，他非常高兴与感激。

类似的成功病例在罗克强的医学生涯中很常见。患有鼻窦炎、鼻息肉多年的老李，在别的地方做了手术没有得到恢复，罗克强采用鼻内镜技术给他做了手术，术后又采用中西医结合方法治疗，现在老李的鼻腔恢复良好，鼻息肉没再复发。被鼻炎严重困扰生活的小王，经过罗克强大夫做了手术加中西药结合调理，鼻炎已经得到了康复。

罗克强介绍说，综合治疗副作用小，对症下药且疗效好，故能最大可能地治愈病人疾病，减少并发症及副作用，加速患者康复。而且只要能让病人康复，任何好的技术他都会“揽入囊中”，譬如他采用鼻内镜鼻窦外科手术、喉显微手术这些微创、精细的手术方法，就为许多鼻息肉、真菌性鼻窦炎、声带息肉、声带白斑等疾病患者解除了病痛。

（跟诊记者：王雪驹　庞书丽）

# 心血管病人的幸福使者——商丽华

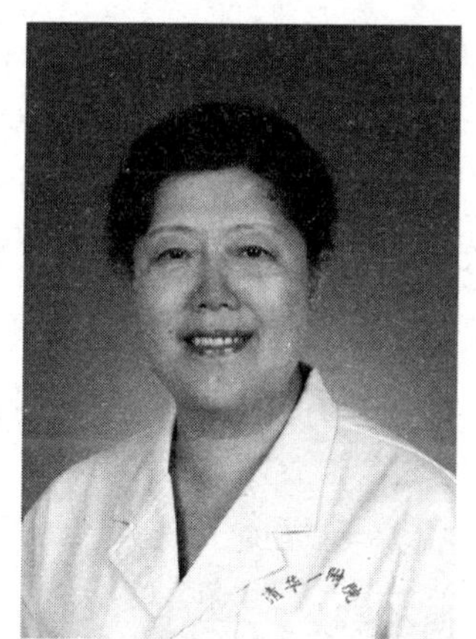


## 专家简介

**商丽华，**北京华信医院（清华大学第一附属医院）心脏内科主任，主任医师，心血管专业博士，研究生导师。曾任北京朝阳医院导管室主任，北京同仁医院心血管疾病诊疗中心常务副主任。自1993年以来，主持和参加快速心律失常的射频消融治疗近6000例，自1996年来共发表论文60余篇。

现为中国生物工程学会医学分会委员，中华医学会心电生理和起搏分会女医师联盟副主任委员，北京心血管疾病防治研究会理事及心血管重症疑难病分会副会长、中华心律失常学杂志编委、北京市医疗事故技术鉴定委员会成员等职。

**专长：**心血管疾病复杂疑难杂症的诊断治疗及重症抢救成人射频消融术，起搏器安装，心脏电生理。

**出诊时间：**周一下午、周三上午。

周三早上7点多，当记者走进北京华信医院（清华大学第一附属医院）心脏中心时，候诊区已经挤满了等待就诊的中老年患者。一位老太太告诉记者，她4点半就来挂商主任的号了。

老太太口中的商主任正是华信医院心脏中心内科主任商丽华。商丽华从事心血管疾病临床工作34年，在成人射频消融、起搏器安装、心脏电生理方面均有丰富经验。记者跟诊的一个上午，商丽华始终语调柔和，问诊耐心细致，与病人真诚沟通，完全印证了一位患者对她的评价，“人美医术高又平易近人！”

## 心脏射频消融术的开拓者

心脏射频消融术是将电极导管经静脉或动脉血管送入心腔特定部位，阻断快速心律失常异常传导束和起源点的介入性技术。目前该技术是根治阵发性心动过速最有效的方法。中国射频消融技术的开展始于1992年，自1993年商丽华医生就开始了对室上性心动过速等心律失常患者开展射频消融治疗，目前已经主持和参加快速心律失常的射频消融治疗近6000例，其中包括房室折返性心动过速、房室结折返性心动过速、房性心动过速、室性心动过速及心房颤动。

商丽华医生也是国内第一批使用导管消融治疗心房颤动的专家之一。1998年以前，房颤只能通过药物治疗，这种治疗方法对房颤的控制率低，药物的毒副作用大，不能有效地解决房颤给患者带来的血栓栓塞、心衰等问题，继而引起致死、致残的严重结果。

1998年，商丽华医生在美国弗吉尼亚大学医院学习工作掌握了治疗房颤的导管消融技术并将该技术引进国内。该技术治疗心房颤动极大减少了病人发生血栓栓塞的可能性，成功率也提高到70%。

门诊中，有一位中年女士来为自己的母亲开药。三四个月前，商丽华医生为她的母亲进行了射频消融术的治疗，术后身体状况有了明显改善。但在找到商丽华之前，她母亲的求医之路略显崎岖。“我妈同时患有糖尿病和心脏病，之前一直以为是胃的问题。我们也是经人推荐才找到了商主任，商主任诊断是期前收缩和房颤，做完手术之后特别好。”临出门，中年女士又向记者说道：“你们一定要好好宣传一下商主任，（她）看病可好了！我妈这病多少年了，真的做完手术就不难受了。”

尽管已经在射频消融技术领域经验丰富，但商丽华医生从未停止探索的脚步。冷冻球囊消融术是国际上治疗房颤的一门新兴技术，2014年才在国内医院正式应用，能够借鉴的成功案例不多。2015年4月，面对三位本身疾病风险高，对手术耐受性差的房颤病人，商丽华与来自美国Banner大学医学中心的Wilber Su教授一同使用冷冻球囊消融术成功完成了三例手术。

2015年11月，商丽华为一位56岁的房颤消融术后房性心动过速及房颤发作患者进行了院内首例PentaRay指导下高密度标测房颤射频消融术。这一高密度标测设备为复杂心律失常，包括房颤、房性心动过速，尤其是器质性心脏病室性心动过速的消融提供了新的解决办法。也使商丽华主任带领的心脏中心成人电生理团队始终处于国内先进水平。

尽管如此，商丽华医生依旧谦逊、严谨。她对记者说道："房颤问题很复杂，目前医学领域尚未完全解决这些问题。我们一直在做相关的科研探索比如研究关于神经系统与房颤之间的关系。有些病人迷走神经张力增高，会导致房颤发生。而我们通过消融让迷走神经张力减低，房颤症状就可能会有所改善。"

## 心血管病人的守护者

除了快速心律失常，慢性心力衰竭是心内科治疗上的难题。我国35～74岁人群中约有心力衰竭患者400万人。心脏再同步起搏（CRT）已成为心力衰竭治疗的Ⅰ类适应证。在安置永久起搏器、植入体内自动转复除颤器等方面，商丽华同样具有丰富的临床经验。

上午10时许，一位老太太推着轮椅走进了诊室，轮椅上坐着一个戴着帽子的老先生。刚进诊室，老太太就像见了老朋友一样，张口就说："商主任，我们来看看他的起搏器还有没有电。""起搏器安装多少年了？"商丽华轻声问道。老先生的眼睛眯成了一条缝，并不作声，显然他没注意到医生的问题。"商主任问你起搏器安装多少年了？"老太太对着老先生又问了一遍。

"七八年了吧！"老先生中气十足地回答，虽然已经安装了七八年，但起搏器依然运行良好。商丽华随后检查了伤口的恢复情况，并立即安排医生携带工具到自己的诊室为老先生测量起搏器的剩余电量。

在等待检测仪器的间隙，老太太留意到坐在商丽华旁边的跟诊记者，旋即面带笑容地说："商大夫，可神了！我们在商大夫这安装的起搏器，商大夫说他身体状况逐渐恢复之后，会更加健康更加年轻。结果真的有。"说着，老太太取下了老先生的帽子，指着老先生的黑头发说："他今年92岁了，你看又长出黑头发了。商大夫真厉害，服她。"

老太太像打开了话匣子一般止不住的夸奖商丽华。“她看病我特别放心，她认真！我现在真的特别高兴，他生活能自理了，自己洗脸、刷牙，还能下二楼。”

老太太说的时候满脸笑意，一席话也把诊室里的人都逗乐了。商丽华笑着说：“有那么神吗？”老太太轻轻拍了拍她的肩膀，二人就像多年未见的老朋友。测量完成后，考虑到老先生有点耳背，商丽华提高音量告诉老先生：“您的起搏器还能用7～8个月，您半年之后再来。”临出门，老太太又问：“商主任，您的号不好挂，半年之后，挂不上您的号怎么办。”“您直接找我加个号。”商丽华毫不犹豫地回应。

记者在跟诊中也发现，商丽华跟所有病人的问诊都平易近人，耐心细致，整个问诊过程像家人交流一般温馨和睦。另一位就诊结束的老太太临出门前跟记者说：“她认真，她来到这里是我们这个地区的幸福。”

商丽华不仅用真诚的交流走进了病患的内心，同时也用精湛的技术守护着心脑血管病人的健康。

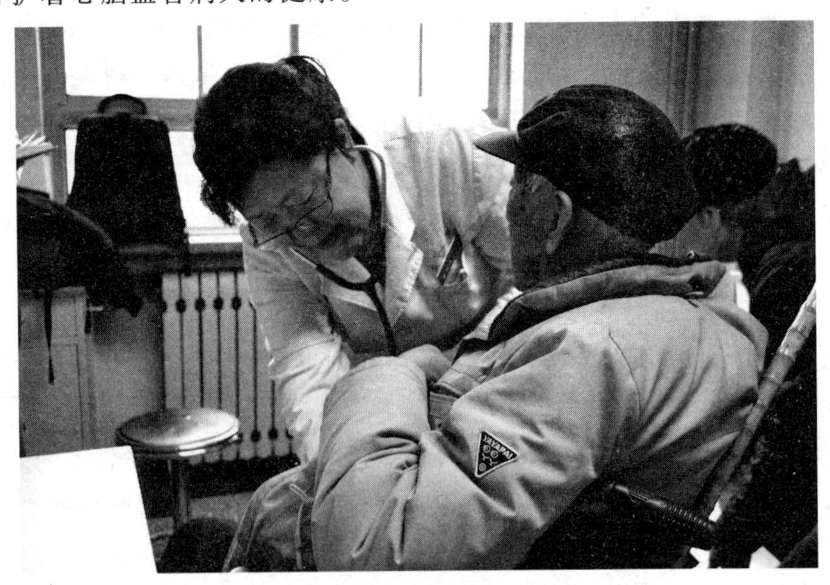

## 疑难病症的终结者

2014年，清华大学第一附属医院特设了疑难病会诊中心，商丽华是疑难会诊中心为数不多的专家之一。商丽华介绍说，自己经常会遇到一些状况不太好的病人，由于病情严重，手术风险高，其他医院不愿意接收。但作为医生，总希望为病人做点什么，所以她经常会解决一些比较困难的，别人不太愿意做的病例。

商丽华曾经接诊过一个四十八九岁的乡村医生。这个乡村医生心衰严重，严重影响了生活及工作。吃药无果后，该乡村医生来到了西安的大医院，希望安装起搏器治疗自己的疾病。但由于病人心功能太差，同时心脏体积过大，西安的医生建议来北京。但北京一些大医院同样因为病情重、手术风险高的原因拒收了这位病人。这位乡村医生最终找到了商丽华。“因为病人年纪不是很大，并且自己非常渴望通过治疗改善状态。对于这样既年轻又有求生渴望的患者，我们还是希望尽力去解决问题。”商丽华解释说。

在克服了种种困难之后，商丽华成功为该病人安装了三腔起搏器。在药物治疗基础上再加上三腔起搏器的功效，该病人的症状有了明显改善。回家以后可以正常生活甚至可以出门诊了。“当然由于他心脏太大，心脏状况不可能有显著改善，但患者症状明显减轻，生活质量有很大改善，起码比过去的状态好多了。”

“您这是勇于接受挑战，敢于承担风险。”记者听完之后忍不住感叹。商丽华笑着说：“谈不上挑战吧，做这个工作，还是希望用自己的技术改善病人的状态，延长病人的寿命，改善病人的生活质量。”

在电生理的工作之外，商丽华同样精通心血管疾病疑难病症的诊断治疗。跟诊当天，高血压、冠心病病人占据了大多数，而其中很多病人又同时患有心脑血管病之外的其他疾病，商丽华都为他们做了明确的诊断。

54岁的蔡女士患有尿毒症、高血压，已持续透析4年。去年开始出现心跳加快、心悸的症状，每次心悸的时间大约持续3分钟。心电图结果显示，蔡女士最低的心率只有38次/分。经过反复的问询分析，商丽华认为：该病人可能因为透析之后，血钾变高导致心跳缓慢；81岁的赵先生于一年前做了冠心病支架手术，今年的2月18号突发脑梗，神经外科医生交代一月之内不能服用阿司匹林（高血压病人服用防治血栓、脑梗死的药物），因而希望找商丽华调整一下治疗冠心病、高血压的药物。商丽华在认真看过赵先生的诊断报告之后，重新调整了用药，并且提醒赵先生蛋白较低，要多食用鸡蛋，但要少吃含有胆固醇的蛋黄，防止血脂增高。

正是因为商丽华准确明了的分析，许多病人都习惯了定期来她这复诊。

## 知识、爱心的传播者

分析病情，调整用药之余，商丽华还会花大量时间给病人普及医学常识。

门诊中有一位健硕的中年男士，患有高血压，看到商丽华给他开了降脂药，非常疑惑降压药为何要与降脂药一同服用，商丽华随即科普了一个英国的临床试验，用实验数据向患者证明了同时服用疗效更好。

76岁的钟女士在去年体检时发现颈动脉出现斑块。此前，钟女士已患有高血压五六年并一直服用阿司匹林。商丽华解释说："颈动脉出现斑块是因为血管内血脂增高，因而需要晚上睡觉前服用他汀降脂。"商丽华并没有止于告诉病人如何服用药物，还继续向病人解释说为什么这样服药，"血脂增高的主要影响因素是胆固醇，而人体内的胆固醇20%～30%是通过食物摄取的，70%～80%是通过肝脏合成的，肝脏合成主要在晚间进行，因而控制胆固醇合成的他汀需要在晚间服用。"在诊断过程中，钟女士提及自己的心率曾达到170次/分。商丽华立刻追问："当时做心电图了吗？"面对否定的答案，她向钟女士解释："医生给病人看病，像警察破案一样是需要证据的。所以，在有问题的时候要立刻来医院。"商丽华建议钟女士，心率不正常的时候可以先去家里附近的医院做个心电图，来就诊的时候就可以带着"证据"了。

跟诊当天，商丽华会不厌其烦地问每一个病人是否每天测量血压、什么时候量血压等问题，并且还会向病人介绍测量血压正确的时间段及频率。商丽华告诉记者："对于高血压控制，病人一个月来医院一次，因此一次血压测量结果并不能代表一个月的情况。所以主张病人自己管理自己。这就需要病人首先有自我管理的意识。"

自我管理需要正确的方法。有些病人每天不同时间测量血压甚至每小时测量一次，结果血压显示波动大，病人就会陷入紧张和焦虑。事实上，人体每个小时的血压都是不一样的。

同时，自我管理还需要告诉病人一些注意事项。降压药服用量要根据季节天气调整。夏天天气燥热，血管扩张，人体血压就会变低，因而就可以少服用降压药。这些注意事项，商丽华也基本都不厌其烦地告诉了每一个病人。

除了普及基本的医学知识，早年间，商丽华还在全国范围内甚至到东南亚地区带领开展电生理工作，让新技术惠及更多的患者。

20世纪90年代，国内许多医院都没有开展电生理治疗。商丽华医生跟随胡大一教授一起去往全国100多家大中型医院帮助他们开展这项工作。到现在，电生理在全国范围内已经基本普及；此外，商丽华也把自己1998年赴美学习的房颤治疗技术普及开来。除了国内，商丽华还曾去往印度7个城市11家医院和越南河内白梅医院、胡志明市统一医院，帮助开展射频消融治疗快速心律失常并解决复杂疑难病症的治疗。

记者跟诊的一个上午，商丽华连续接诊了将近20个病人。许多病人都主动向记者夸赞商主任的医术医德，面对一连串突如其来的夸奖和赞誉，她只是微微一笑，"我个人觉得做得不够好，只是做了一点自己能做的事"。

（跟诊记者：李忠利）

## 06. 同济大学附属同济医院

# 精神科的“温暖医者”——陆峥

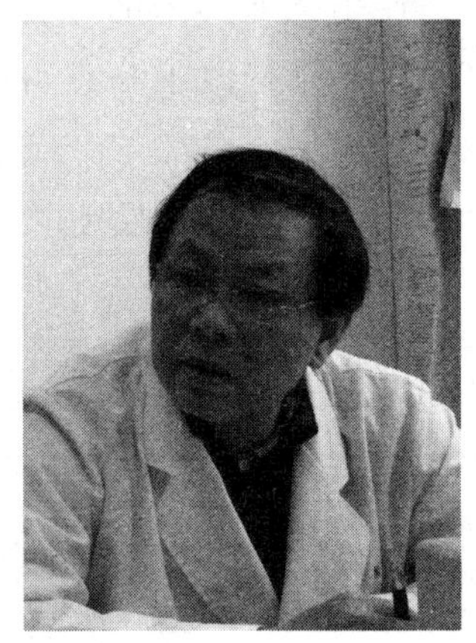

### 专家简介

**陆峥**，同济大学附属同济医院精神医学科主任，主任医师，教授，博士生导师。上海交通大学附属精神卫生中心临床精神科主任。任中国医师协会精神科医师分会副会长，上海市医师协会精神科医师分会副会长等职。获上海铁道大学科技成果一等奖、上海市科技成果二、三等奖、原铁道部科技成果二等奖、原卫生部科技成果三等奖。

**专长**：各种焦虑障碍、抑郁症、心身疾病、性心理障碍、疑难精神障碍的诊断与治疗。

**出诊时间**：周一、周三上午（上海市心理咨询与心理治疗中心门诊）；周二下午（上海市同济医院专家门诊）。

中午饭点刚过，挂号窗口前几条长长的队伍，就将同济大学附属同济医院的门诊大厅挤得满满当当。三楼西侧，精神医学科的走廊里人来人往，科室主任陆峥和他的同事们已经开始了一下午的紧张出诊工作。

陆峥在精神障碍的早期诊断与干预，尤其在焦虑抑郁障碍的治疗领域有着丰富的临床经验。同时，作为科室主任和博士生导师，他还要统筹整个精神医学科的工作，并承担繁忙的教学与科研任务。

一下午4个多小时的跟诊、跟诊间隙短暂的交流，帮助记者勾画了出一个精神卫生领域拥有好口碑、好医术的医者形象。

## 温暖尽在细微处

老百姓看病，总愿意碰到一位技艺高超、品德高尚的医生，用医生自己的话来说，医术和医德是一位好医生的必备素养和不懈追求。好的医术能消除痛苦，好的医德则给人温暖。在精神卫生领域，医生的医德似乎有了更高的标准，因为心理疾病的患者，更需要理解与信任，更需要从医生这里获得善意的鼓励和精神的慰藉。记者在陆峥的诊室发现，有时候，温暖就在不经意的细微处。

开诊不久，一位30多岁的青年人走进诊室，一眼看去，精神状态很不错。在他和陆峥的一问一答中，记者了解到，这是一位抑郁症患者，也是一位前来复诊的老病号，经过陆峥的治疗，目前他的病情稳定，得到很好控制。例行复查结束，青年人拿着开好的药单起身离开诊室，刚走两步却被陆峥叫了回来，“家里边有小孩吧，这个药一定要放好，最好锁起来，别让小孩子拿到了！”

江苏的王女士远道而来，她是代自己的父亲问诊。王女士的父亲今年78岁，患有老年性脑萎缩，之前因出现过幻觉、妄想，挂过陆峥的号。陆峥一面翻看病历，一面询问患者的近况。得知王女士父亲最近饮食、休息情况不错，病情没有复发，陆峥也松了一口气，“目前症状控制不错，好一点就可以少用一点药。”开药前，陆峥又特地询问了患者的医保情况，“控制病情，药不要多用，就这两种就行，在当地有医保，你就拿回当地去开。”

一位妇女在快要下班时匆匆走进诊室，她住在上海郊区，每次看病一来一回，需要花上一天的时间，本次复诊，她需要做一项检查。为了帮助她及时拿到检查报告单并顺利回家，陆峥把开给她的检查单又要了回来，“我在这上面写个加急，再盖上我的名戳，可能会早一点。”送患者出门时，陆峥还不忘再次提醒药的服用剂量和方法。

患者带回家的药会不会被小孩子误服？开出的药医保究竟能报销多少？看完病能不能赶得上回家？这些从来就不是一个医生必须考虑的分内之事，陆峥却把它挂在嘴上、记在心里。他也总会不厌其烦地向患者讲述按剂量吃药的重要性，“药的剂量很重要，好多人觉得，你医生给我个药，我吃吃，或者像中药一样抄抄方子，这是不可以的！要根据情况不断调整，缺少的得补上，没必要的要去掉。”

## 好口碑是传出来的

陆峥话不多，第一眼看上去有些严肃，却时不时用一句嘱托、一份关心温暖着前来看病的患者。几乎每一位复诊的患者，都表达了对他的感谢，而很多第一次挂陆峥号的患者也对陆峥的好口碑有所耳闻，可谓慕名而来。

刘老太太今年八十了，最近一段时间感到睡眠不好，焦虑、紧张，还伴有恐惧感，她是第一次挂陆峥的号，正问着诊，一位五十多岁的妇女走进诊室，“陆医生，这是我妈妈，她是第一次来，我之前来过，也是这种情况，就是您给看好的！”她一面和陆峥打招呼，一面向记者讲起了自己的治病经历，“我四十多岁的时候得的这个病，浑身出汗，晚上睡觉被子都湿透了，去了好多地方，最后就是在这儿看好的，陆医生特别好！”陆峥给刘老太太做了检查，把药方递到她女儿手中，“你母亲就用你用的药，没问题，但每个人情况又有所不同，不给她开安眠药了，安全第一，怕摔跤！”送走这对母女，陆峥向记者讲起了和这对母女的渊源，“她们是嘉定那一带的人，她看了病之后，那一个村子，人传人，好多人都来这里看病来了。”

刘老太太之后，一位中年大叔走了进来，虽然也是第一次找陆峥看病，但刚进门，他就热情地和陆峥打起了招呼，“陆医生好，我是同事介绍来的，他知道了我的情况，说来同济找陆医生看看！”陆峥微笑着回应道，“好，那就有什么情况，真实地和我讲讲。”这位患者四年前因胆结石做过一次微创手术，从那之后，开始出现烦躁、害怕的状况，尤其是最近刚刚退休，时常感到孤独。陆峥分析，这位患者既有抑郁，又有焦虑，他为这位患者开了两种药。“一种是常规药，每天吃半粒。还有一种你常备着，以备不时之需。”

在陆峥的诊室，除了朋友、同事之间口口相传介绍来的患者，更有很多家庭几代人都来这里看病。王大妈今年66岁，患有双相情感障碍，现在病情控制得很好，她的父亲今年88岁，在陆峥这里看了32年。“老爷子患有双相情感障碍，伴有混合性发作，时而情绪高涨，时而状态低迷。”王大妈介绍。32年间，患者和陆峥建立了亲密的关系，患者的病情持续稳定，而陆峥也渐渐成长。王大妈临走前，陆峥不忘提醒，

“老爷子尽管现在服用药种类不多、剂量不大，但一定要坚持服用。”王大妈也不断表示感谢。

医生的好口碑不是靠夸海口夸下来的，而是医生自己扎扎实实看病看出来的，更是患者、家属口口相传传出来的。也正是如此，来陆峥诊室看病的患者不仅仅来自医院所在的普陀区，他们来自上海的各个区，甚至是江苏、浙江、安徽等其他省份。

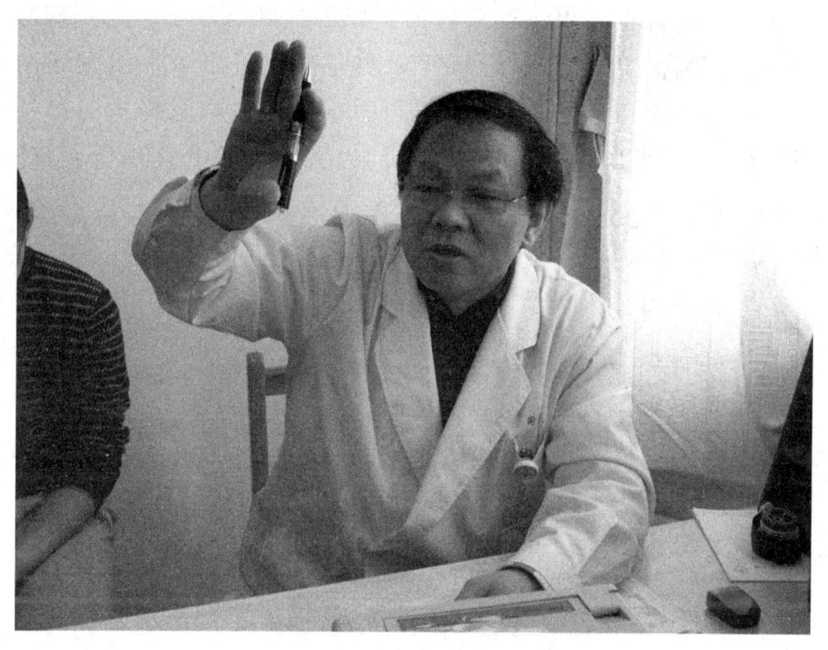



## 多科结合，联合会诊

在一下午的跟诊中，记者发现，很多患者在出现病症之初，并不能意识到自己是在精神卫生方面出了问题，不少患者都有到其他科室就诊但总也不能解决问题的经历，甚至对个别患者而言，陆峥这里成了他们最后的救命稻草。

朱女士今年刚刚40岁，心脏的不适，困扰了她六七年，来陆峥这里看病之前，她辗转各个医院、科室，就是没有治好自己的病，最后还是一位医生提醒她试试精神医学科，他才来到了陆峥这里。“从三十二三岁开始，我就总觉得心脏不舒服，有时候难受到不能忍受，觉得这阵儿就过不去了，还半夜三更送医院抢救过，结果什么问题都没有”，朱女士一边讲述，一边翻出了厚厚一沓检查报告，有心脏彩超、CT、心电图、Holter，每一种检查都有很多份。“我这些年去了很多家医院，把心脏方面能做的检查都做了，但没有一项明确诊断，太急人了！”朱女士的病给自己和家人都带来了极大影响，“我家里经济条件不错，可这个就是查不出问题，家里人都开始说我这就是闲的作的。”陆峥听完朱女士的讲述，翻看了她的检查报告，说出了自己的看法，“如果心脏有问题，早就发现了！你这是广泛性焦虑障碍，重度焦虑，根本不是心脏方面的问题，不要紧，很快就会好的，原因找到就好了，药到病除！”

有一些患者，表现出来的病症很明显甚至很简单，但发病的原因却隐藏得很深很复杂。一位30岁不到的小伙子找到陆峥的时候，精神状态很不好，据他讲述，很长一段时间以来，他都感到焦虑、压力大，睡眠受到了很大影响，在和陆峥的交谈中，他说出了自己内心的烦恼，“我和母亲的关系很不好，所以当年高考考上了我就没走，选择复读，复读的时候，压力特别大。”患者反映，也就是从那个时候开始，自己开始感到注意力不集中，并伴有焦虑。“特别是今年过年，我母亲给我介绍了对象，我自己并不满意，可家里人却给订了婚。”压抑多年的母子关系，给这位小伙子带来了疾病的困扰，为了更慎重、更准确地确定小伙子发病的根源所在，陆峥又问小伙子要了全面的检查报告，“你可以把单位的体检报告拿过来，我再查看一下。”

还有很多患者，不仅精神方面受到疾病困扰，还有其他方面的问题。年近80岁的魏大妈在表姐的陪同下来看病。她最近发现自己的记忆力下降，注意力也总是不能集中。表姐的女儿曾经在陆峥这里看过病，效果很不错，因为怀疑是精神方面的疾病，所以在表姐的建议和陪同下，她找到了陆峥。经过陆峥诊断，魏大妈患上了轻度认知功能损害。“这种疾病发现越早越好，治疗越早越有效，有些患者就能够很好的”。而同时，魏大妈还是一名糖尿病患者，这和发生轻度认知功能损害很可能存在相关。

病患病症各不相同，致病原因更是纷繁复杂，而陆峥还是在长期的临床、科研过程中，发现了精神医学领域的一些规律，“我们发现，很多疾病多多少少都会和精神方面产生关系，比如心内科、肿瘤科、神经科、消化科等等，大概80%都会出现或多或少的情绪问题”。正因为如此，陆峥不但十分认同我国著名心血管专家胡大一所提出的“双心医学”，即将精神心理卫生作为心血管疾病防治的重要组成部分，更在临床实践中，致力于联合会诊，第一时间发现其他科室患者可能存在的精神心理障碍，并第一时间进行干预和治疗。

下午5点左右，陆峥看完了当天门诊的最后一位患者，来不及喝上一口水，说上几句话，他匆匆收起背包，快步走向楼梯，“今晚我在上海市精神卫生中心那边还要讲课，可不能迟到，否则就是教学事故！”出门诊时的陆峥，穿着白大褂，他是治病救人的医生，而此时的他，将拿起教鞭，把高超技艺和这份温暖一代代传承下去。

（跟诊记者：祁嘉润）

## 07．首都医科大学附属北京同仁医院

# 与黑暗交锋的光明使者——魏文斌



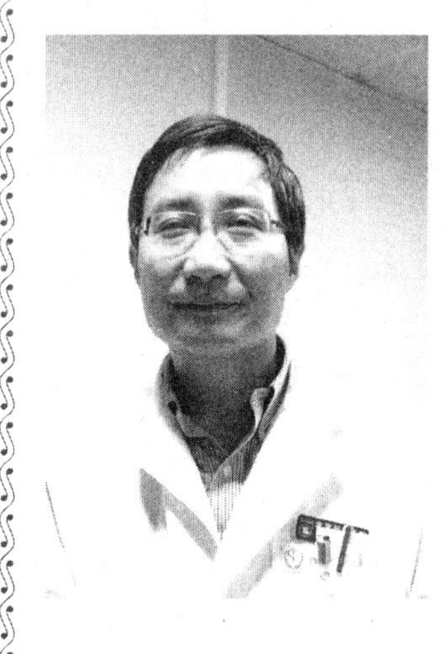

### 专家简介

**魏文斌**，首都医科大学附属北京同仁医院眼科主任，同仁眼科中心副主任，医学博士，主任医师，首都医科大学教授，博士生导师，眼科学院副院长。国家卫生计生委突出贡献中青年专家，享受国务院政府津贴，白求恩奖章获得者，中央保健会诊专家。入选首批国家级和北京市新世纪“百千万”人才工程，国家特支计划工程首批领军人才。从事眼科临床工作30年，是国内知名的中青年眼底病专家。中国医药教育学会眼科委员会主任委员，中国继续医学教育学会眼科委员会副主任委员，中国医师协会眼科分会眼底病专业委员会副主任委员，北京市眼科学会副主任委员，中华眼科学会常务委员。

**专长**：眼底病的临床诊断和治疗，尤其在视网膜脱离的诊断和治疗，视网膜脱离手术，玻璃体视网膜显微手术，眼内肿瘤诊治等方面积累了一定的经验，积累了10000余例复杂性玻璃体视网膜手术经验。

**出诊时间**：周二上午（东区眼科特需门诊），周四上午（西区眼科会诊中心）。

周二上午，刚走进北京同仁医院东区眼科特需门诊，记者就发现

有一个诊室的门口排起了长长的队伍，这些慕名而来的患者都在焦急地等待着同一个人，为他们带来光明和健康的使者——首都医科大学附属北京同仁医院眼科主任魏文斌。

“魏大夫我特别感谢您！我们一家子都是您的病人，我的嫂子、儿媳妇、我丈夫的侄媳妇都是您给治好的，来找您看病，我心里踏实！”一位患者见到魏文斌就如是说。

30多年来，魏文斌一直在光与暗之间“修炼”，在眼底这个领域，他不屈不挠地向着技术高峰攀登：带领眼科团队，在国内首次开展了眼内肿瘤局部切除和局部放射治疗，打破了每逢眼恶性肿瘤必摘眼球的传统；首次系统的进行了治疗驱逐性脉络膜上腔出血的手术；勇敢地闯进了眼底手术禁区——以微米为计量单位的“黄斑区”……

## 眼底杂症，联动诊断

“向左看，向上看，好，向下，右一点……”

出诊中的魏文斌一边耐心地指导病人配合检查动作，一边透过裂隙灯显微镜“光刀”照射眼睛形成的光学切面观察眼睛各部位的健康状况，有时还要切换“设备”，在头上戴一个间接检眼镜，拿着非球面双凹的物镜来进一步查看眼底结构……主攻眼底疾病的魏文斌每次出诊都要重复上百次这样的动作，每一次都需要高度集中的注意力。

如果把人的眼睛比作照相机，眼底就相当于负责感光成像的底片。眼底出了问题，患者将面临失明的危险。因此，魏文斌总是认真地对待每一位患者，为他们的病情做出正确诊断，提高复杂眼底疾病的治愈率。

安徽的郎冬梅剖腹产生完孩子后眼睛突然就看不见了，打了几针激素视力有所回升但总体还是看不清，眼睛上老觉得有黑点，去了好几家医院都没有明确的诊断结果，一家人焦急万分。

魏文斌用裂隙灯及眼底镜仔细地检查了郎冬梅的眼睛，又询问了她孕期的血压情况以及现在孩子的月份，结合各项检查报告，得出了初步的诊断结果：“可能是妊娠期血压太高了，血压高到出现了子痫，尿蛋白三个‘加号’了，你这眼睛就出现了缺血，缺血以后黄斑有病变，脉络膜也出现了小问题，不算严重。”

“大夫我会不会失明啊？最坏的结果是什么？可以吃药吗？用不用

做手术啊？”郎冬梅紧张地将一连串疑问抛向了魏文斌。

“你这可不是做手术的病啊，可别瞎想着做手术，不会导致失明的，别紧张，你现在还算恢复得好的呢！现在就是最差的结果了，已经在慢慢恢复了，你先上楼做个造影我们确认一下检验结果。”魏文斌一边向病人解释病情一边舒缓她的紧张情绪。

一个多小时候后郎冬梅的造影结果出来了，验证了魏文斌的初步判断。郎冬梅夫妇一扫进门时的愁容，高兴得简直不知道说什么好。

魏文斌告诉记者，眼睛是高血压最重要的靶器官之一，因为眼睛是一个血运特别丰富的器官，视功能的维持需要靠全身的血液营养，因此高血压可能会引起眼睛的并发症，比如说眼底血管堵塞、动脉栓塞、静脉栓塞、视神经缺血等等，进而影响眼底的血管，造成突然失明。郎冬梅就属于孕期高血压引起的暂时性失明。

除了高血压，高血脂、糖尿病等也可能造成失明。因此在跟诊过程中，记者总是听到魏文斌询问患者血压、血脂、糖尿病等相关情况，排查眼底病病因。

不仅可以通过联动身体各个器官查到眼疾的病因，而且，眼疾也是反映身体疾病的一个重要渠道，魏文斌在诊治中能抓住这些蛛丝马迹，为患者及时发现病情。

今天来复诊的张先生向记者说起他的病情时就既后怕又庆幸，他先前因眼睛肿瘤来就诊时，魏文斌怀疑不是单纯的眼部肿瘤，让其做身体检查以寻找病源，结果发现居然是胸腺肿瘤转移到了眼睛上。临床中胸腺肿瘤非常难发现，张先生来看眼睛结果非常幸运地查到了胸腺肿瘤，随之及时做了切除，避免了病情的恶化。这既是碰巧，也是魏文斌在诊断过程中仔细排查病因的必然结果。

## 开创脉络膜黑色素瘤局切术保住眼球

57岁的唐彩华今天在丈夫的陪伴下来到北京同仁医院就诊，之前她在家乡已经做过一次脉络膜黑色素瘤切除手术，然而效果并不好，虽然切掉了一部分肿瘤但是并未切除干净，现在眼睛还出现了视网膜脱落的问题。

“在老家，大夫说我这瘤再做手术就得把眼球摘掉了，我不想摘，听朋友介绍说来您这儿做手术或许还能有希望保住眼睛。”唐彩华带着期待对魏文斌说。对于许多患者而言，摘眼球就意味着永远的缺失，这种治疗方式太过残酷，着实难以接受。幸运的是，魏文斌查看各项指标与检查报告后，认为唐彩华的眼睛可以再施行局切手术，虽然视力不一定能显著提升，但可以保住眼球，这个结果让唐彩华觉得赶再远的路都是值得的。

脉络膜黑色素瘤是一种眼内恶性肿瘤。它不仅会让人失去光明，而且严重威胁人的生命，让人在黑暗中等待死神的来临。

“10多年前，在国内眼科界治疗这种肿瘤，由于缺乏局部放射技术和局部手术，除了摘除眼球别无选择。”魏文斌的学生刘月明向记者介绍。

从1996年开始，魏文斌潜心研究，翻阅了大量资料，结合国内外最新技术开始尝试进行眼内肿瘤局部切除术，成功首创了脉络膜黑色素肿瘤的局部切除方法，让许多患者得以保住了眼球，成了治疗脉络膜黑色素瘤的权威。

刚刚上大二的女孩刘洁，发现自己左眼看东西有闪光的感觉，后来看东西开始变形，视力下降。结果到医院检查，医生诊断为脉络膜黑色素瘤，建议眼球摘除。

刘洁的母亲李琳为她四处求医，直到找到魏文斌。“他仔细询问了病史、检查完眼睛后，让孩子先出去等一下，让我留下来。我的心立即沉下来了，孩子似乎难逃厄运了！万万没想到，魏主任跟我说的是另外一番话：孩子左眼视力还有0.6，肿瘤的体积也不算大，我会尝试各种办法，争取保住孩子的眼睛！”李琳说，当时我就像捞到了一根救命稻草，疯了一样跑出诊室，抱住女儿告诉她“你有救了”！

不久刘洁住上了院，并进行了近距离放射手术。手术很成功，刘洁保住了眼球。

与其他主攻肿瘤的医生不同，魏文斌不仅有对付肿瘤的技术，而且还有玻璃体视网膜显微手术、修复眼球、修复视网膜的基本功，两相结合，他不但可以把患者眼内的肿瘤切除还可以把眼球修复好。

与魏文斌同科室的张风医生则告诉记者，事实上这种眼内恶性肿瘤局切属于高风险手术，在同仁医院这种手术事前需要做高风险备案，魏文斌的高风险备案记录就非常多。

“由于眼部手术技术难度较高，风险较大，一些患者对于手术结果的期望值较高，因此医生需要承担的风险也高，年轻的医生承受不了这样的风险，无论是经济上的还是精神上的。”当问及为什么没有完全把这样的手术交给年轻医生做时，魏文斌这样回答。

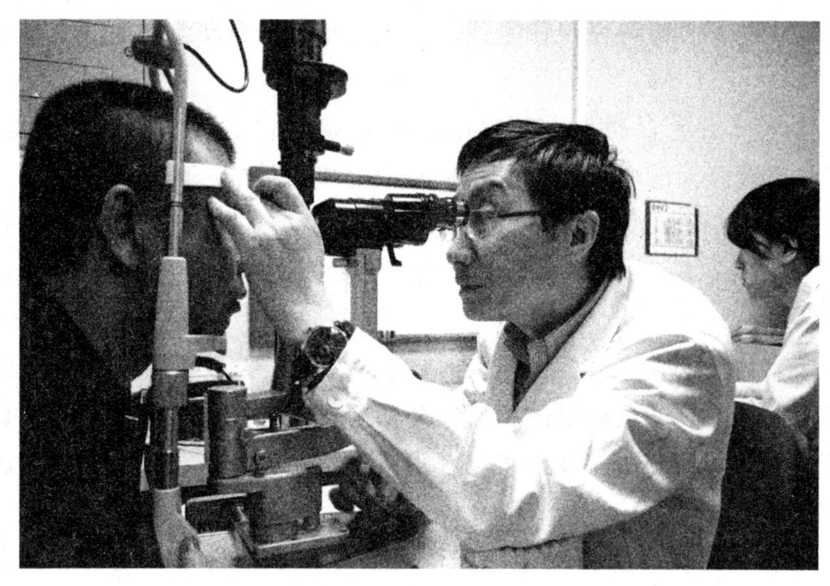



## 攻克“脉络膜上腔出血”难关

除了在国内首次开展了眼内肿瘤局部切除和局部放射治疗外，魏文斌还首次设计并实施治疗驱逐性脉络膜上腔出血的手术。

1988年，他还是住院医生。一位家住北京东高地的老太太来看病。老太太双眼白内障，右眼在北京郊区的一家医院做手术中出现并发症，失去了视力，所以左眼的手术就一定要到同仁医院来做。魏文斌担任老太太的主治医师，然而在手术将要结束的时候出现了爆发性的脉络膜上腔出血，老太太的左眼最后仅存微薄的视力。

暴发性脉络膜上腔出血，这种并发症是眼科手术中最严重的并发症，当时在国内外没有有效的预防和治疗措施，手术中一旦出现这种情况，通常会摘除眼球。

魏文斌说，老太太丝毫没有责备他，反而在他沮丧的时候还来鼓励他。“由于手术失败了，心里一直很内疚。就一直想着这件事，琢磨这件事情，想克服它，想用心去攻破它。”老太太成为魏文斌心中难以忘怀的隐痛。

在法国进修时，魏文斌观摩的法国医学教授在白内障手术中发生了暴发性脉络膜上腔出血，魏文斌如获至宝般地仔细观察着法国专家的处理过程。发生脉络膜上腔出血后，前房消失而且眼压很高，法国医生会对无前房进行处理，细心的魏文斌也发现，从巩膜切口中流出来的不是他想象中的血凝块，而是像酱油一样的血液。他把这些步骤和现象都进行了详细的记录，之后马上进行研究，他查阅了大量的资料，进行比对分析，弄清了脉络膜上腔出血的发病机制和病理生理过程，设计了一整套手术方案。回国后，他将自己苦心孤诣的研究成果进行了一些临床尝试，并把现在的玻璃体手术技术融合进去，效果很好。

1998年，在全国中青年眼科学术大会上，他第一次把自己治疗脉络膜脉络膜上腔出血的研究结果向全国同行汇报，引起了很大的轰动，也受到眼科前辈们的肯定，那次会议评出了五个一等奖，他获得的是五个第一里的第一。

“作为一名医生，除了手术本身的成就感，也需要来自患者的激励。就像东高地的老太太那样，病人用他们的痛苦，使我们对疾病有了更深的认识，病人才是我们真正的老师，医生应该对病人有更多的回报。”魏文斌这样对记者说道。

## 真心实意为患者着想

眼底疾病非常复杂，因此眼底疾病的确诊，除了医生使用裂隙灯和间接检眼镜进行检查外，通常还需要通过一些更先进的仪器进行影像检查，这期间就会有一个过程。每当魏文斌跟患者说，“你再上楼拍个片（或者是抽个血，做个核磁共振等）几天以后取了结果再来找我”的时候，患者第一反应都是面露难色地问魏文斌，“那还需要挂号吗?”

是的，找魏文斌看病的人实在太多了，能挂上一次魏文斌的号着实不容易，因此每当他让患者拿了结果再来找他的时候，患者关注的都是下次还能不能挂到魏文斌的号。作为一名负责任的医生，魏文斌当然不会中途放弃病人，他总是告诉患者，“我在病历上给你写好了，你一会儿直接去护士哪里预约下次来的时间就行了。”

对已经挂过号的患者负责到底，对还没挂到号的患者魏文斌选择最大额度的“加号”，在记者跟诊的这天，魏文斌的门诊就加了70多个号。按照医院安排，魏文斌出一次门诊最多可以挂30个号，但看到那些千里迢迢赶来的患者，他心里只想着赶快给他们治好。“多待一天就多一天的花费。”

一次，一位农民老大爷来找他，颤颤巍巍地展开手里捏着的一张小纸条，上边写着“魏文斌”3个字。“那张纸条皱皱巴巴的，不知被多少次展开又被多少次攥紧过的。”魏文斌说：“我怎么能让患者失望。”

于是，魏文斌的门诊经常是连轴转。他还嘱咐负责加号的护士，外地来的病人能加就尽量加；眼肿瘤的病人不能拖，必须加。

魏文斌最高纪录一天竟看了130个病人。那天，他从早上8点开始一直忙到晚上9点多。护士王晶雪说，魏主任中午经常没工夫吃饭。他每周一、周三手术，周二、周四门诊，几乎都是大家去食堂吃饭的时候给他带一杯酸奶充饥。

除了挂号方面魏文斌为患者考虑外，其他方面也悉心为患者着想。

对于一些病情较重的患者，诊断后魏文斌就会非常严肃地跟患者表明利害关系——“你要做好思想准备，做手术风险非常大，而且效果最多是维持现状，但是不做手术迟早都会失明。”

对于一些病情比较轻的外地患者，在诊断之后魏文斌会推荐一些当地比较好的医院和医生，告诉他们在当地做就可以，不需要大老远折腾到北京。

对于一些病情不重的年龄稍长的患者，魏文斌会用形象的比喻跟他们解释病情发展状况——“就跟您长白头发一样，别担心，老爷子咱这就是老年病。”

甚至有的病不用吃药，慢慢可以恢复的，他就直接跟患者说：“别老吃药，咱用不着，别把胃、肾吃坏了。”

每一个精准的诊断背后都是严谨的病因排查，每一台成功的手术背后都有不为人知的努力和探索；每一条中肯的建议背后都经过真心实意为患者思量……在眼底这个光明和黑暗交锋的最后战场，魏文斌像一个英勇的战士，为许多人，守护着光明！

（跟诊记者：李　倩）

# 给患者一个明亮的世界——万修华

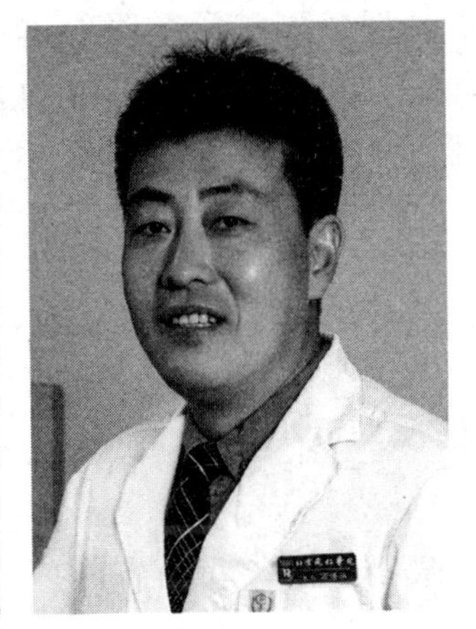

## 专家简介

**万修华**，首都医科大学附属北京同仁医院眼科中心白内障专业主任医师，北京市眼科研究所行政办公室主任。全国防盲指导组委员，国家卫计委白内障治疗专家指导组委员，中华医学会眼科学分会眼视光学组委员，中国医师协会眼科学分会眼视光学组委员，中国医疗保健国际交流促进会眼科分会委员。

**专长**：疑难白内障手术、老花眼治疗、高度近视眼手术治疗、白内障遗传基因筛查、白内障发病机制研究、后发障预防、新型人工晶状体材料研制、家族遗传性近视眼基因筛查、新型屈光手术改良。

**出诊时间**：周一至周四上午（同仁医院西区三层眼科门诊）。



虽然敞着门开着窗，可一走进北京同仁医院三层眼科这间开放式的大诊室，还是能感受到一股扑面而来的热浪，夹杂着各地口音的患者和家属，把屋里挤得满满当当。忽然，人群中传出一个洪亮的声音，“说好了，咱们相约周三下午，不见不散！”穿过人群，循声而去，原来是眼科中心主任医师万修华正和患者商量做手术的事儿。

万修华的面前，一张单人课桌大小的问诊台，一部精致的裂隙灯显微镜，怎么看都觉得和他一米八几的大高个不相配，可就是在这里，万修华帮助成千上万名白内障患者，重新用双眼感受到这五彩缤纷的世界。

## 喜爱唠叨的亮嗓门

大高个，亮嗓门，万修华是标准的“山东大汉”形象，他更把山东人的实在和热心肠，带到了日常的门诊工作中来。看病往往是患者害怕、家属着急，可万修华总能用他“说话的艺术”，拉近医患之间的关系，更让每个人都感到省心、安心、放心。

74岁的李老太太在万修华这里做完白内障手术不久，总觉得眼睛不舒服，这天她特地起了一大早，从北京双井赶了过来。可刚叫到她的号，还没来得及坐下来让大夫瞧一瞧，他们一家人先吵了起来。原来，老太太的就诊卡忘带了。老太太埋怨女儿，女儿埋怨老爷子，眼看这一家人都动了火，万修华赶紧起身相劝，“咱们啊，谁也别责怪谁，别着急，我这儿直接帮您看，如果真需要做什么检查，住这么近，咱明天再来嘛！”万修华一边说，一边招呼老人坐了下来，经过检查，没有大碍，“您这个没事儿，是刀口的问题，冲一下泪道就好了。老人上了年纪，忘事儿很正常，以后可别为了这个生气，对眼睛恢复也不好。”听了医生的解释，老太太终于放了心，她还不住地向女儿夸万修华，“万医生真是个好人！”

78岁的张老太太从云南过来，她两只眼睛都患有严重的白内障，“在今天看的病人里，您这个算比较厉害的了，”见患者和家属对检查报告上的影像和数字不太清楚，万修华细心为患者解释起来，“您看，您这个照相都照不进去。”经过初步判断，万修华建议进行手术治疗，“目前这种情况，比较适合进行手术治疗，做了手术，马上还你一个漂亮的世界、一个五彩缤纷的世界。”再做了简单的手术情况介绍之后，万修华又喊来了自己的助手小刘，“一会儿让我的助手再把具体情况和你们说一下，不懂的你们就问她，我们的任务就是服务好你们！”

73岁的赵老太太来万修华这里复查。万修华一面用显微镜查看患者的恢复情况，一面和老太太拉起了家常，“没有看到人陪您，您是一个人来的？”经过初步查看，老太太的一只眼睛需要接受激光治疗，在送老太太走时，万修华不忘再三叮嘱，“别忘了，我和您，周三见！下次最好找家人陪一下，您这么大年纪，医院人又这么多。”

万修华的患者，绝大多数都是上了年纪的白内障老年人，万修华不仅会用鼓励和玩笑，帮助老年人放松心态，更是用重复的询问来帮助老年人记住治疗的关键信息，同样的话，他一上午不知道重复了多少次。习惯了这样的重复，面对年轻患者万修华也忍不住多唠叨两句，有些年轻人还会报以奇怪的眼光，“这个医生真奇怪”。说得多，重复的多，他所关心的，是患者对医生所说的每一句关键信息能不能记得准、记得牢。

## 精准施治的专家

患者病情千差万别，治疗方法不尽相同。而对病情评估的到位，对治疗方法设计的准确，才是体现一个医生的真本事。就像万修华说的那样：“对每一个患者，必须根据患者自身病情制定适合他的个性化、量身定做的治疗方案，把合适的药用在合适的病人身上，把合适的手术做给合适的病人。”具体来说，对白内障患者用药还是手术，手术用什么样的晶状体材料，都要根据实际情况做出选择。

陈大妈年近60，在儿子的陪同下，专门从辽宁来到北京，希望万修华能治好她的白内障。经过仔细检查和对相关检查报告的分析，万修华确认，陈大妈的白内障已经基本成熟，眼底情况较好，适合进行手术。了解到母子二人远道而来，万修华特地把手术安排在了第二天，“这么远过来，要照顾一下，提前给你做，明天早上7点半诊室，要做术前谈话和最后的检查。”陈大妈的儿子向万修华表达了感谢，也提出了自己的想法，“万医生，我们大老远过来，做手术就给我妈用最贵的晶体。”万修华笑着解释，“最贵的合适不合适，检查说了算，不合适我也给你解释清楚，我们不做最贵的，而要做最合适的！”

59岁的于大爷从黑龙江远道而来，他的情况比较特殊，除了白内障，还患有黄斑病变视网膜脱落，眼底情况十分不好。面对于大爷迫切想要做手术的心情，万修华耐心解释，“我帮你找个眼底方面的专家会诊一下，我们再根据实际情况，看是打针、打激光还是进行手术治疗，即使要手术，我们也要确定好先治眼底再治白内障还是先白内障手术再治疗眼底。”

一位患者刚进诊室，就对万修华特别亲切，“万医生，快和您握握手，我太想您了。”原来，这是一位老患者。她的一只眼睛经过万修华手术治疗，恢复得非常理想，这次来想看看另外一只眼睛的情况。经过查看，万修华给出意见，“说是白内障，实际不算厉害，而且不成熟，不用手术治疗，我估计你看电视没问题，再配个老花镜戴着看近，什么时候老花镜都不管用了再来找我，那个时候就该我上阵了。”这位患者也笑着回应，“我这第一是来找你给看看眼睛，第二就是想来看看你。”

如今，近视眼尤其是高度近视眼等手术已经在技术层面有了很大突破。据万修华讲，传统的激光治疗直接在眼部角膜组织上进行切割，对于度数较高的近视眼患者不太适合，因为这部分病人的角膜太薄。如今的手术是在高度近视眼病人自身的透明晶状体前植入一个镜片（人工晶状体，相当于隐形眼镜），是一个可逆的过程，一旦病情有变化，完全可以对晶状体进行置换，而且这类手术时间短，恢复快。很多病人找到他，就是希望能够用这种方式手术治疗他们的高度近视眼。

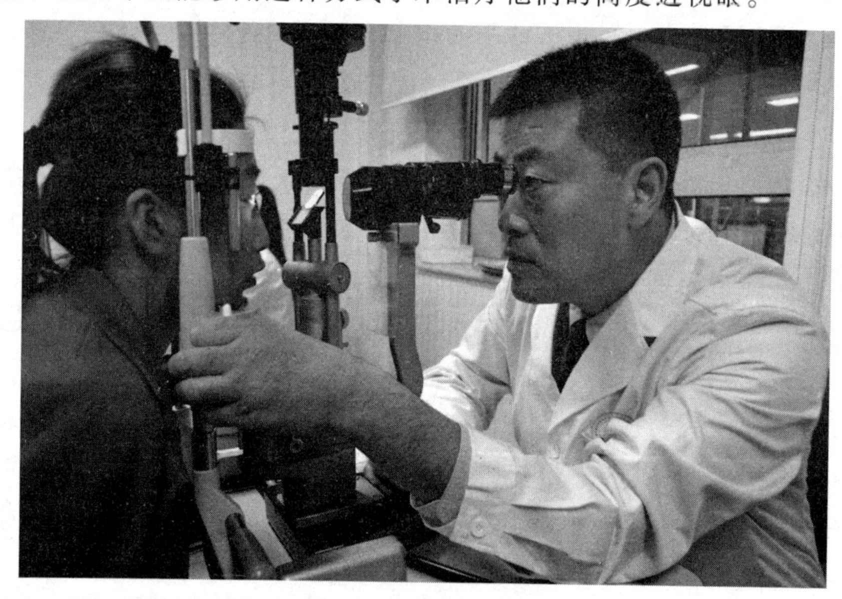

## 平易近人的热心肠

挂不挂得上号？究竟要花多少钱？医保能不能报销？病情是不是家族原因？对于每周出四天门诊还要做上百台手术的万修华而言，这些本来并不是他需要考虑的问题，但面对这些老百姓实实在在关心的问题，万修华还是放不下自己的热心肠。

来自承德的一位5岁的小姑娘是当天门诊中最小的一位患者。经过万修华的诊断，她是先天性白内障并伴有斜视、弱势的症状，“这个需要手术治疗，需要先做白内障，再治疗弱视、斜视，而且像这种病例，我们会一直跟踪她到18岁。”了解到小姑娘是和自己的父母以及妹妹一家四口一起来的北京，万修华主动提出免费为全家人都做一下检查，“这个应该是家族性的，不用再挂号了，我帮你们都看一下。”经过诊断，一家四口都有不同程度的眼部问题，但相对小女孩儿，其他三人症状较轻，万修华一一给出了治疗方案。

对于每一个需要手术治疗的患者，万修华都会主动把能省的检查省掉，把每一笔治疗费用提前解释清楚。耿大爷今年六十八岁，家住北京丰台。2012年在万修华这里做了一只眼睛的白内障手术，效果很好，今年计划做另一只眼睛的手术。万修华查看了耿大爷的基本情况，向耿大爷做了说明，“您是老患者了，有些做过的检查不用再重复去做，整个治疗产生的费用可能会在一万多元，直接医保可以扣除三四千元，您也有个准备。”

面对很多从外地来看病的患者，万修华也总是把医保报销问题考虑在前。一位河北的患者刚提到报销问题，万修华就主动解释，“咱们河北的医保和北京并没有联网，不能直接报销。不过所有医疗过程中产生的费用都有正规的发票，我们这里的接诊情况说明也都有提供，你可以拿回去试一试，根据经验，一般也都能够报销一部分。”

对于一些经济情况比较困难的患者，万修华也会跟着患者家属一起想办法。来自山东的沙大爷今年七十五岁。除了白内障，大爷眼底黄斑的情况也不太好，再转诊去眼底方面专家时，万修华特地叮嘱沙大爷的儿子，“到了专家那边了解一下情况，看能不能用国产的药解决问题，如果要打针，问问可不可以和别的患者分分针。”

不仅仅是操心患者花钱的问题，怎样能让检查的患者第一时间得到检查报告的信息反馈，怎样能让需要做手术或者复查的患者少跑冤枉路，万修华也想到了办法。早上正式出诊前的一个小时，是万修华留给患者的私人时间。很多的术前谈话、术前检查，包括患者检查报告的信息反馈，万修华都会放在这一时段，他也总会习惯性叮嘱患者，“记住了吧，明天早上七点半，不用挂号，直接来这里找我看检查结果。”

从七点提前就位，万修华不仅是坐五个多小时，更是要不停地说五个多小时。十一点五十，当天最后一位患者问诊结束，一位大娘在一旁搭话，“万大夫，您快喝点儿水，也方便方便，今天七点多到现在，就没停下来过！”万修华笑着起身，准备出门，可刚到门口，就被一位拿到检查报告患者拦了下来，万修华又跟着患者一起回到诊室。此后三次起身，三次又回到座位。一直忙碌到十二点十五，万修华终于喝上了上午的第一口水。而此时，距离准备当天下午的手术，只剩十五分钟。

面对这种忙碌的常态，万修华并没半分怨言，他说，“是人民群众千变万化的病情丰富历练了我的临床经验，我感谢他们，我愿意为人民服务一生。”

（跟诊记者：祁嘉润）

# 为眼科患者播撒光与热——唐炘

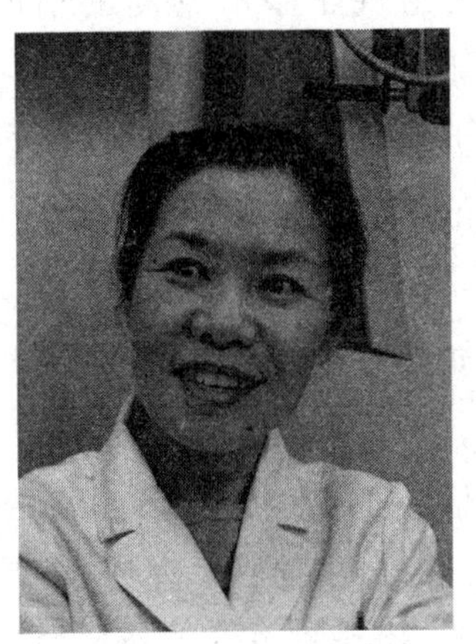

## 专家简介

**唐炘，**首都医科大学附属北京同仁医院眼科副主任，主任医师，青光眼专家，中央保健专家。中华医学会激光医学分会眼科学组委员，中国医师协会眼科分会青光眼学组委员，北京市住院医师规范化培训专科委员会委员。从事眼科临床科研教学工作31年，擅长疑难青光眼诊治和复杂青光眼白内障联合手术。主持省部级以上科研课题2项，多项临床研究负责人，主持课题获科研成果奖5项。主编《青光眼治疗学》《青光眼诊断图谱》，参与编写眼科专著9部。

**专长：**各类青光眼、白内障的手术治疗。

**出诊时间：**周三下午（专家门诊），周四上午（西区眼科会诊中心），周五上午（东区眼科特需中心）。

炘在现代汉语中的意思，是热气炽盛。和名字一样，首都医科大学附属北京同仁医院眼科副主任唐炘也是一个精力充沛，洋溢着无限热情的人。她从事眼科临床科研教学工作31年，在国内率先开展青光眼白内障联合手术治疗，对疑难青光眼、白内障总结了一套完整的治疗策略，是我国手术量最多、手术并发症最少的青光眼科医生。为了患者，唐炘不惜牺牲自己的休息时间，把最大的精力投入到工作中，用自己发出的光与热温暖着每一个患者，为他们带来光明。

## 跟疑难病例死磕

“到我这儿来的，都是其他医院治不了的疑难杂症。”来找唐炘的病人，十有八九都是从外地慕名而来，或者是由其他医生转诊过来的，不是病情反复的老病号，就是手术风险极大的晚期患者。唐炘告诉记者，自从两年前医疗改革试点开始，医院引进了团队诊疗和分级诊疗制度，常规的青光眼手术，可以由年轻医生在门诊进行，中等难度的青光眼手术，可以由副主任医生完成，最后转到唐炘这里的，基本都是病情极为复杂，手术风险极大的病例。

有个来自河南的年轻女患者，患有葡萄膜炎、青光眼、白内障，经历过3次手术，左眼视力仅剩0.01，最近又出现了眼压升高的情况。针对这名患者的复杂病情，唐炘建议她通过用药和按摩来降低眼压，必要时候可以试试用针拨开手术瘢痕。唐炘告诉患者，“只要患者还有视力，医生就不会放弃，只看你愿不愿意往下治了。”听了唐炘的话，年轻的女患者更坚定了战胜疾病的信念。

好脾气的唐炘偶尔也会有着急的时候。比如面对这位来自房山的60多岁的女患者，她双眼都患有急性闭角性青光眼，做手术之后很长时间没有过来复查，导致病情加重。如果现在做手术的话，不仅过程复杂、需要全麻，还要求患者必须住院进行治疗，最后的效果也可能不太理想。“唉，你怎么不早点来看呢?”看着患者不乐观的病情，唐炘有点儿着急，“青光眼要终身复查的呀，上次预约完你没来，这回要记住了，一定要定期复查。”嘱咐完患者，唐炘又转头嘱咐她的助手，“标上晶体脱位的位置，再检查一下房角。”她这是为下一步的手术做准备。

来自东北的一家人带着他们8个月大的孩子来看病。孩子的年纪不大，病情却十分严重，他的左眼前后径比右眼大了很多，肉眼就可以看出明显的突起，眼压也始终居高不下。唐炘小心的扒开孩子眼皮进行检查，熟睡中的孩子对此一无所知，孩子家长却显得非常焦虑，怎么才能保住孩子的视力呢？再差也要保住孩子的眼球吧？常啃硬骨头的唐炘，并不是一个独断专行的人，大多数时间，她都把选择权交到患者手中。在决定手术之前，她耐心的与患者反复沟通，为患者讲解手术中可能存在的风险，帮助患者做出最优的选择。针对孩子的病情，她提出了两种手术的方案供家长选择：一种是传统的手术，费用相对较低，但术后需要家长积极配合，进行定时的按摩。这种手术开展了几十年，疗效比较确切。另外一种手术是新型的手术方案，这种手术损伤小，安全性高，使用特殊材料，但相对的费用也比较高，它的最大优点是术后的并发症少，不需要再进行按摩等其他处理。最终患者家属在反复的讨论后选择了传统手术，唐炘马上帮助他们进行预约排队，抓紧一切时间抢救孩子仅存的视力。

“对于风险大的手术，别的医生都可以推，但到我这儿就不能再推了。怎么办？做呗，必须要承担这个责任。”自从23岁来到同仁医院，唐炘就开始登上手术台，完成了一台又一台的手术。经过几十年的磨炼，她的技术已经到了炉火纯青的地步，既让她有了更多面对患者的信心，也加重了她肩上的担子。面对一块块难啃的硬骨头，唐炘没有退缩，而是选择勇敢面对，用自己负责的态度和精湛的医术，为患者争取一线光明。

## 把患者当亲人

诊室里面最让人揪心的病人，应该就是那些患有先天性青光眼的孩子了，有的孩子视力几乎为零，从生下来就没有见过光明。面对这些可怜的孩子，唐炘和她的团队展现出了属于女性的柔情一面。有些不满周岁的小孩时常哭闹，只有等他们睡着后，才能扒开眼皮进行检查，唐炘就耐心的等待这些孩子睡熟。有些四五岁的小孩，非常活泼好动，在座位上扭来扭去，不配合检查，唐炘总会耐心哄着他们，“来，看阿姨这边，对了，看这边。”

这一天的门诊中，年龄最小的病人是一个只有1个月大的小男孩。这名小患者双眼都患有先天性青光眼，角膜处还有混浊和白斑，几乎没有视力。孩子的父亲双臂下端缺失，也是一位残疾人。孩子的亲属反复告诉医生，这个孩子来之不易，无论如何他们也不希望孩子将在黑暗中度过一生。面对这样一个不幸的家庭，唐炘竭尽全力地运用所学的医学知识，为患者制定合适的治疗方案。她向患者家属解释，“现在孩子右眼的眼压很高，有穿孔的危险，一旦穿孔之后眼球萎缩，就再也不可能恢复视力，最好还是接受手术治疗。”她同时也讲解了手术的风险，“手术后，孩子的视力不可能马上变好，这次手术是为以后的角膜手术创造机会。”在面对病情复杂的案例时，她始终与患者家属站在一起，不放弃任何一个机会，竭尽所能，拼力一搏。

青光眼的患者年龄分布非常广泛，下至咿呀学语的孩童，上至耄耋之年的老人。来看病的有不少都是七十岁以上的老人，他们除了患有青光眼之外，还同时患有心脏病、高血压、糖尿病等其他老年常见疾病。在面对这些年老多病的患者时，唐炘也尽可能给予关照。一个患者家属急匆匆地跑来问她，“我妈妈能不能吃点东西再去验血，她有糖尿病，从昨晚到现在没吃东西，现在已经有点受不住了，都有点哆嗦了。”听到这样的情况，从来不开后门的唐炘赶忙叫来助手，给老太太安排了一个加急的验血检查。还有一位宁夏来的公安老干警，年纪比较大，身体也不好，为了减少他的等待时间，唐炘帮助他联系特需病房和干部病房，让他能够尽快入院接受治疗。

有一名六十多岁的女患者来进行青光眼术后的复查，她患有糖尿病，目前的眼压也偏高。唐炘进行了细致的检查后告诉她，“你的眼底情况还好，现在需要做的就是继续点眼药，控制眼压，半年以后再过来复查。”“唐主任，半年以后我再复查，您能给我加个号吗？”患者最担心的是挂号问题，“别的医院都查不准，我就信您，您一定得给我看！”唐炘笑着告诉患者，“你可以先挂我们团队的号，完成各项检查后就直接转到我这里来了。”患者得到了满意的答复，放心地离开了诊室。

“哎，你怎么来了？”一位操着本地口音的女患者走进诊室，当唐炘看到她时，不禁吃了一惊。原来，这位女患者是唐炘一位老患者的女儿，因为怀疑自己得了青光眼，来找唐炘做个检查。她握住唐炘的手，激动地说，“老爷子前段时间因病去世了，走之前还说让我来替他谢谢您，之前在您这儿看了这么多年的眼病，一直都治得挺好的，特别谢谢您……”说到这里，女患者哽咽了。“太可惜了！”在与患者接触的过程中，唐炘早已把每一位患者都当成了家人，对于老爷子的离世，她也感觉特别惋惜。她安慰女患者，“老爷子最后没受什么罪，你也别太难过了。”

对于患者来说，唐炘就像一股温暖的春风，始终以亲切和耐心待人，把患者的利益放在第一位。对有希望通过手术得到显著效果的患者，唐炘都建议他们接受手术，并为他们讲清手术中可能存在的风险，对于那些不适合进行手术的人，她也认真地为他们分析情况，建议他们采取其他方法治疗，高尚医德获得了许多患者的赞许。

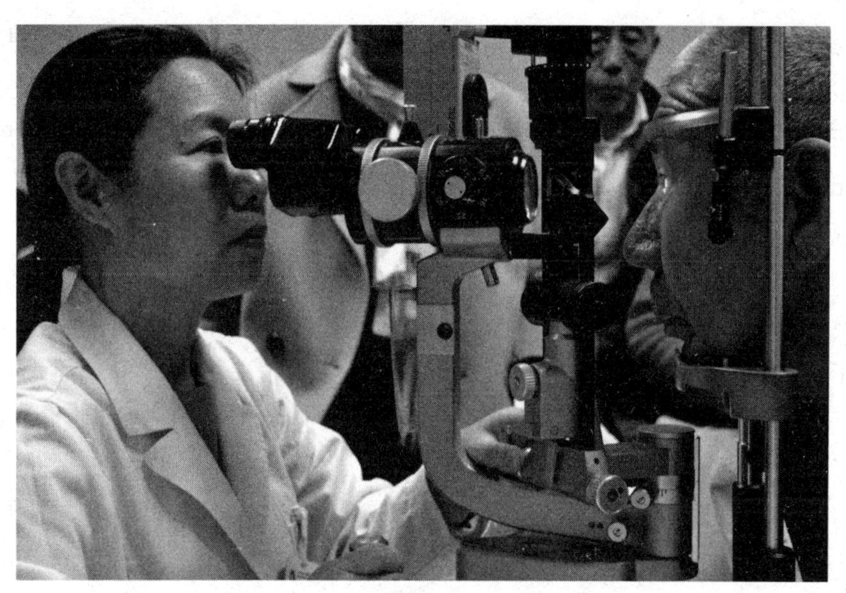

## 与时间赛跑

青光眼是一种特殊的疾病，发病初期症状不明显，很多人发现时就已经是晚期，而晚期的青光眼患者病程进展非常迅速，短时间内就有失明的危险。为了与时间赛跑，尽量挽救患者仅存的视力，唐炘经常加班加点，能多看一个病人就多看一个病人，能多做一台手术就做一台手术。有资料显示唐炘是做青光眼手术最多的医生，经过一天的随访，记者觉得这句话还可以再增加一点——唐炘也可能是看门诊病人最多的眼科医生。本来是上午的门诊，由于病人太多，她一直看到下午4点半才告一段落，而在她看来，这还算是病人数量少的。一上午的门诊，50多位病人是常见的情况，最多的时候能达到70多位病人。

从早上忙到中午，唐炘桌上的矿泉水才喝了半瓶，为了多看几个病人，她耽误了午饭时间。有位患者拿了一个苹果，硬要塞给唐炘，“唐主任你太辛苦了，先吃个苹果吧，刚洗的。”唐炘摆手婉拒了，她接着又问护士，“后面还有几个病人？”听到还有21个的答复后，她决定，看5个再去吃饭。

有位70多岁的男患者来进行手术后的复查，老人的视力从0.05提升到了0.5，基本恢复了患病前的视力水平。老人的女儿非常高兴，对唐炘的医术不住称赞，“真得好好谢谢唐主任，不光治病好，医德也好，特别负责，从2008年到现在，我家老爷子的病一直是唐主任给看的，这一本病历都写满了。”看到记者在一旁记录，她连忙把记者拉到一边，恳切地告诉记者，“唐主任真的特别好，中午经常顾不上吃饭，实在饿了就跑着去吃饭，十分钟后又回来继续看诊。好多刚出生就患了青光眼的孩子，经过唐主任的治疗都恢复了视力。你可一定得给唐主任多宣传!”

诊室里，一个穿红衣服的小女孩非常显眼，她的性格很活泼，不停地在动来动去。她也是一个青光眼的晚期患者，家长之前没有注意到孩子的病症，直到最近老师说孩子看不清黑板才来检查，发现时已经是晚期，通过吃药也没能控制眼压。唐炘在帮患者预约手术时间的时候发现了问题，原来这位心急的家长挂的是从号贩子手里买的号。“这样可不对，你怎么不走正规渠道挂号呢?”那位家长低下了头，看起来很是紧张，生怕因为自己的一时糊涂而耽误了孩子的手术。唐炘像是看出了这些家长的心思，转安慰她，“一般号贩子挂的号我们是不看的，因为你孩子的病情比较紧急，我们给你想办法处理一下吧。”在唐炘看来，当下最紧急的事，是要保住孩子的视力，作为一名青光眼专家，她所做的就是时时刻刻与失明进行斗争。

在“软件”方面，唐炘带领她的团队做到了极致，为了多做几台手术，多看几个病人，他们宁可牺牲自己的休息时间。在“硬件”方面，唐炘也不断地努力进行协调，尽量减少患者等待病床的时间。门诊时一个电话打来，这周的手术时间安排不开了，怎么办？不能让病人等着呀！唐炘想尽一切办法，最终给出了一个两全其美的解决方法，把手术时间安排在门诊中间，先看几个病人，然后利用手术室空闲的间隙完成几台手术，最后再回来为剩下的门诊病人看诊。这样自己虽然辛苦了一些，但病人的等待时间也相应地减少了。

平时加班加点的出诊、做手术，周末的时候，唐炘也不闲着，她参加各种培训班，普及青光眼的诊疗知识，主动为年轻的医生讲解，希望能培养出更多的接班人。在门诊中，她也时常与年轻的医生讨论病情，告诉他们怎样看片子、怎样分析病例。今年54岁的唐炘笑称自己已到了快退休的年龄，但她在工作中还是那样充满激情，将自己的全部光和热奉献给患者和她挚爱的医疗事业。

（跟诊记者：于芳溪）

# 点燃眼底病患者的希望——彭晓燕

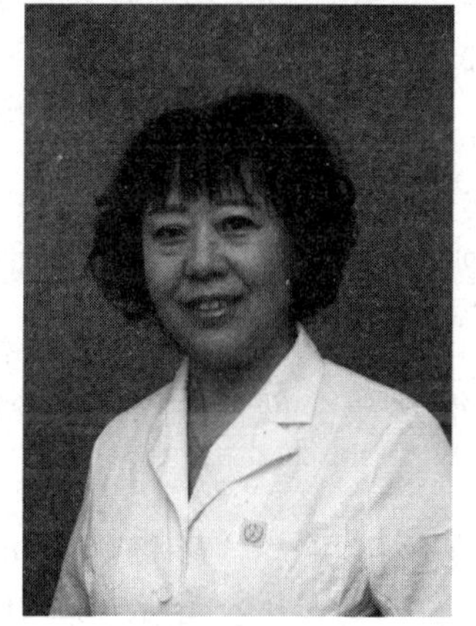

**专家简介**

**彭晓燕**，首都医科大学附属北京同仁医院眼科中心副主任、眼底病科主任医师，教授，博士生导师，首都医科大学联合教研室主任，北京眼科学院副院长，北京市眼科研究所应用基础部主任，中华医学会眼科分会眼免疫学组副组长。国内外知名的眼底病专家和复杂眼底病专家。多年来一直致力于眼底病的临床和基础研究，以复杂眼底病的阅片见长。曾承担国自然课题2项，省部级课题4项。曾获奖项：北京市卫生局科技成果二等奖，北京市科委科技成果三等奖。著书《眼底病诊断思辨》《视网膜脱离诊断与鉴别诊断图谱》等。

**专长**：疑难眼底病的分析诊断；复杂眼底病的综合治疗，包括视网膜脱离常规手术、玻璃体切割术、各类激光治疗。特别擅长糖尿病视网膜病变的激光和手术治疗。

**出诊时间**：周一上午（西区眼科会诊中心），周四上午（东区眼科特需门诊）。



还不到上午9点，北京同仁医院眼科特需门诊3号诊室门口已经挤满了人。推门进去，护士在门口的小桌子旁整理着厚厚的一摞病历单；

裂隙灯等仪器前，几个年轻的医生在为病人进行不同的检查；剩余的大部分人则在诊室里侧围出了一个个大大的半圆。坐在“圆心处”的一位优雅的“白大褂”正戴着间接检眼镜为身旁的病人做眼底检查，不时轻声细语地询问病人的病情，检查过后，指导着旁边的医师调阅眼底像观察分析。这位优雅的“白大褂”正是同仁医院眼科中心副主任、眼底病科主任医师彭晓燕。

作为国内知名的眼底病专家，彭晓燕在科学研究以及临床实践两方面并行钻研，已然成为眼底病患者的光明使者。

## 擅长糖尿病视网膜病变（DR）治疗

北京同仁眼科中心近年组织的2个以人群为基础的流行病学研究发现，中国成年人糖尿病中视网膜病变的患病率为27.9%～43.1%。伴随着我国糖尿病患病率的逐渐上升，与糖尿病伴行的视网膜病变将成为威胁国人视力的重要疾病。而彭晓燕在该领域有着极为丰富的治疗经验。

年仅30多岁的王先生一个月前视力突然下降，彭晓燕在浏览了他的病历及诊断报告之后，向王先生说道：“你的糖尿病视网膜病变已经6期了。”王先生一脸惊讶，虽然他有家族糖尿病史，但显然他刚刚意识到自己有糖尿病。彭晓燕向记者介绍，糖尿病视网膜病变从无到有一般需要5年以上，从1期发展到6期还需要很多年，具体的时间因人而异。

事实上，对于这样年轻的病人，治疗难度反倒更大。彭晓燕分析，30多岁的小伙子属于疾病活跃期，病变发展相比老年人会更快；此外，王先生的病程较晚，并且在先前未进行过规范化治疗，如果先前进行过激光治疗，手术的可操作性将大大增加；与此同时，王先生因血糖过高，必须马上使用胰岛素，在使用的过程中，眼底病依旧会急剧恶化。

尽管面对多重困难，彭晓燕仍旧决定为王先生执行手术。近年来，像这样的病人彭晓燕接诊了太多太多。面对类似的病例——虽年轻但已视网膜病变晚期、血糖过高急需注射胰岛素同时没有打过激光的，由于风险太大以及容易引起并发症，很少有医生愿意操刀手术。彭晓燕则成功抢救过一些类似病例，许多患者在术后还获得良好的视力。

目前，我国糖尿病视网膜病变的公众认知率低，血糖控制不佳或合并全身因素者众多，而糖尿病视网膜病变的治疗是综合性治疗，不仅包括全身治疗（主要是采用系统用药控制血糖血压等），还包括眼局部治疗（根据DR分期不同及是否累及黄斑，采用激光局部用药手术等治疗方式）。经过多年来在眼底病领域的深耕细作，彭晓燕已经在类似的综合性治疗以及疑难杂症的治疗上游刃有余。

## 攻克眼底病疑难杂症

彭晓燕一般不对外挂号，初诊医师无法诊断的疑难病例最终会转诊到彭晓燕处，除了这些患者之外，她的病人还包括自己的复诊病人以及外地教授转来的病人。用彭晓燕的话说："自己的病人基本都是疑难杂症。"

48岁的原女士被丈夫搀扶着走进门诊室，除了被确诊的视网膜中央静脉阻塞外，同时患有全身重症肌无力。彭晓燕建议通过激光手术治疗眼底病变，但原女士称上次激光手术之后出现了浑身出汗、眩晕等不适症状。最终彭晓燕决定继续为原女士进行打针治疗。

仅仅在跟诊当天，彭晓燕的病人中就有多个类似的合并全身病病人，诸如结核病人、艾滋病病人、白血病病人、特发血小板减少性紫癜病人、系统性红斑狼疮病人等。还不时有其他科室的医生拿着病例找到彭晓燕，一同分析病人病情。其中一位结膜水肿的病人虽无住院史，无手术史，胸部CT无异常，但一直存在发热、乏力的症状，经过分析，彭晓燕认为病人可能存在感染。

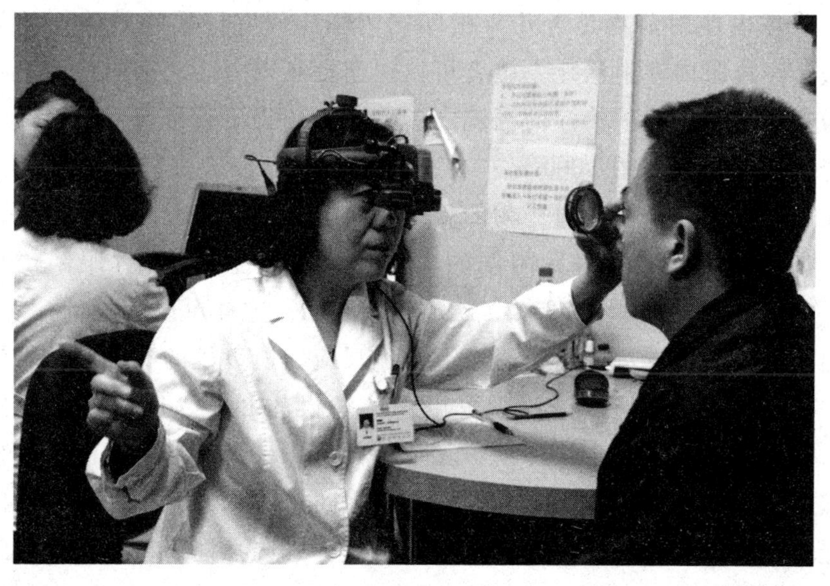

精湛的眼底病诊治技术源自于多年来的刻苦钻研和精心积累。门诊过程中，面对这类患有疑难杂症的病人，彭晓燕在提供治疗建议之后，都会拿起手机，将病人的病例以及各种检查结果一张张拍下来。记者问道：“这些病例是要用作您的科研素材吗？”彭晓燕向记者介绍，拍下来的病例除了用作科研素材，还有就是希望在自己的空闲时间里，继续对病例进行分析观察。“因为我们很忙嘛，晚上回去以后东西再过一遍，看看有没有没注意到的问题和细节。这个病人下次随访的时候我要特别关注什么内容。当然拍下来的不是所有的病例，而是重要的病例。”三年前，有一位病人找到彭晓燕问诊，彭晓燕三年间一直都留存有他的病例及检查结果，不断关注他的病情改变。

## 多方面考虑制订个性化治疗

眼科治疗的选择需根据具体疾病的病因、诊断及各种干预手段优缺点等进行综合考虑。比如黄斑水肿合并黄斑前膜的患者，水肿和前膜之间两种不同的关系会有不完全相同的治疗原则。因而，临床眼科医生需根据患者病史、影像学检查结果、治疗前后变化等制定个性化的治疗方案。彭晓燕告诉记者，自己在治疗病人的过程中，要考虑的因素有很多。除了患者病理上的特殊性之外，还要考虑患者的经济状况等多种因素。“就像医改需要可持续一样，治疗也需要可持续。一个好的治疗需要长远地维持。”

眼球内注射药物是近几年国际国内临床研究证实疗效确切的最新方法，经过眼内注射治疗，患者可以快速提高视力。北京同仁医院是国内为数不多开展此项治疗的医院之一，注射药物尽管目前价格已经有所下降，但每针依旧在7000元左右，并且药效仅能够维持一个月。彭晓燕在门诊里遇到需要注射药物的就会在经济上为他们考虑。

患有视网膜中央静脉阻塞的王女士，已经注射过7针眼睛治疗药物，彭晓燕便建议她接下来用激光进行治疗，这样可以减轻治疗费用，但由于王女士接受激光治疗时会有不适反应，所以她的丈夫坚持打针治疗。彭晓燕告诉记者：“我们可以理解病人的心情，所以观察一段时间，让病人有一个心理缓冲期，如果她的费用一直还是这样高，她慢慢会接受的。”56岁的张女士右眼黄斑水肿四个月，2月21日在同仁医院接受过一次打针治疗，门诊当天前来复诊，彭晓燕建议再打一针继续治疗，张女士的丈夫低声说：“打针的药有点贵啊。”彭晓燕立即说：“我给你换点便宜的药，便宜的药也是有效果的。”

除了考虑病人的经济状况，彭晓燕还会从心理层面安慰病人，给病人减轻心理负担和治疗压力。

年逾60的贺女士左眼进行白内障手术后出现黄斑水肿，右眼有黄斑变性。彭晓燕向她解释，左眼的黄斑水肿只有一点，会逐渐自我恢复，黄斑变性作为慢性病其实在老年群体当中很常见，所以，双眼都没有大碍。听完这些，贺女士的焦虑似乎并没有化解，她非常担心自己的左眼发炎或者恶化为青光眼，有些哽咽地说道：“彭医生，我从外地来，住在郊区，每天早上坐地铁来医院挂号，吃饭睡觉都没地方。”听到这，彭晓燕对贺女士说：“您是太紧张了，您右眼的黄斑变性是慢性病，完全可以在家治疗，不用继续在这里熬着，您左眼恶化为青光眼的可能性也非常小。”“您说这些我就放心了”。贺女士脸上终于有了一丝笑意，止不住地向彭晓燕道谢。

## 门诊、教学、科研三不误

从早上持续到下午三点，诊室里始终人潮涌动。在这样略显闭塞、拥挤的空间里，彭晓燕却一直淡定平和地问诊每一个病人，她不仅保证每一个病人的问诊时间，在问诊之余还不时跟身边的7个研究生交流。

彭晓燕是我国知名的眼底病阅片专家，在出诊过程中她时常会结合吲哚青绿血管造影（ICG）、光学相干断层扫描（OCT）影像结果与学生进行讨论，引导学生思考。比如，OCT在显示玻璃体黄斑牵拉的时，她会引导学生分析具体的牵拉点、牵拉点离黄斑中心凹的距离及危险程度、从哪个角度进行手术可避免损伤中心凹等重要信息。

下午三点，将近40个病人才全部接诊完毕，此时彭晓燕已经连续工作了近7个小时，但她并没有离开意思，而是对屋子里的学生们说：“来吧，大家分别说一下今天门诊过程中发现的问题。”随后与学生一起讨论了近20分钟。她告诉记者，这其实是自己每一次门诊的常态，门诊的过程就是教学的过程。目前，彭晓燕已培养硕士研究生16名、博士研究生8名。

除了教学之外，科研也没落下。接近中午一点时，诊室里的助理帮彭晓燕挤出了一小段吃饭的时间。在餐桌上，彭晓燕也没闲着，她跟自己的学生们讨论的是自己即将申报的科研项目——扬帆计划。彭晓燕向记者介绍，扬帆计划分不同级别，她希望申报一个反映同仁医院眼底病治疗特色的科研项目，将眼底病科做出市级学科的特色来。“大家都很聪明，你要想比别人更好，就只能比别人多吃苦。”尽管教学、门诊、手术繁忙，但彭晓燕依然在科研领域取得不俗成绩。

经多年孜孜不倦的探索，彭晓燕将自己的诊疗经验总结编写了《眼底病诊断思辨》一书，使其眼底病诊疗思想在不断成熟和完善的基础上，得到进一步凝练和提升。此外，她还发表多篇学术论文，承担多个省部级课题。

光鲜的成绩背后是全身心的付出。门诊、手术、查房、教学、科研，这些工作几乎填满了彭晓燕一天从早到晚的全部时间，包括周六和周日。她每天早晨不到六点钟就起床，一般每天在八点半到九点左右再坐车回家。门诊结束后，记者问她：“您现在是不是个人时间非常少？”彭晓燕笑着回答：“基本没有。”

（跟诊记者：李忠利）

# 守护患儿“心灵的窗户”——卢海

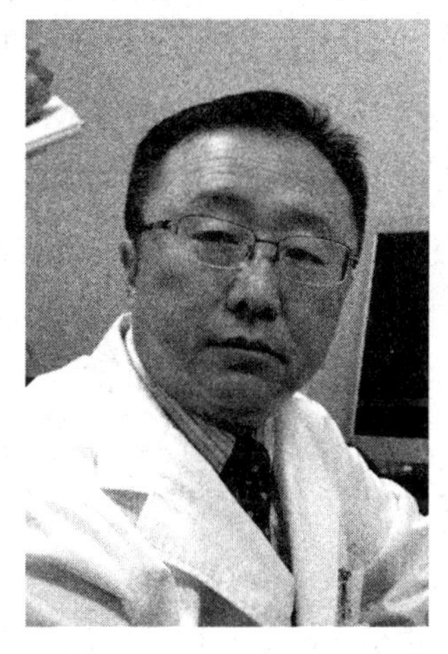

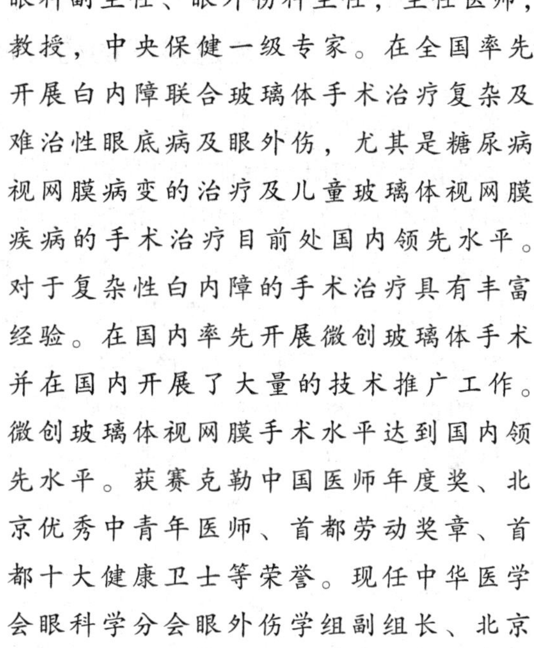

## 专家简介

**卢海**，首都医科大学附属北京同仁医院眼科副主任、眼外伤科主任，主任医师，教授，中央保健一级专家。在全国率先开展白内障联合玻璃体手术治疗复杂及难治性眼底病及眼外伤，尤其是糖尿病视网膜病变的治疗及儿童玻璃体视网膜疾病的手术治疗目前处国内领先水平。对于复杂性白内障的手术治疗具有丰富经验。在国内率先开展微创玻璃体手术并在国内开展了大量的技术推广工作。微创玻璃体视网膜手术水平达到国内领先水平。获赛克勒中国医师年度奖、北京优秀中青年医师、首都劳动奖章、首都十大健康卫士等荣誉。现任中华医学会眼科学分会眼外伤学组副组长、北京市医学会眼科学分会常委等职。

**专长**：复杂眼底病，眼外伤，复杂白内障手术；糖尿病视网膜病变的治疗及儿童玻璃体视网膜疾病的手术治疗。

**出诊时间**：周一上午（东区眼科特需中心），周三上午（西区眼科会诊中心）。

走进首都医科大学附属北京同仁医院眼科副主任卢海的诊室，就诊桌上的几件“仪器”吸引了记者的注意，除了一台电脑、一架间接检眼镜之外，桌子上竟然摆着四个儿童玩偶——喜羊羊、美羊羊、熊大、熊二。因为卢海每次出诊都要面对众多患儿，群体的特性也造就了他独特的门诊风格。面对幼小哭闹的患儿，卢海总用一颗柔软的心安抚他们，也因此成为众多患儿的“好朋友”。

在我国眼底病及眼外伤领域，卢海的声名像光芒一样远洒。他在国内率先开展了白内障超声乳化及玻璃体联合手术，擅长糖尿病视网膜病变的治疗及儿童玻璃体视网膜手术，具有丰富的眼外伤诊断和救治经验。医术之外更闪光的是他的医德，他曾连续11年坚守在除夕夜主持医院的春节眼科烟花爆竹伤救治工作。



## 走进孩子的内心问诊

来卢海这就诊的患儿，小至未满月，大的往往也不足十岁，先天异常或外伤导致的眼病给他们刚开始的人生蒙上了阴影。而且儿童多对白大褂存在本能的恐惧与排斥，常常不愿配合检查，这给医生带来了极大的考验。卢海说，看儿童病，最重要的就是爱孩子，不仅要用父母的口吻拉近与孩子的距离，还要用孩子的沟通方式真正走进孩子的内心。

上午9点，一位刘姓小男孩走进诊室。小男孩左眼视物不清，被先前就诊的医院诊断为牵拉性视网膜脱落。浏览完病历之后，卢海转过身，目光迅速变得柔和，自然地问面前的小男孩：“几岁了，宝贝？”小男孩还有些羞涩，略微胆怯地回应说：“9岁了。”卢海继续追问：“你学习怎么样？”小男孩放轻松了许多：“挺好的。”“你喜欢看动画片吗？喜欢看光头强还是喜羊羊？”小男孩脸上开始露出微笑。

卢海转身拿起桌上的两个捏一捏还能发出声音的玩具，“认识它们吗？”

“熊大，熊二。”

“知道光头强在哪里吗？”

“不知道。”

“叔叔一会带你找光头强好不好。”

……

在经历一段漫长又温馨的开场白之后，小男孩顺从地透过仪器跟随戴着间接检眼镜的卢海的提示不断转动眼球，使得眼底检查能够顺利进行。检查完毕，卢海继续问道：“看到光头强了么？”小男孩满脸笑意，意犹未尽地说："没看到。"反复检查询问之后，卢海分析，视物不清的可能原因是接触宠物狗身上的寄生虫造成孩子眼部感染。

事实上，对所有年龄偏小的儿童，卢海都会用他的特殊仪器——玩具作为媒介，使得检查的过程变成了娱乐的过程；他与所有小朋友的交流也都会不吝赞美之词，从生活化的问题入手：对3岁的李姓小男孩说："这小帅哥又来了。"对2岁的鞠姓小朋友："嘴里吃的什么好东西？"对9岁的杨姓小女孩说："你这衣服真漂亮。"遇到暴躁的家长，他还会劝导几句，譬如一位老奶奶不停地恐吓哭闹的孙子，卢海见了制止她："别埋怨孩子，关键是以后怎么引导和培养性格。"

在科室的其他医生看来，卢海好像有一种特殊的能力。"神了，我们看也是看，到你那就跟施了魔法一样（不哭不闹）。""其实这跟手术能力强不强没有关系，而要看你有没有一颗爱孩子的心。儿童的社会属性越弱的时候，自然属性就越强，他们能清晰感知到你是否真的爱他，是否是善意的。"卢海向记者解释。

当然，这样的方法也不是对所有孩子都有效。2岁的鞠姓小男孩在去年12月份安装了人工晶体，跟诊当天，来医院复查。当卢海把他抱上就诊椅，拿起间接检眼镜开始检查时，小男孩哇的一声放声大哭。卢海安抚了几句无效之后，跟旁边的家长说："你们先哄哄，咱们不要勉强孩子。"卢海笑着对旁边的记者说："天天都是这样，有一次，一个小朋友在我这哭了一个半小时才被'制服'。"

卢海告诉记者，如果因为病人多，硬摁着孩子检查，那他下次只会更害怕，所以要用和蔼的方式让孩子感受到问诊并没有那么可怕。

在长达六个小时的门诊里，卢海面对哭闹的孩子始终没有显示出丝毫的不耐烦，孩子们也多对他有亲切感，有的还主动爬上他的腿。"当医生真的需要渗透这种人文的情怀。"

## 制订个性化诊疗方案

卢海率先在全国开展了白内障联合玻璃体手术，近两年又开展了儿童复杂玻璃体及视网膜病变的前后节联合手术，他开展的复杂儿童眼病微创玻璃体手术治疗填补了同仁医院在此领域的空白。

卢海介绍，儿童手术不像成人手术般拥有成熟的治疗方案和临床指南。十个儿童手术，可能会出现十种不同的情况，预后发展完全不是按照教科书上来。问诊当天，有多个卢海主刀手术的患者前来复诊。3岁的小李刚被诊断为渗出性RD（视网膜脱落），2月23日进行了手术。卢海用裂隙灯、间接检眼镜对眼底进行了一番检查，指出小李的左眼结膜虽然有轻度出血，但大部分视网膜都恢复不错。卢海交代家长：“治疗不可能依靠一次手术一劳永逸，以后要重复治疗，反复治疗。”

卢海一直在眼底病领域执着探索，他所面对的主要群体——儿童体质各异，因而需要医生有强大的个体化治疗的把控能力。

一对年轻夫妇怀抱着一个尚处于襁褓之中的幼儿走进诊室。幼儿才出生9个月零2天。出生6个月体检时，发现左眼不追光，无视力，被诊断为左眼白内障，瞳孔闭锁。卢海戴上间接检眼镜轻轻地触碰幼儿的眼睛试图观察眼底，稍后，又仔细察看了幼儿的病历单、超声波检查报告单。分析过后，卢海向年轻夫妇形象化地梳理了孩子的病情：“孩子的左眼现在没有瞳孔，就像房子盖好了，没有瞳孔这个窗户来过滤光线。”年轻夫妇非常希望通过手术让左眼获得一定视力，卢海便提供了建议性的治疗方案：由于孩子左眼同时患有白内障，因而目前完全无法看到眼底，所以首先需要切除白内障，根据眼底情况确认是否有获得视力的可能，但考虑到孩子年龄太小，耐受性较弱，这一探查性手术可能会引起并发症。



除了考虑孩子的体质，卢海还考虑孩子的学习和心理状态。7岁的小女孩小张不久前觉得看东西不清楚，母亲带她在当地做过一番检查之后并未发现问题，便找到了卢海。卢海非常具体地询问小张目前的症状。“你坐在你们班第几排能看得清楚黑板？”“你眼睛怎么不舒服？”“是一只眼转动时不舒服还是双眼转动时不舒服？”一番询问和检查之后，卢海问小张的妈妈，孩子是不是对学习有抵触情绪或者情绪不好。妈妈说，女儿确实在学习期间不太自信。卢海分析称，孩子的眼底没有问题，很可能是发育过程中的情绪或心理问题导致的视力下降，也有可能是急性视神经炎。卢海建议家长现阶段不服用任何药，先给孩子验个光，再复查个电生理，确认不是视神经的问题，就可以找心理医生进行一些暗示性治疗。

患者的家长也是卢海在治疗中关注的对象。2岁的小杜从去年春天开始，见光时会眯一只眼睛，被医院诊断为左眼先天性白内障、眼底发育基础不详。卢海告诉孩子家长，尽管可以实施探查性手术，但之后的恢复主要依靠家长，要对孩子右眼进行遮盖，训练左眼视力，必须坚持到10岁左右。卢海告诉记者，孩子治疗之后必须承受一些东西，比如好眼遮盖等，这些都需要家长配合，但中国家长骄纵孩子，孩子哭一声就缴械投降，这其实是挺自私的一种表现，因为家长不想承受这个东西，他自己想解脱，所以给孩子释放开，结果丧失了孩子视力康复的机会。面对这样的情形。卢海都会严肃地批评家长。

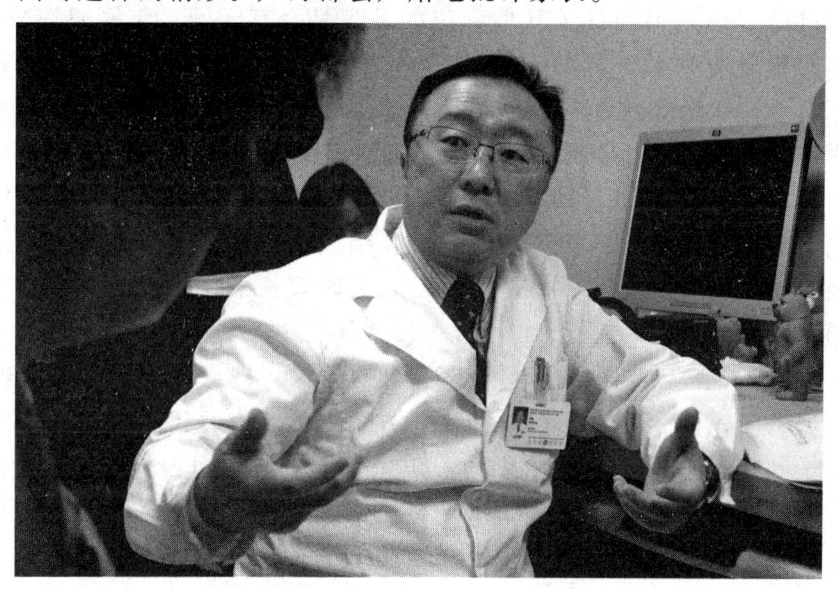



## 让家长逐渐理解接受

门诊当天，就诊的病人大多数都来自外地，病种也复杂多样：黄斑病变合并视网膜脱落、白内障、眼外伤致视网膜脱落、糖尿病眼底出血等，许多病人或家长都是求医问药无数，最终慕名而来，寄希望于卢海，有不少在这治疗后病情已得到有效的改善。

卢海向记者说道："有些小孩会给你很大的成就感，首先这种小孩不是谁都能碰的，而且全国各地治不了，到北京同仁医院找卢主任，这是很大的信任感，病人治愈后自己甚至比孩子的家长还要快乐。"

当然，医学不是万能的，医生有时也无能为力。许多复杂的病例确实已经没有太大的治疗价值，但面对这样的情形，卢海总会尽可能给予家长能理解接受的说法。

一个年轻妈妈抱着刚刚满3个月大的小女孩走进诊室，小女孩左眼患有先天性白内障及小眼球，右眼先天性缺失，到目前为止仍未发育。

年轻妈妈已经找遍了北京各大医院的眼科医生，无人愿意治疗，最终找到了卢海。看过小女孩的病历单及各种检查结果之后，卢海语气轻缓、语调柔和地向年轻妈妈解释孩子的病情，小女孩左眼的角膜、虹膜都有问题，同时由于白内障遮挡，眼底好坏无法判断，所以手术较为复杂。年轻妈妈有些哽咽地说："我知道孩子眼球发育不好，只希望您能做手术保住孩子左眼的一点视力。"卢海并没有说"不行""不能"或者"不可以"，而是追问孩子其他部位的发育是否有问题。年轻妈妈告知，孩子的胸骨有缺憾，同时还有腭裂。卢海解释说，腭裂可能会影响麻醉，此外，如果操作手术，孩子是否能够耐受，可能还要做一些全身性的评估。自始至终，卢海始终没有说过一个否定性词语。

卢海告诉记者，任何家长到同仁医院都抱着最后一点希望，所以医生不能特别粗暴让家长瞬间绝望，要给他一点点希望。有的时候避重就轻，不是不负责任，事都是一样的，人时间长了，心理上会有一个慢慢调整适应的过程。

8岁的小王有左眼视物不清、变形的症状，被卢海诊断为家族性渗出性玻璃体视网膜病变。在告知治疗方案之前，卢海让其中的一位家长带孩子到门诊室外，才开始跟另一位家长交谈。卢海告诉记者，8岁的孩子已经懂事了，不能让诊断结果给他造成心理负担。这样的遗传性疾病无法从根本上治愈，只能治疗并发症。小王左眼的黄斑上有病变的血管，非常容易出血继而结痂，互相牵拉之后就更容易出血，造成恶性循环。手术难度非常大，即便手术，孩子的视力也有可能不会好转。

卢海经常告诉自己的学生，好的外科医生一定要有一种与生俱来的优越感，医生如果没有一种优越感支撑，他就不敢挑战这种极限，不敢面对一次次的绝望。"我不愿意见到家长抱着孩子哭，我不怕手术有多难，不怕风险高，就怕家长绝望的眼神，当医生这时候你是最没有成就感的时候。"

在卢海身上，记者确实看到了这种"优越感"，因为如果没有这种优越感，他不会在连续6个小时的问诊过程中一直精神抖擞，不会在问诊过程中始终耐心，不会在一个上午只喝一口水。跟诊最后他骄傲地告诉记者，自己的父亲、母亲、太太、女儿都是医生，早在自己大学毕业，要穿上白大褂做医生的时候他的父亲就送他一句话——当医生是技术活，但首先是良心活。

（跟诊记者：李忠利）

# 用心为患者争取光明——刘武

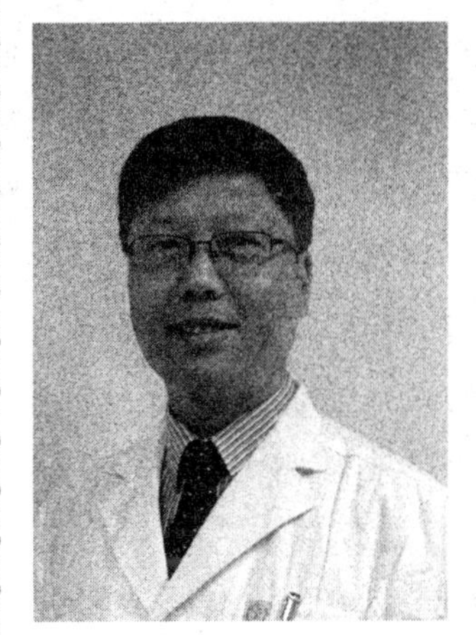

## 专家简介

**刘武**，首都医科大学附属北京同仁医院眼科中心副主任，眼科副主任，主任医师，教授，医学博士，博士生导师。任中国微循环学会眼微循环专业委员会常委，中国医疗保健国际交流促进会眼科分会常委，中国医学装备协会远程医疗与信息技术分会常委，北京中西医结合学会眼科专业委员会常委，中国中西医结合学会眼科专业委员会委员，美国视网膜专家学会（ASRS）会员等职。

**专长**：玻璃体视网膜疾病的基础与临床；晶体玻璃体视网膜黄斑疾病的诊断和手术治疗。

**出诊时间**：周二上午（西区眼科会诊中心），周四上午（东区眼科特需门诊）。

眼睛是人们心灵的窗口，眼科医生则是守护这扇窗户的光明使者。有这样一位眼科医生，他善于开辟新的研究方向，用研究成果为多种视网膜疾病与黄斑疾病的治疗提供了新思路，用医术和真心赢得了患者的尊重；面对门诊中慕名而来的大批患者，他始终耐心细致地探查病情，为每位患者量身制订治疗方案；他相信，“只有用心对待每一位患者，你的医术才能发挥到极致。”他就是首都医科大学附属北京同仁医院眼科中心副主任刘武。

## 精湛医术让患者慕名而来

周二上午，同仁医院眼科中心七区三诊室门口排满了来看病的病人，然而打开诊室大门，里面却是一副井井有条、忙而不乱的景象。两位医生、一位护士，再加上刘武主任，几个人各司其职，像一条流水线一样，帮助患者完成排序、病历登记、看病、预约下次门诊等一系列流程。刘武就是这条流水线的核心，根据病人的情况制订治疗计划，用心付出获得了患者的一致好评。

“刘主任做手术是最棒的！”一位60多岁的老先生一边搀扶着老伴坐下，一边不住地赞叹。他的老伴患有黄斑裂孔，上周刚由刘武做了手术。手术过去的时间不长，患者的一举一动还显得小心翼翼，但对于手术的效果，她已经有了明显的感受，“原来眼前的黑条没有了，看近处的东西也能看清了”。看到老伴的病情一天天地好转，老先生的脸上显现出藏不住的笑意，“多亏了刘主任，黄斑手术不好做，找刘主任就对了。”越说越高兴的老先生还指挥起了记者，“给刘主任多拍几张！”

一对白洋淀来的中年夫妇走进诊室。患有黄斑水肿的妻子在一个月前接受了手术，最新的检查结果显示，她的黄斑水肿已经从500减小到了400。丈夫紧紧地握住了刘武的手，一迭声地感谢，“太好了！谢谢刘主任！”他们也是从外地慕名而来，“别的地方都说弄不了，我们心底没底，问到刘主任才知道怎么办。”提起刘主任，丈夫再次竖起了大拇指，“手术效果这么好，手术中还一点不受痛苦。”

一位广西的女患者来进行术后复查，她的左眼由于黄斑裂孔在四个月前接受了手术。对刘武做的那台手术，她表示非常满意，“原来看东西是大面积变形，像天津麻花，现在只是小面积的变形。”这台成功的手术不仅得到了患者的肯定，还得到了医界同仁的赞赏，“我们当地医院都想把我的片子留下来做纪念呢！”与一般的病人不同，她在陈述病情时条理清晰，简洁明了。自称“久病成医”的她笑着告诉记者，这样做是为了抓紧时间，不耽误刘主任为其他患者诊治。

在来诊治的病人中，黄斑疾病患者占了大多数，其中有不少是从外院转来，甚至从外地慕名而来。刘武向记者介绍，随着人群老龄化趋势越来越明显，越来越多的人表现出黄斑疾病。近十几年来他一直关注黄斑疾病，近年来OCT等先进检查设备的出现，使得更多的黄斑疾病得到确诊，各种针对黄斑疾病的手术技术和治疗技术也相继出现，如打针治疗、玻璃体手术等等，手术的技术越来越精湛，损伤越来越小。而作为治疗黄斑疾病领域的专家，刘武在十多年前就率先引进国外新技术，利用曲安奈德眼内注射来治疗各种原因的黄斑水肿，现在这项技术已经得到大范围推广。刘武并没有满足于过去取得的成就，他还在不断探索新技术、新路径，“我们要在技术上发挥到极致，掌握新技术，跟上时代的需求。”

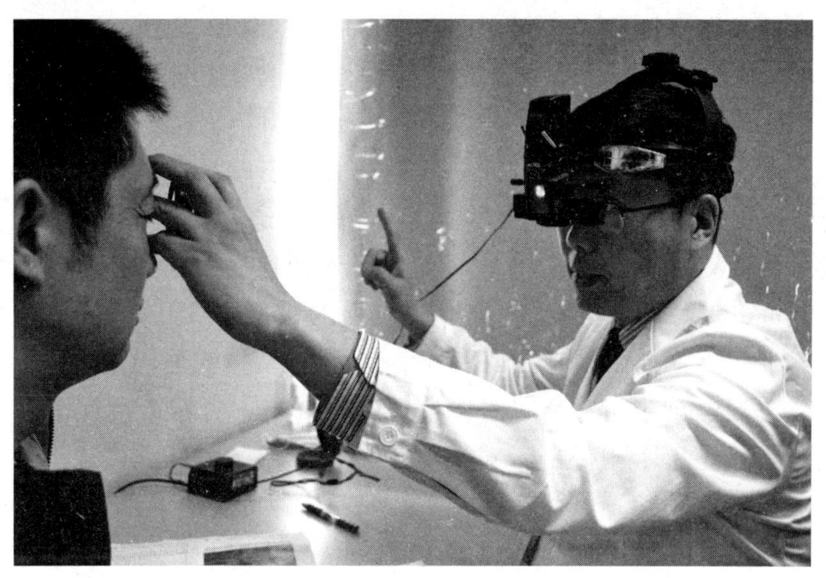



## 个性化医疗让患者满意而归

在接受记者采访时，刘武多次提到了“个性化治疗”这个词。疾病有规范化的要求，但不意味着同种疾病的患者接受的治疗方案都是一样的。“患者经常说，我们邻居是你给治好的，我也是这个病，怎么不给我治了呢？这两个不一样，要么是病有差别，要么是同一个病本身的程度有差别。我看病每次都要问病人，你自己的感受。”

的确，在刘武的门诊中，听到最多的一句话就是“你感觉怎么样？”虽然患者的病史已经在病历中写得很清楚了，但他不仅仅看这个，他还要问患者，你是为什么来看病？你眼睛有什么问题？“一定要关注病人的主诉和感受，医生不能够只看病，还要看人。”刘武说。

一位50多岁的大婶通过院内转诊来到这里，她操着浓重的河南口音向医生讲述她的病情。由于方言不同的关系，医患之间的沟通显得不那么顺畅，但刘武始终在认真地倾听，不时地询问患者，“你眼睛有什么问题？对生活有没有影响？”一位年轻妈妈带着自己8岁的儿子来看诊，小男孩的右眼被弹弓打伤，造成了黄斑裂孔和视网膜脱落，于一个月前接受了手术。“你感觉怎么样啊？”刘武微笑地看着小男孩，询问他的术后感受。也许是怕生的缘故，小男孩始终不太说话，刘武又把目光转向了孩子的母亲，“你问问他现在看东西怎么样？跟手术前比有什么变化？”在妈妈的帮助下，小男孩终于说出了他的真实感受，“我眼前原来的黑影不见了。”“啊，你看，还是有变化的。”刘武露出了欣慰的笑容，他又嘱咐孩子和家长，“这段时间还要继续观察，三个月之后再来。”



在与患者的沟通中，刘武一方面充分地了解患者的病情，另一方面也了解患者的需求，通过对这两方面情况的综合分析，提出针对性的治疗方案。一位74岁的北京老太太在子女的搀扶下走了进来，她的左眼因为黄斑水肿而视物模糊。看完老太太的检查结果，又戴上间接检眼镜端详了一番，刘武终于找到了老太太的病因，“您的问题是由于炎症导致的，影响到了黄斑所以看不清，在眼底打一针激素就好了。”“打针就行了？还用不用做手术呢？”“手术没有用，打针就可以了，那边医生可以帮您预约。”老太太刚要起身，刘武又把她叫住了，“您有没有风湿病或者其他炎症啊？”“没有啊。”“您再想想，有没有关节不舒服的情况？”老太太一下子恍然大悟了，“啊对，我这手关节一直有点不舒服。”“对了，这可能就是风湿病，带老太太去看看吧，别耽误了治疗”，刘武一边翻着下个病人的病历一边嘱咐老太太的子女。

刘武给记者解释了他在看诊过程中坚持的原则，“每个病人得同样的病，不一定是同样的感受，也不是同样的追求目标。包括做不做手术，我们也是要稳妥，有些病它可能在过程中，没有充分地表现出来，我们是不建议他做手术的，要根据病情的变化来决定手术的时机。”有位50岁左右的女患者来复查左眼的黄斑手术结果，也顺便咨询右眼的黄斑裂孔是否需要手术，刘武仔细分析后认为其属于陈旧性黄斑病变，做手术效果不明显，建议不做。“虽然这个病该做手术，但她本身不该做，因为陈旧性的病变做完还是这个样子，得不到什么视力上的提高，而且花了很多钱。”刘武针对每个病人自身的情况，在规范化治疗的前提下，摸索出适合每个病人的最佳方案。

## 关注心理让患者解开心结

除了为患者解除病痛，刘武有时还要客串一下心理医生的角色。他告诉记者，“我们做大夫，不光是治病，还要关注患者的心情，连病和心情是一块儿治的。这样比较符合患者的需求，今天来的患者很高兴，因为他们的需求大部分得到释放和满足。”他举例子说，“根据患者的病情，说出一个让他心里边能够接受，又符合这个疾病本身发展规律的结论，既让他得到安慰，又不至于因为我们随便说话而耽误了治疗。”

一位中年妇女拉着他上中学的儿子匆匆走了进来，“快叫刘叔叔！”她指着刘武让孩子叫，看上去跟刘武已经非常熟悉。聊天中，记者得知，这个男生虽然年纪不大，但还真是个老病号，2009年就因为右眼视网膜脱落在刘武这里接受了手术，这次他和同学玩闹不小心碰到了右眼，眼睛感觉疼痛，眼球转动也不灵活了，可把他的妈妈给急坏了。刘武一边安抚着母子俩的情绪，一边给男生做了详细的检查，他笑着说，“没事儿，没把视网膜碰坏，长得挺好的。”听到这里，那位焦急的母亲长出了一口气，脸上第一次有了笑容。刘武分析了孩子的病情，疼痛是因为碰到了附近的肌肉，回去冷敷三天就能好转。“太谢谢刘主任了，跟叔叔说再见！”母子俩放下了悬着的心，高高兴兴地走了。

对于需要治疗的病人，刘武也会耐心解释，沟通多了医患的矛盾自然就少了。“我懂的就告诉你，我不懂的就回答‘我不知道’，这样看起来好像有点敷衍，容易被认为大夫态度不好，其实是因为有些事问了也没用，不需要知道也不耽误病人的治疗，我就劝病人不用揪着这个问题在心里嘀咕。”刘武总结出了与患者的沟通之道。

诊室里，一位唐山来的中年男患者在门口不断徘徊，进进出出好几次。原来，他是一名高度近视的眼病患者，左眼患有白内障，视力很差，最近右眼又出现了看东西变形的症状，经过检查发现是黄斑裂孔。这下可把病人急坏了，但对病情的顾虑却让他面对医生的建议不知如何选择。“你的右眼不做手术可能会发展，最好做一下细致的检查，该做就排队预约手术。”刘武给患者进一步分析，“不做手术容易变坏，现在做比变坏后做效果好，你再好好想想。”患者嘀咕着地走出了诊室，过了十分钟他又转了回来，“刘主任，手术的风险大吗？我左眼本来就不好使，要是这右眼……”“要说实话，任何手术都是有风险的，出门过马路也有风险啊，要是只想着这些就会平添烦恼。”患者想了想，一边道谢一边往门口走，刚走几步又突然转回身来大喊，“刘主任，我再问您最后一句，不做手术最坏的结果是什么？！”护士赶忙过去拉住他，刘武却摆了摆手，再一次耐心地劝解病人，“知道你有顾虑，所以现在也没让你马上去做手术，你先去做个检查，然后我再帮你分析。”这一回，这位患者终于满意地笑着离开了。

## 术后复查让患者享受关怀

在这天的门诊中，总能看到有病人低着头弯着腰走进诊室。刘武告诉记者，他们都是在一周内刚接受了黄斑裂孔手术，低头的姿势有利于手术中注入的气体发挥作用。对于这样的病人，刘武的开场白通常是，“您趴得怎么样了？看东西感觉怎么样？”在手术后的一周、一个月、三个月、半年乃至更长的时间内，刘武都要和这些病人见面，询问他们最近的情况。

有位来自甘肃的女患者，来做术后一个月的复查。“你感觉怎么样了？”刘武以同样亲切的开场白迎接她。女患者说一切都好，就是感觉眼睛有点磨。刘武告诉她，“不要紧的，这是正常的，眼药水你还要继续滴。手术挺好挺成功，下午你做个检查，回去继续观察就行了。”“哎呀，下午可能来不及了，我们已经买了回去的车票！”患者的丈夫着急起来。“几点的车啊？在哪个火车站？”在询问了具体的车次和车站后，刘武有点遗憾地告诉患者，“今天确实来不及了，那下次来的时候再检查吧，先让王大夫给你预约上。”原来，患者每次的术后复查都可以提前预约。每一次复查时都为下一次检查做好预约，方便外地的患者就医。“预约真是太方便了！”一旁来自白洋淀的患者忍不住插了句嘴。

为什么要对每一位患者进行长期的术后复查呢？事实上，这些病人的手术大都很成功，没有出现任何问题，但刘武仍然不厌其烦地去询问患者的感受。他说，这样做一是通过询问来增强患者自身的认知和信心，及时发现病情的变化，避免误诊误治；二是可以在与患者反复沟通的过程，加深对疾病的认识。

刘武打趣地说，“别人都说我看病有点啰唆，但只有这样反复问患者在各个阶段的感受，让患者自己比较，才能把一个病看透、看明白、看到精致。”黄斑疾病是一个发生在脆弱、敏感部位的疾病，任何一点小病变都可能造成视力上明显的变化，因此刘武特别关注病人的主观感受。“我们总是问患者，看东西清晰度好一点吗？形状是不是又好些了？按照医疗的常规来说，那些都不用关注的，因为术后是一个缓慢恢复、自我恢复的过程，这是没有任何疑虑的，但患者的感受那真是迥然不同，有人说关注疼痛，有人关注流泪，有人关注看东西变大变小，同样的病，患者关注点都不一样。”

时间接近十二点，门诊时间已接近了尾声，刘武看着病人们离去的背影，脸上浮现出一丝欣慰的笑容。旁边的护士递上了明天的手术单。“又是十五个啊？明天又有的忙了。”刘武的感慨道出了忙碌的常态。“刘主任，您别忘了下午一点钟开会。”“那咱赶紧走吧，看来今天这午饭是吃不上了。”

（跟诊记者：于芳溪）

# 匠心呵护儿童的骨健康——王强

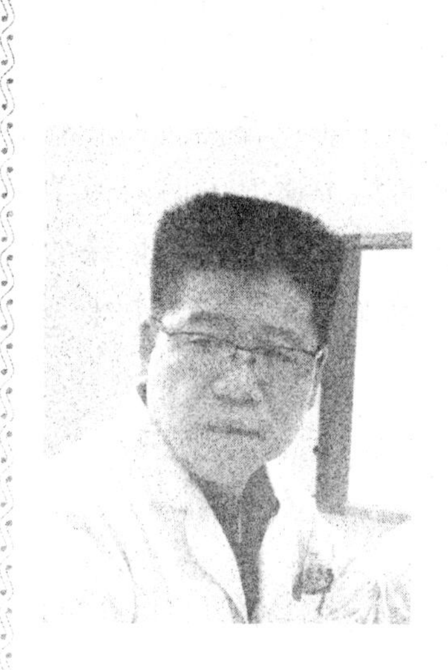

**专家简介**

**王强**，首都医科大学附属北京儿童医院创伤骨科主任，特级专家，主任医师，教授，医学博士，硕士生导师，主要从事儿童急症创伤、感染的治疗及研究工作。

**专长**：外伤、骨折、骨关节感染的诊断治疗。

**出诊时间**：周一下午，周三上午（国际部）、下午（特需门诊），周五上午（特需门诊）。

2017年11月11日，星期五早上，当许多“双十一”熬夜购物的人还沉浸在睡意中时，首都医科大学附属北京儿童医院创伤骨科主任王强已经坐在了诊室，开始了他一天的忙碌工作。医院门诊四层骨科诊室有二十多个，在他门口候诊的人群却尤为拥挤，很多家长带着受伤的小孩专程从外地赶来，没挂上号的也在耐心等候着加号，因为王强“在力所能及范围内，都会给他们看”。

作为一位临床经验丰富的创伤骨科医生，王强对儿童骨科有很深的研究和造诣，总能给予患儿正确、合适的诊治，尤其是婴幼儿股骨骨折。婴幼儿股骨骨折在国际上多采用住院牵引治疗，费用高、护理困难、合并症多、效果欠佳，王强采用自行设计的专利支具治疗来自全国各地的婴幼儿股骨骨折患儿，不需住院、费用低、易护理、无合并症、疗效满意，获得了全国各地患儿家长的广泛赞誉。

## 儿医难做，耐心很重要

王强的桌面非常整洁，只放置了必要的物品，甚至连水杯都没有，但桌角的一只拨浪鼓却引起了记者的注意，那是为了安慰小孩子的手把件儿。和大人相比，儿童常常无法对病情做出精准的描述，对疾病也很恐惧，面对医生更紧张，哭闹的不在少数。记者在跟诊过程中，却从诸多细节看到了王强对小孩子的耐心和用心，有时他还会从白大衣兜里掏出糖果安抚哭闹不配合的患儿。

小西是一个4岁的小姑娘，左胳膊骨折。恢复已过三周，按理应该把硬壳护具取下来让胳膊在安全范围内前后轻微活动，使新长出来的骨头能和关节之间更好地磨合，以免多余的部分长出来影响手臂的活动。

但是小西怕疼，不光是在家中不肯做康复训练，当王强想要检查一下她胳膊的恢复程度，她都哭喊着往后退，还挥舞着右胳膊来回晃动，任爸爸妈妈怎么劝慰都无济于事。眼看就要危及左手骨折的加重，王强立即往后退，并示意家长松开抓着小西的手。

“你不要害怕，我不碰你，你先自己伸手慢慢地活动，像我这样。”王强动之以情晓之以理，耐心地引导小西，使她逐渐安静下来。“这样动不痛对不对，我不会弄疼你的，你让我看看才能好得快。”“王大夫特别棒，你要听他的话哦。”小西妈妈适时插口。在王强的努力下，她终于放下了戒心，之后的检查进行得很顺畅。

王强的耐心并不只针对孩子，还有孩子的家长。

一些年轻妈妈在带孩子方面缺乏经验，面对孩子骨折往往手足无措，为避免影响孩子骨头的发育，有些问题必须反反复复、甚至折返诊室多次向王强确认才放心。对此，王强给予了充分的理解，从未显示出丁点不耐烦。还有些家长不敢让孩子在恢复三周之后拆掉绑带适度训练，或是急于求成，看到孩子无法伸直手臂，总想过去拉一把。这个时候，王强都会耐心地给他们讲解适度锻炼的重要性，还反反复复叮嘱家长千万不能给受伤的手臂施压，要鼓励孩子自己适度运动。如果孩子自己活动不见效果，就必须求助于专业的骨科康复训练，不能自行替孩子按摩。

“你们放宽心，要把孩子放在一个正常的恢复环境中，不用觉得他们像温室中的花朵一样经不起风吹雨打。”面对忧虑的父母，王强经常如此劝导，然而，他也有比家长更“忧心”的时候。

萱萱是一名小学生，身材颀长，热爱舞蹈。今年7月份在学校练习下腰的时候不小心伤到了腰，拍片子显示骨头并未损伤，妈妈也就没有在意。四个月过去了，萱萱还是会在高强度训练之后腰部疼痛，甚至平躺在床上都有隐隐的痛感，萱萱妈才意识到问题的严重性，带着片子来找王强。王强诊断之后建议萱萱停止一切舞蹈和体育训练。家长却极不情愿，一直央求他给出一个可以治疗的方案。王强努力控制住家长的情绪，并用运动员因伤退赛的例子告诉家长，孩子的身体是最重要的，千万不要因为想让孩子成名成才就在身体不允许的情况下从事危险的运动，那样只会更加危险。

在门诊里，很多胳膊骨折的孩子需要脱掉袖子查体，有的父母没有经验，一开始就使劲拽受伤胳膊的衣袖。王强看到了会赶紧指正：“先给孩子脱好的那只胳膊，然后再脱受伤的胳膊，这样就不会再次伤到孩子了。”

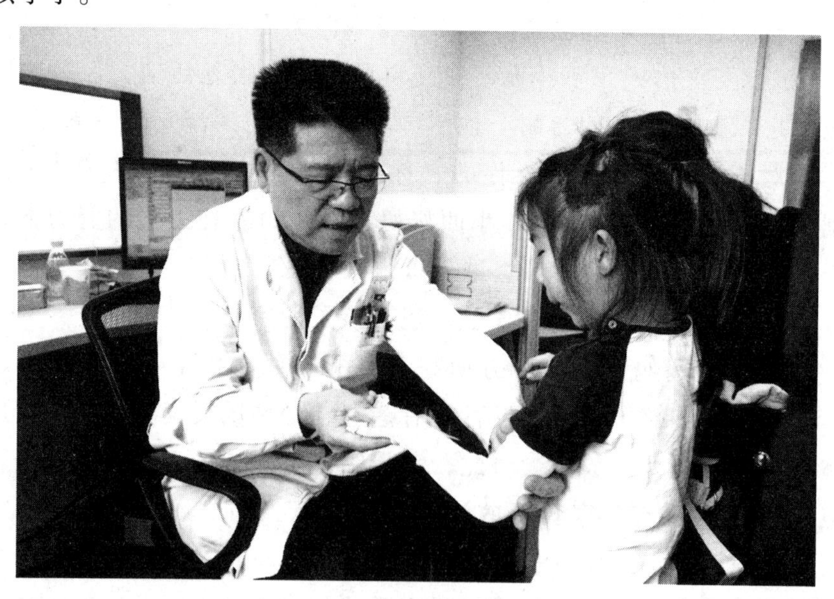

## 经验丰富，病因准确诊断

对于骨伤科的患儿来说，正确、及时的诊治关系到他们未来的生长发育。面对这些祖国的花朵，王强以丰富经验为矛，责任心为盾，为患儿的康复保驾护航。

早上八点不到，老李就抱着哭哭啼啼的孙子等在了王强诊室的门口，他是山西长治人，以务农为生。半年多前，儿媳妇生了个大胖小子，老李对孙子倍加爱护，总是催促儿媳妇严格按照规定带孙子打疫苗，可谁知道，一针疫苗下去，就坏了事儿。

8月9号，孙子打疫苗回来右胳膊就不太爱动，过了几天，右胳膊还是抬不起来，当地医院诊断并无大碍，但不久右胳膊的大臂开始肿大。老李坐不住了，带着孙子慕名找到了王强，被当场诊断为肩关节炎，可能是因为打疫苗引起的结缔组织的发炎症状。

王强跟记者解释道："有的小孩可能症状不明显，也不发烧，就是胳膊不动。如果家长观察不仔细的话，很难发现。这个病如果发现不及时，很可能就耽误了，上次有个海南的小孩就是，时间太久来不及了，已经出现骨坏死以后手臂慢慢会变畸形。"听到这儿，老李一身冷汗，同时也很庆幸。

像这样在当地没有得到有效治疗，病情加重才来的患儿不在少数。王女士带着5岁的儿子聪聪从山东赶来复查。聪聪脱下裤子，露出来右膝盖上一个一元硬币大小的手术伤疤。王女士说，聪聪5个月前感染了骨髓炎，膝盖肿大，持续发热，在家乡医院做了磁共振之后都没有被查出来，找到王强后，经过他的诊断与手术治疗，聪聪已经基本康复，骨头也在慢慢生长之中，定期来做检查就可以了。

骨髓炎是一种凶险的疾病，一旦错过治疗期，后果将不堪设想。一想到这儿，王女士对王强的感激之情无法言说。

医生虽然都是"术业有专攻"，但王强并不局限于"头痛医头脚痛医脚"，他对其他病因导致的骨科表象症状也能准确诊断。

小娟今年6岁，一个月前腿和脚感觉异常，不久后经常脚筋和大腿筋疼痛，病情还在逐渐加重，在河南老家没查出病因。小娟妈妈在网上查到王强主攻儿童骨科疾病，就立马带着小娟来了北京。

王强经过一番问诊与查体，认为外伤不会导致这么大面积的关节疼痛。得知小娟在6月份的时候因为吃海鲜得了过敏性紫癜后，他判断正是过敏性紫癜这种过敏性疾病引起了小娟关节的疼痛。他向小娟妈解释，过敏性紫癜也分为好几种类型，包括关节型紫癜、皮肤性紫癜、肾型紫癜和腹型紫癜等几种类型。小娟属于比较严重的，不仅皮肤上出现了紫癜的出血症状，关节内也会出血，于是让小娟去中医科做进一步治疗。

## 自创模具，收治全国婴儿产伤

我国有一类更脆弱的骨伤病人，全国各地的都经常会找到王强治疗，那就是产伤患儿。产伤指的是在孕妇分娩的过程中造成的骨折伤害，在这当中锁骨骨折占据了很大的比例，四肢骨折也很常见。据王强介绍，这类事故发生并不算太多，但是全国集中到他这里的产伤婴儿就比较多了。

产伤婴儿，传统的治疗方式就是给婴儿骨折的地方打上石膏，但这样做很不方便。王强解释说："一方面，石膏是不能拆卸的，在给婴儿换衣服、换尿布的时候很麻烦；另一个，石膏很硬也很不舒服，小孩会很难受。"

基于固定和灵活两个维度，王强设计出了一套半固定的模具——硬塑料材质制成，上面是空的，用粘贴带固定。这样既保证固定效果，还能拆洗，给家长和医生带来了极大的方便。

在上午的跟诊中，记者见到了五六个产伤婴儿，小的只有1天，大的也不到1个月，大部分是锁骨骨折和四肢骨折。有一个男婴的病情比较重，右腿和两个胳膊大臂都骨折了，套着王强设计的模具，却能安稳地睡着。据家长说，小孩刚生下来的时候右腿骨折了，一家人赶忙从西安跑到北京治疗。在治疗腿部的时候，孩子痛得两个手臂在空中乱抓，左胳膊就突然骨折了。左胳膊接好出院的那天，把孩子到车里的时候，右胳膊骨折了。王强说，这个小孩是典型的"玻璃人"，先天骨发育不良。因全身多处骨折，只好给全身很多部位套上了支具，甚至是腰部。包裹腰部的那一条塑料板有些硬，在孩子转身的时候会硌到肚子，王强也贴心的指示家长去找技师拿吹风机把那块板子加热变软后再塑形，能让宝宝舒服些。

这套为产伤婴儿定制的模具现在已经得到了广泛的应用，包括一些婴儿手术后的固定等。

## 体贴患儿，帮助患儿康复

小孩子比较调皮好动，骨伤的发生概率较成人要高。王强出诊的时候，门口都挤满了焦急的家长，有的怕轮不上自己孩子就诊，总要反复多次地询问，王强都温和地安抚他们"放心吧，不看完所有病人我不下班”。不坐诊室的时候他都在病房看护病人，遇到那些挂不到号但是又紧急的家长，他都让他们直接带着片子到病房去找他，康康就是其中幸运的一个。

康康的左手上周骨折急诊进行了复位，今天来复诊。王强看了片子之后说复位不太满意，还需要调整，便让康康妈妈带着他周一早上直接去病房找他。

对患儿与家属的体贴、理解让王强受到了家长的欢迎。为了让患儿早日康复，他在出诊时也会经常给家长讲解饮食等注意事项。

有些小孩子复位两三周之后都不见新的骨头长出来，把家长急坏了，不知道哪里出了问题，每天都熬骨头汤给孩子喝，却依旧不见长。王强判断这是典型的小孩挑食导致的骨折不愈合，便会耐心劝导患儿不能挑食，多吃饭才能促进伤口的愈合。碰到那些着急便埋怨孩子的家长，他也耐心劝阻，“这事儿急不得，得慢慢来”。

王强介绍，孩子骨折后，不管是打石膏、戴支具都是很遭罪的过程，有的孩子做了手术，体外能看见一个金属架子，更是触目惊心。但孩子骨折后，家长有3件事不能着急：石膏、外固定架的拆除时间以及孩子自由活动的时间，这些都应该听从医生的嘱咐。

中午，诊室外嘈杂的声音终于安静了下来，有几个孩子坐在家长怀里睡着了，等待下午的复查。这一天王强有70个患者，其中还不包括没挂号直接咨询的。直到将近中午一点，看完了40个号的王强这才匆匆去换衣服吃饭，连休息的时间都没有。王强却笑笑说，“这都习惯了，人多的时候一天得看200个，根本没有吃饭休息的时间。很多病人大老远来看病，如果没有得到正确的诊断，耽误一天病情就会加重。给患者治好是我们医生的责任。”

看着王强转身的疲惫身影，记者似乎感受到了压在他身上的重担——儿童是祖国的花朵，也是家庭的希望，他们的一生才刚刚开始，对待儿童的病情更不能有一丝一毫的疏忽和失误。

（跟诊记者：解旖媛）

# 探索免疫治疗的先锋——李先亮

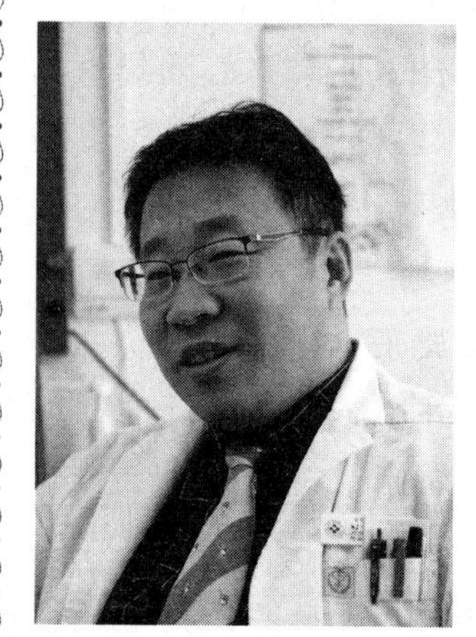

## 专家简介

**李先亮**，首都医科大学附属北京朝阳医院副主任医师、副教授、硕士生导师。首都欧洲器官移植协会会员、世界器官移植协会会员；第17届中华医学会器官移植分会基础研究学组委员，中华医学会转化医学和实验外科学组全国委员，中国医师协会器官移植分会移植免疫学组全国委员，中国康复技术转化及发展促进会精准医疗与肿瘤康复专业委员会常务委员。

**专长**：擅长肝脏移植和肿瘤综合治疗以及细胞免疫治疗。

**出诊时间**：周二全天。



李先亮，作为器官移植外科医生和免疫耐受领域的研究者，他长期致力于器官移植基础临床转化研究。他优化了传统器官保存液的配方，发现了新的保护缺血再灌注损伤药物，拓展了移植器官缺血再灌注损伤研究成理，并在临床上得到应用。他建立可传染性移植免疫耐受动物模型，发现脾脏和移植物本身在免疫耐受的诱导和维持中的重要作用。他在国际上首次报道效应性细胞对调节性细胞信号通路的反向调节作用，明确了调节性细胞在移植器官局部和全身系统介导免疫耐受的不同机制。以此整理发表关于Tregs体内转移聚集，离体免疫抑制功能的研究等实验方案，成为该领域标准的实验方法。他在国际上首次报道免疫崁合性调节性细胞介导免疫耐受的概念，强调了免疫互噬作用在诱导免疫耐受中的作用，并以此现象为基础，结合了免疫炭合理论和调节性细胞理论，开辟了临床免疫耐受研究的新途径。他发现诱导临床免疫耐受的药物，获得了国际专利保护，开拓了临床实践的可能。作为优秀的器官移植领域的创新者，他获得过世界器官移植协会和欧洲器官移植协会的奖励，并受邀为世界器官移植大会的分会场主席，目前发表论文交流63篇，总影响因子125分，他引超过280多次。

以上这些介绍，是李先亮获得“科学中国人（2014）年度人物”的“获奖理由”。他，被业界称为“国内肝脏移植和免疫治疗领域的研究领航者”。

周二一大早，李先亮医生门诊迎来的第一位患者是来自外地的一位78岁的老大爷，这位红光满面、说话声音铿锵有力的老人一再央求李先亮医生：我可以出去了玩吧？我可以回家了吧？老不出门太闷了……从外表看，谁也想不到老人曾经是严重的酒精肝硬化、肝功能衰竭，几乎不能离床活动的严重患者。

半年前，这个患者的家人带着他的病历跑遍了国内很多大医院，都被拒之门外，甚至没有医生愿意尝试治疗，因为手术风险太大。后来经过朋友介绍，病人家属找到了李先亮医生，李医生的回复非常明确：只要你们能把病人送到北京来，手术我们肯定能做成功。

绝望之中见到曙光的一家人想尽办法把老人送到了北京。两个月前，李先亮医生团队给老人进行了肝脏移植手术。病人的肝脏功能衰竭、肝脏萎缩严重，术中放出1万毫升腹水，复杂的病情，带来手术和麻醉的严峻挑战。尽管难度很大，手术时间仅用了6个小时！术后，患者的肝功能一周内快速恢复正常，三周顺利康复出院。奇迹就这样出现了。

李先亮介绍，这是国内第二高龄的肝移植患者，是北京地区年龄最大的肝移植受体。而在国际上，文献报道超过75岁的肝移植受体也不超过10名。李先亮坦言，这类高龄患者，难度最大的不是手术技术，而是手术中心肺功能及循环稳定的管理，以及手术后对患者免疫药物的调整。抗感染、抗排异、免疫治疗三者如何调整平衡，是这位患者最大的难关。李先亮结合在国外十年的免疫研究经验，制定了个体化的围手术期管理方案，保证老人术后一切顺利，患者出院后又在北京继续调整了一段时间，两个月后的今天，患者已经可以回老家了。

2006年在美国波士顿举行的世界器官移植大会上，李先亮被授予器官移植协会（TTS）Research Fellowship，2008年在法国巴黎举办的欧洲器官移植协会（ESOT）年会上被授予the ESOT Senior Research Grant。2008年在澳大利亚悉尼担任世界器官移植大会临床免疫耐受分会场执行主席并获邀请做关于器官移植免疫耐受的专题报告。2010年组织中法器官移植免疫耐受交流峰会。上述的研究成果积累，使李先亮成为器官移植领域的有影响力的专家。2010年，李先亮作为海外留学人才引进到北京朝阳医院肝胆胰脾外科。主要工作方向为肝癌、胰腺癌、胆管癌等消化道肿瘤的综合治疗、肝胆胰脾疾病的微创手术治疗以及器官移植免疫调节管理、肝移植手术等。

一个上午的门诊持续到近中午12点结束，李先亮顾不上吃饭，又风风火火赶到病房，为一位术后患者做特殊的临床治疗观察研究。

这位72岁的女患者来自内蒙古，是结肠癌导致肠梗阻，在当地医院治疗后病情加重，紧急转诊到北京来。由于病情紧急，李先亮医生团队急诊手术做了肿瘤的根治手术，术后顺利出院。这次病人回来复查，李先亮医生为她量身定制了个体化的免疫治疗方法。这种治疗不仅可以迅速提高患者手术后低下的免疫状态，同时也可以清除可能残存的肿瘤细胞，达到一举两得的效果，而且没有放化疗所带来的疾病痛苦。肿瘤患者多数是免疫状态低下的，通过个体化的免疫治疗方案，可以帮助到肿瘤患者，即使患者已经到了癌症晚期不能手术，也可以通过这种疗法来调动患者的免疫系统，带瘤生存，成为慢性病的状态，甚至有可能恢复正常的工作和生活。

2016年11月1~3日，世界生命科学大会在北京举行，10位诺奖得主特邀发言。德国生物物理学家、1991年诺贝尔生理学或医学奖得主厄温·内尔说，细胞治疗有潜力解决一些重要的、尚无法满足的需求，治疗某些最致命的疾病，包括糖尿病、癌症和炎症性肠病等。近年来，细胞治疗相关研究正成为全球范围内医学研究的重点课题，干细胞生物学、免疫学、分子技术、组织工程技术等科研成果发展迅速，细胞治疗技术研发、肿瘤的树突状细胞治疗、T细胞过继免疫治疗、基因修饰化细胞治疗、细胞治疗质量管理等，都是医学的热门话题。2013年，细胞治疗技术被国际权威学术期刊《科学》杂志评为年度十大科技突破之首。不少专家相信，细胞治疗未来有可能成为“医学第三大支柱”，会像现在用工程蛋白质、抗体或更小的化学物质制成的药品一样，普遍用于治疗患者。在哈佛医学院专家选出的2016年癌症领域12项颠覆性创新技术中，细胞免疫治疗居首。

在这一领域，李先亮也是当仁不让的专家。他潜心研究免疫十年，首次报道效应性细胞对调节性细胞信号通路的反向调节作用，明确了调节性细胞在移植器官局部和全身系统介导免疫耐受的不同机制，并以此整理发表关于调节性细胞体内转移聚集、离体免疫抑制功能研究等实验方案，成为该领域标准的实验方法。他发现免疫互噬作用诱导免疫嵌合性调节性细胞的现象，成为移植免疫耐受领域里突破性的进展。“我是国际上首次提出这一概念，并在器官移植领域开展这项研究的。”

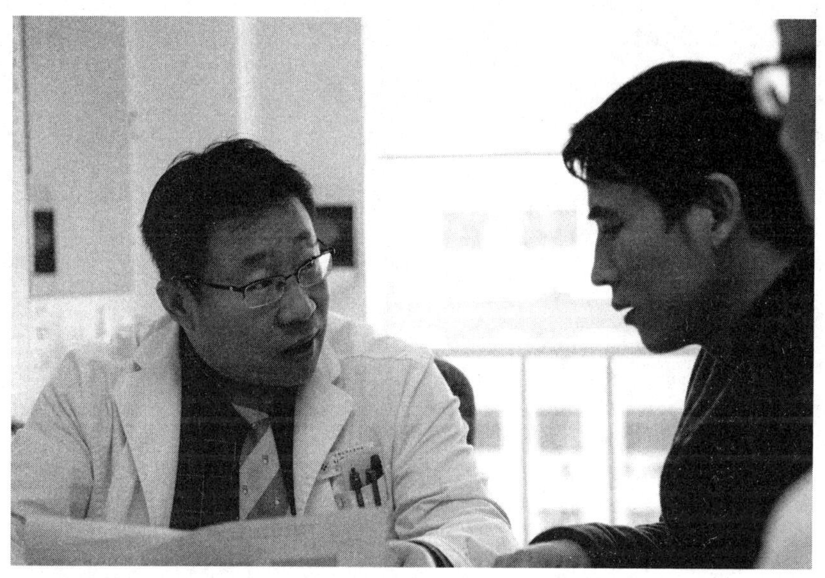

一上午门诊跟诊中，李先亮接诊了近30位患者，始终笑眯眯的，用不急不缓的语气跟患者解释病情。虽然这些患者中只有一位有手术指征，甚至还有相当一部分是肝胆内科或消化内科的疾病，他也一样详细地给患者一一说明，还热心帮助有需求的患者介绍更合适的专家。在他的诊桌上，放着一摞胆囊结石饮食指导，差不多每位患者他都要给一份。对此，他特地跟记者说，千万不要按着时下流行的所谓营养的观点，老人不要每天一定喝牛奶、吃鸡蛋，现在的老人存在胆固醇摄入过多的情况，否则，用不了几年，“就得来找我看病了”。

李先亮1994年毕业于中国医科大学，1997年于该校获得硕士学位，2000年受胡应湘夫人奖学金资助于香港大学玛丽医院做访问学者。2004

年师从中国工程院院士范上达教授，获得香港大学博士学位。2005 年在法国进行博士后工作。从 2007 年起，他就已经开始带领着自己的团队，在移植免疫耐受方面进行研究。然而，他却放弃了法国待遇优厚的工作，回到了自己的祖国。“觉得给中国人看病比较亲切，做医生，就要为自己的老百姓服务。”

就这样，在承担多项科研任务的同时，他还要出门诊、进病房，临床工作也一样不能落下。李先亮坦言，国内外体制不同，工作模式也不一样。不过，他喜欢这样忙碌的工作，因为“只要坚持，只要努力，就会离梦想更近一步”。

（跟诊记者：金　亮）

## 10．首都医科大学附属北京胸科医院

# 与结核病抗战一生——马玙

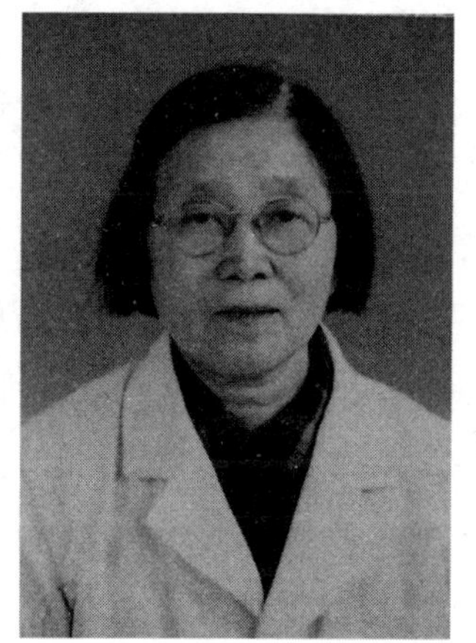

### 专家简介

**马玙，**首都医科大学附属北京胸科医院结核科主任医师，研究员。国内外知名专家，北京市有突出贡献专家，享受国务院特殊津贴。在结核病和胸部肿瘤的预防、诊断及鉴别诊断、治疗等方面有丰富经验。多次获得国家及省部级科技奖项；发表或参与发表论文150余篇；主编《实用肺癌防治指南》和《结核病》等多部著作；培养的硕博士研究生大多已成为业内骨干和学科带头人。先后获得研究所的“伯乐奖”、“北京市医务界先进工作者”、北京市“三八红旗手”、“全国卫生系统劳动模范”、“先进工作者”；“医学成就奖”、“首都十大健康卫士”等称号。

**专长：**结核病与肺部肿瘤，呼吸系疾病的诊断与鉴别诊断。

**出诊时间：**每周四上午。

从1955年建院至今，首都医科大学附属北京胸科医院在岁月中走过了半个多世纪，它的前身是“中央结核病研究所”，当年周恩来总理关怀组建了这家医院。为了我国结核病的防治事业，有一大批医学专家在这里度过了自己的青春年华，直至头发花白。其中马玙教授与结核病

抗战的一生是与医院血脉相连的，1955年她从南京医科大学毕业之后，就一直在北京结核病胸部肿瘤研究所内科工作，一干就是60余年。

今年，马玙教授已经是85岁的高龄，却依然奋斗在诊治和科研的战线上，身影总是出现在病房、诊室和实验室里，认真工作，教导学生，医院的同事都戏称她老人家为“国宝”，她离不开她的事业，离不开她的患者，患者也发自内心的爱戴这位医生。

## “医生最有效的处方是爱”

一大早马玙教授就坐在了结核区的诊室里。她戴着眼镜，厚厚的纱布口罩遮住了大半个脸，露出的地方能看到丛生的皱纹，细碎的银色发丝从帽子的间隙飘出来。一切在不时地提醒着记者：面前的这个老人已经85岁了。本该在家安度晚年的她，却接受了医院的返聘，每日仍忙碌在诊室、病房和实验室里。

肺结核病属于传染病，当患者痰液中带有结核菌时可通过呼吸道传染他人。然而，在患者与医护人员都佩戴着的厚厚口罩让诊室气氛有些严肃时，却是这位老教授身上散发出的温情让人感受到了几分温暖。

马玙为患者考虑得很周到。时值寒冬，听诊的时候要把听诊器放到患者的前胸后背，马玙会先拿手捂一下，跟患者说“我这个有点凉啊”，才放进去。听完前胸听后背的时候，她也总会提醒患者先把前面的衣服放下来，怕天气冷患者着凉。每次给老年患者做完检查，她总要扶着对方下诊床再去开处方，生怕患者不注意摔了。在她看来，医患之间最重要的就是“平等”二字，“病人是弱势群体，做医生的不能高高在上。但要求医生把病人当‘上帝’，又容易流于形式。医生只有坚持平等待人的原则，才能给病人以尊严。”

马玙年纪大了，看病的人又多，医院怕马玙太累，配了两个助手给她，帮她整理一下患者的片子和开药，同时有年轻医生跟着一起学习，但记录病历的事儿，马玙还是要求自己来做。一上午十几位患者，因为大多是疑难病例，每个大概都要看近半小时左右，马玙就根据患者的描述一笔一画地写着病历，每个都是满满一页。听完患者的讲述，她还要认真地看片子。肺结核患者通常每隔几个月就要拍一次胸部CT来确定病情的进展，尤其是到她这里来的患者，都是反复发病或者久病不愈的病例，CT的片子厚厚的一摞。助手把片子按照时间顺序整理好给她之后，她就拿着一只小指挥棒一张一张指点比较着看，看不清楚的时候就卸掉眼镜拿着放大镜看，还时不时教旁边的学生如何通过胸片及胸部CT表现来识别病灶。

把病人的病历从头到尾仔细看已经成为马玙的一个习惯：“很多病人患病都很多年了，那么多的资料，那么多的片子，我都得看。他自己什么病，有时他说不清的，只能我一张一张翻。”

结核病不是仅仅通过医生问诊和胸部影像学检查就能判断，要确诊是不是肺结核，还要看是否检测到结核病菌，还需要与其他肺部疾病鉴别。在对每个患者进行初步的诊断之后，马玙都会详细地对病人和家属说出自己的诊断结果，有哪几种可能性，需要做什么检查和治疗，让他们了解清楚了才放心接诊下一位患者。

马玙关心患者得到人人的称赞，有一个小故事还一直流传在医院中。多年前，一位病人发现双上肺病变，来到北京胸科医院求治。马玙觉得需进一步检查与观察。然而，病人看过门诊便不再来复诊，马玙想通知他来复诊却找不到人。情急之下，马玙想方设法找回患者。后来，病人先后两次进行肺叶切除，被确诊为低度恶性肺癌，因治疗及时，至今已10余年仍安然无恙。病人家属感动地说：“只听说过病人找大夫，大夫找病人还是头一回听说。”

“医生最大的敌人是冷漠，最有效的处方是爱。医生亲切的态度、鼓励和温和的语言都可能在患者心里播撒一片阳光。”马玙这样对记者说。现在马玙仍有数年甚至数十年前的患者朋友，58年前还是住院医师治疗过的两位患者至今仍有联系。谈论到当年难以忘怀的亲密医患关系马玙十分感慨，说：“不少年轻患者都叫我奶奶，这是让我引以为慰的”。

## “我还要学习很多的知识”

在很多人心里，马玙是肺结核病“最后的防线”。来找马玙的患者都有很多年的病史了，在家乡医院治疗过很久都没好，最后找到她这里，一些没有得到正确诊断的病症，也能在她这里“终结”。

但是，结核病是长期威胁人类健康、不易对付的慢性传染病，作为结核科医生，马玙认识到医生不仅要有仁心，还需要精良的医术，作为结核科医生要努力学习，不断拓宽医学相关知识，弥补“专科医生”

之不足，医德与医术并重才能更好为患者服务。她自诩说：“我要为结核病做一辈子的功课。当了六十多年的医生，我也常有诊断不出来或难以治愈的病例，也偶有误诊、漏诊的时候，我还要学习其他很多的知识。”

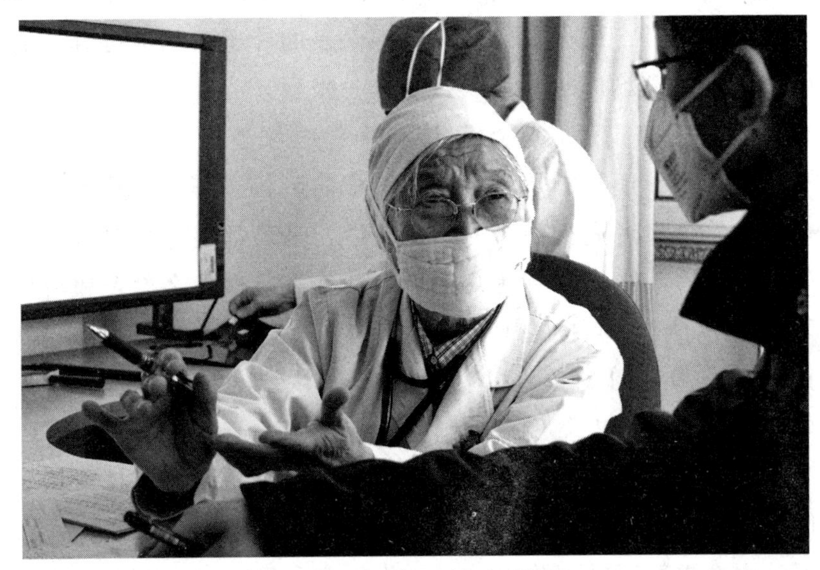

马玙曾经在她50岁的时候去美国俄亥俄州Case Western Reserve University学习。当时是1980年，她刚刚从“文革”的下乡中回到城市。“文革”期间没有学习英语的机会，她就拿一本英文版的《毛主席语录》与外国患者共同学习；下乡的时候她也手里拿一本《实用内科学》，用一年时间系统复习了内科的基础知识。多年来，无论是临床还是基础，无论是本专业还是其他专业，她无一例外都要涉猎，了解国内外相关领域的进展。

## “行医必先学会做人”

行医这么多年，“行医必先学会做人”是马玙最大的感悟。她的“做人”准则说起来很简单，做起来可不简单。六十多年了，马玙在生活中一刻都没有放松过对自己的要求。她在生活中要求自己做到“三点”，即“生活上简单点，做人低调点，精神追求多一点”。在工作上，她“容人之短，用人之长”，“平等待人，与人为善”，“责己严，待人宽”，经常关心、体贴科内人员。

马玙认为医生是一个高尚的职业：“这并不是说医生本人有多高

贵，而是医生所从事的事业是高尚的。”人最宝贵的是生命和健康，生命对每个人来说只有一次，面对这宝贵，有限的生命，医生的责任方显重大。医者是人类健康的卫士，医者的责任就是对患者的高度负责，老子说“大道至简，大医至爱，适者有寿，仁者无敌。”

一名好医生首先得是一个好人。马玙对患者心特别软，只要有患者进来说跑了好远等了好久来看病想要加一个号，她不管自己有多累都会给加上一个号，一看就是12点多了，直到自己真的看不了了才罢休。

除了为患者着想，对待学生，马玙更是像对待孩子一样从学习、生活上关心他们，到了过年过节，她更是不会忘记这些远离家乡的孩子们。学生遇到困难、受到挫折的时候，她总是主动找他们谈心，帮助他们走出沮丧。马玙的一位学生曾这样评价她：“生活上她很简单，做人很低调，精神追求非常多。她在学习上是我们的良师，而在生活上是我们的慈母。她时时刻刻关心着我们，至今回想起来，我们依然感恩在怀。”

马玙还是一名优秀的老师，用自己的言行影响着年轻的一代。多年来，她培养了很多名硕、博研究生，并且他们当中很多已经成为结核专业领域的骨干和学科带头人，北京胸科医院的很多主任医师就曾是她的下属或学生。不仅如此，年轻的医生们不仅得到的是精湛的医技，也继承了她对患者的细致耐心。说起这些，马玙满面春风，但却从不骄傲。

门诊结束之后，已经是中午十二点，不管有多累，马教授还是接受了记者简短的采访请求。这个冬日上午的寒风与雾霾都很肆虐，但这位老学者身上散发出来的人性光辉，却能照亮人们的心田。

（跟诊记者：解旖媛）

# 给肿瘤患者“心”的医护——张树才

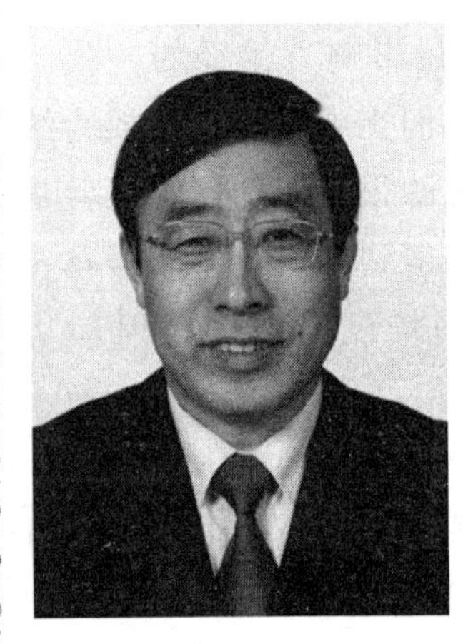

## 专家简介

**张树才，**首都医科大学附属北京胸科医院肿瘤二科主任，主任医师，教授，博士，博士研究生导师。主要研究方向为肺癌的多学科综合治疗，个体化治疗及靶向治疗。主要负责或参与了多项国际国内多中心临床药物研究及国家级和省部级临床课题的研究。2015 年，作为主要参与单位及主要完成人之一所参与的研究项目“小分子靶向抗癌药物盐酸埃克替尼开发研究、产业化和推广应用”项目（第一个适应证是晚期非小细胞肺癌，打破了进口药在这一领域的垄断），被授予 2015 年度国家科学技术进步奖一等奖。现任中华医学会肿瘤学分会委员会委员，中国抗癌协会肿瘤临床化疗专业委员会委员、世界疼痛医师协会中国分会癌痛专业委员会副主任委员，首都医科大学肺癌诊疗中心副主任等职。

**专长：**肺癌及其他胸部肿瘤的多学科综合治疗，个体化治疗及靶向治疗。

**出诊时间：**周三上午、周五上午（肿瘤科知名专家门诊）。

一张国字脸，一副半框眼镜，时常响起爽朗的笑声，讲解病情详细而明确，这是许多患者熟悉的首都医科大学附属北京胸科医院肿瘤二科主任张树才。平易近人的背后，他有着许多闪耀的头衔与奖项，2015年更是登上了国家科学技术奖励大会的舞台——由他组织团队参与的“小分子靶向抗癌药物盐酸埃克替尼开发研究”被授予“国家科技进步奖一等奖”。盐酸埃克替尼是我国首个小分子靶向抗癌药，这一发明打破了进口药在这一领域的垄断。同年，张树才又牵头探索非小细胞肺癌靶向治疗的新方法，开拓了晚期非小细胞肺癌靶向治疗的新思路。

虽已身披许多荣耀光环，但张树才大夫并不为这些名头而骄傲。尽最大努力治好每一位患者，研发出更多能救命的药，才是他最开心的事情。他说，为人医，就是要医人，只有人做好了，医术才能高明，医术上去了，人才能做得更好。

## 用专业知识让患者放心

北京胸科医院前身是“中央结核病研究所、中央直属结核病医院”，距离北京中心市区较遥远，但在张树才出诊的这一天，总有许多患者从不同的省份与地区赶过来，只为了“找好的大夫看看就放心了”。

老张今年60多岁，特意从外地来找张树才大夫看病。在他们的交谈中，记者了解到，老张之前有一次感冒，之后咳嗽了挺长时间，在医院拍了胸部CT，发现了一些病变，加之退休前在水泥厂工作过，他总害怕粉尘进入肺部形成尘肺病，就赶紧带着病历资料过来了。

张树才大夫把老张的CT片一张张地认真查看，还给老张指出他的肺上什么地方有结节，胸膜哪里有增厚，老张边看边点头。最后，张树才大夫认为老张的肺没有大问题：“您的肺里还算是比较干净的，亮的病灶可能是由慢性炎症造成的。”老张还是不放心，在椅子上坐立不安，拿手指着自己的CT，跟张大夫抢着说自己担心的问题。张树才大夫非常耐心，继续用专业的分析安抚老张，跟他强调了几遍“你的结节跟粉尘没什么太大的关系，不是粉尘形成的，就是因为外部炎症刺激形成的增生。而且这个结节非常小，没有恶化的趋势”。张大夫让老张放宽心，没有什么症状就不用管，更不要天天想着这个病，每年做一次身体检查，不舒服的时候去拍一张CT，再看医生。“您分析清楚了我也就放心了。”最后，老张终于放松了。

在张树才的门诊里，像老张这样肺部良性病变的只是少数，更多的是肺癌患者，有的甚至已经到了晚期转移阶段。

临近11点，小王和他的两个姐姐拿着父亲的一厚沓病例神色忧愁地走进来。小王的父亲已经快80了，因为股骨头坏死住进了北京一所综合型三甲医院，却在术前检查的过程中发现了肺癌的病灶，股骨头置换的手术也因此推后了。

“老人家股骨头坏死，有没有做活检？”张大夫问道，小王不明所以，看看他两个姐姐，三个人都犹豫的否认了。然而，张树才大夫在CT片子上看到了肺癌的蜂窝状病灶，并且已经转移到肾上腺。凭着丰富的临床经验，他猜测股骨头坏死可能也是肺癌的转移。张大夫说，因为肺癌病变的位置不太好，老爷子得过结核病，肺功能比较差，况且现在很可能已出现肺外转移，因此手术切除的可能性很小。

“像这种转移引起的病变很常见，但是由于综合医院对肺癌的认识不太深入，骨头的问题就用骨科的方法治，往往会发现是由其他病因引起的。”张大夫的一句话让家属三人有点摸清了父亲的病情。接下来，他又花了20多分钟给家属讲解肺癌可能出现的情况以及后续的治疗方案，告诉他们虽然现实难以接受，但还是要用科学的方法治病。小王听到他的诊断，在惊慌之余也镇定下来，主动询问各种可行的治疗方案。“先把股骨头的问题放一放，先住院做穿刺，明确肺癌的病理类型后再确定下一步该如何做。”“我们明白了，今天找您真是找对了。”小王感慨地说。

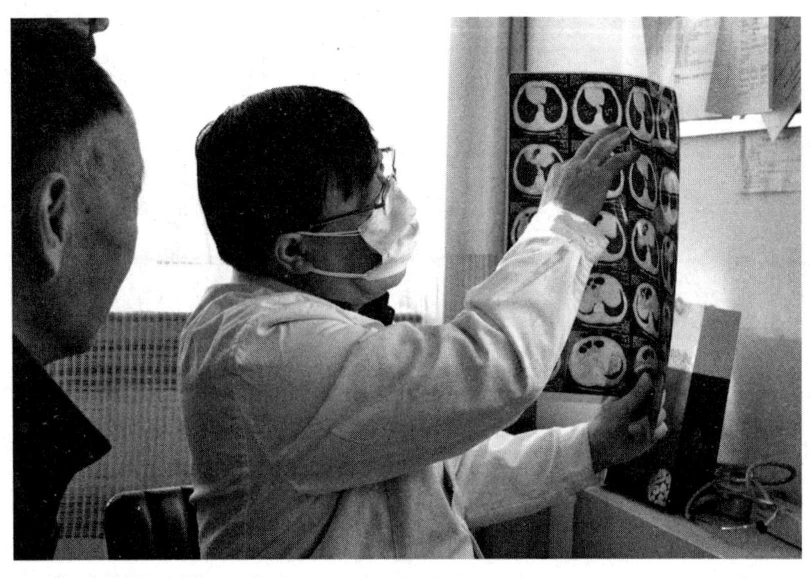

只要患者有事咨询，张树才都会尽最大努力帮他们解答，面对患者的加号请求，他往往会爽快地答应。因此，在患者眼里，他是“低调没有架子”的好大夫。

## 让患者充满正能量

随着癌症发病率的不断飙升，人们往往谈“癌”色变，患者在初次确诊时更是容易陷入极大的恐慌与焦虑中，从而影响治疗的顺利进行。但在张树才的诊室里，很少感受到患者的焦虑情绪，因为他重视患者的心理，善于用语言将疾病化“重”为“轻”，尽量让患者乐观地接受治疗。

门诊里有位将近70岁的老太太魏大妈，一个月前总感觉心脏隐隐作痛，去当地一家综合医院做了检查之后，被推荐来北京胸科医院查查肺，今天拿着肺部CT来就诊。

张树才大夫询问一番后，仔细看了魏大妈的片子，发现了一些可疑迹象，说：“先住院，还是得做个穿刺。您看您这个肺，上面有一块蜂窝状的病变，里面有实性东西，我担心肺里出了什么问题，咱们得住院好好查查。”魏大妈一听住院，心里就着急了：“怎么就住院了！我还得哄孙子呢！怎么突然出这毛病？”“不是突然的吧，最近身体怎么样？”张大夫并不急着说诊断，只是轻松地跟她聊着。逐渐地魏大妈意识到有些问题，把家里的事情抛开了，但张大夫仍用平淡的口吻说：“您很幸运，查心脏查到了，我给你尽快安排检查，确诊后手术切干净了，以后没毛病，爱干啥干啥。”魏大妈听了，也没多想，开始聊到别的病上：“我还有点高血糖，但我吃药吃烦了，就不吃了现在。”“您瞎说什么呢，您这个没什么大问题，您放心就是了。降血糖的药还得继续吃着，得降下来才行。有医保花不了多少钱。”接着魏大妈又了解了住院的花费与时间等问题，同意了张树才大夫的建议。期间，记者一直没从张大夫口中听到关于“肺癌”的半个字眼，魏大妈也没把自己的病与癌症挂钩。

等魏大妈走了，张大夫跟记者说起来，虽然还要做一系列检查确诊，但从CT上看，魏大妈的病应是肺癌的早期病变，由于发现得早，治疗后预后效果应该很好。

“肺癌在早期发现时治愈率很高，但是很多患者往往在身体出现症状后才来医院检查，查出来就已经到肺癌晚期，有效的治疗手段也很有限。所以50岁以上、长期吸烟、特殊工种、高危家庭等高危人群应该定期体检，争取早发现早治疗。”张树才介绍道。而当记者感叹魏大妈虽然得的是早期肺癌，但整个医患沟通过程却很轻松时，张树才告诉记者，治心比治病更重要，不能让患者自己吓唬自己，很多时候严重的病情不能让患者本人知道，免得病魔还没到来，自己就被心理打败了。所以他对家属说话非常的直接，尽量用最短最明白的话说清楚病情，而对患者很委婉，有时他还会想办法把患者支出去，之后再对家属说明病情。

还有一位60多岁的大妈，体检发现肺部有结节，老伴着急得不行，拉着她来就诊。但经张大夫一番安抚，并告知“肺结节看特点，您这个没什么大问题”后，一下子两人都放松了。当张大夫调侃她：“您不着急啦?”大妈笑着回答：“我着什么急，都找到您了。”

在病房里，张树才大夫也很注重正能量。查房时他会走进所有病房，询问每一个患者的近况，并根据每个患者的情况，调整临床治疗，同时用他特有的方式来缓解患者的紧张情绪，鼓励他们与疾病抗争。张树才说，肿瘤二科是一个大家庭，每一位来住院的患者都是家庭的一员，所以他们的高兴与悲伤就是家庭的事情，他会尽一切努力让这个大家庭充满正能量。

## 心系公益科普

作为全球头号癌症杀手，近年来肺癌的发病率在全球范围内呈持续上升的趋势，张树才作为国家卫生计生委2015版原发性肺癌诊疗规范专家委员会委员之一，亲自参与了国家卫生计生委2015版原发性肺癌诊疗规范的制定。

张树才常对大家说，肺癌的规范化治疗很重要，但这个诊疗规范不只是要对肿瘤科医生去讲，对于普通百姓的科普宣传同样重要。虽然临床、科室管理、科研课题等工作占据他绝大部分时间，他仍然不忘公益科普宣传，积极参加各种形式的科普宣传工作，社区的科普讲座、网络平台的微访谈、肺癌义诊、健康大讲堂等多种公益活动，只要时间能安排开，他都欣然接受，为普及肺癌防治贡献力量。

张树才向记者介绍，生活中的这些措施有利于肺癌的预防：①不吸烟，并避免长时间吸“二手烟”；②进高蛋白、高维生素、高纤维素、适当脂肪和热量饮食，多吃蔬菜与水果；③不饮酒，少吃煎炸熏烤食物；④不食发霉变质食物；⑤避免接触各种致癌物质或杀虫剂；⑥起居有时，生活有序，劳逸结合，乐观顺达；⑦注意个人卫生，适当锻炼身体。

除了致力于科普宣传，在医院，张树才也会尽力给那些经济能力比较差的患者的治疗尽最大可能提供帮助。譬如治疗癌症的靶向药物非常贵，很多人承担不起，由于中华慈善总会和癌症基金会会给一些经济实力比较差的患者提供一些免费药品，而作为慈善赠药的注册医生及主要负责免费药品申请及领取的张树才大夫就会尽全力帮助患者申请免费赠药，尽最大努力减轻患者的负担。

一上午的门诊，张大夫连水都没喝一口，期间有很多人给他打电话，但只有非常紧急的事情时他才会接起电话，用非常快的语速讲完电话，就又投入到工作当中。到中午十二点结束门诊后，他又先回到病房的办公室——一个研讨会正等待着他去主持。而当他出现在病房区时，许多家属都围了上去，让他帮忙看看患者的情况。张树才的每个工作日都是这么忙忙碌碌，为患者奔走。

（跟诊记者：解旖媛　庞书丽）

## 11．首都医科大学附属北京中医医院

# 中医特色的领路人——刘清泉

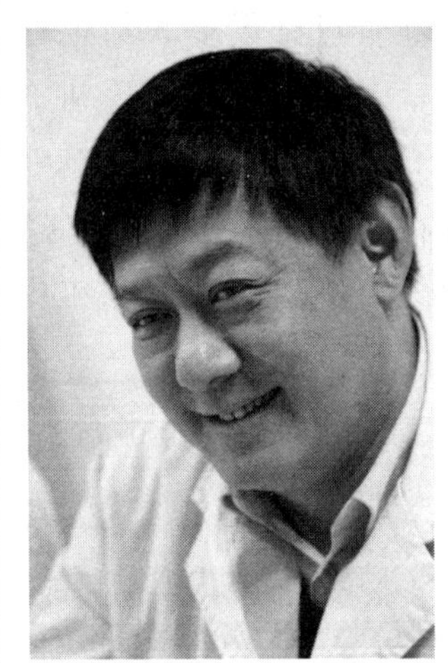

### 专家简介

**刘清泉**，首都医科大学附属北京中医医院院长、党委副书记，主任医师，博士生导师。兼任中国中西医结合学会急救专业委员会常委，北京市中西医结合急救专业委员会主任委员，中华中医药学会急诊专业委员会常委兼副秘书长，北京中医药学会中医急诊专业委员会委员兼秘书长。先后作为主要研究者承担国家行业专项、重大新药创制等部级及以上课题6项，发表论文40余篇。荣获科技之星、北京市十大健康卫士、第二届全国百名杰出青年中医、北京市医德楷模等。

**专长**：对脓毒症/多脏器功能不全综合征、心肺脑复苏、心脑血管急症、呼吸系统急症、临床疑难杂症等的中西医治疗有深入的研究。

**出诊时间**：周二上午。

周二上午，首都医科大学附属北京中医医院又如往常一样，迎来了数千名来自全国各地的患者，而位于二楼的一间呼吸科诊室则比平时更为拥挤，因为刘清泉院长将在这里出诊。

作为这所三甲医院的院长，身兼中医使命的刘清泉在上任的短短几年间大胆改革，勇于开拓，为医院的发展打开了新局面，而这位擅长

中医急救的标杆性人物，也多次在国家特大疫情与灾害中有出色的表现。撇开光环，刘清泉却更喜欢医生这个角色，“我的核心任务是一名医生，为病人看病是我的责任。”因此即便身兼数职、事务繁多，多年来他一直坚持出门诊。

## “没见过这样的院长”

刘清泉每次出诊，“追随”而来的不只是各地的患者，还有多名学生。记者跟诊的这天，诊室里就来了十几名学生，清一色的“白大褂”，几乎排满了并不宽敞的空间。他们或手拿笔记本安静地等待着，或认真地给患者进行初步的问诊，看到桌面厚厚的一沓病历本，记者问起出诊时长，其中一名学生回答：“估计要看到下午四点了。”把半天出诊出成一天门诊是刘清泉的工作常态，并且因为给患者加号常常吃不上午饭，穿上白大褂的他，心里就只有患者，忘了自己。

来这里就诊的大多是刘清泉的“老病号”，面对自己信任的医生，病痛的折磨、生活的琐事，难免叨叨几句。对此，刘清泉总是保持着亲切的笑容，温和地抚慰他们。40多岁的王女士，冬季反复发作咳嗽15年了，西药治疗一直去不了病根，来刘清泉这就诊后症状有所缓和，今天来复诊时心情却不大舒畅，“我那孩子，现在到叛逆期了，老把我气的。”“别定义叛逆期，孩子逆着，你不能也逆着，他成绩挺好就别担心他。”刘清泉微笑着开解她。“我这一急，孩子也跟着急。”“你肺湿热，容易起急，凡事往好想。”刘清泉从专业的角度解说，又跟王女士嘱咐了下次就诊时间，对方却有点犯难：“您的号太难挂了，我在网上挂了好几次都挂不上。”“来找我加号就行了呗。”刘清泉倒是爽快地帮她解决了难题。

70多岁的李奶奶同样也是愁色满面，她患间质肺好些年了，最近天凉雾霾重，外出总感觉气喘、呼吸困难。“我的胃一到凌晨5点就疼，哎哟，觉得自己好不了了。”“您是心理压力比病还重，适当锻炼，病不发展就行了，胃疼是中气不足，我给您好好调调，不要想太多，没那么多病。”刘清泉耐心的倾听李奶奶的焦虑，又劝慰她减轻精神负担。

“老太太有雾霾天恐惧综合征。”事后，刘清泉幽默地回过头说，诊室里的患者也跟着笑了起来。融洽与互敬是这里的气氛主调，因为刘清泉总为患者着想，他们也发自内心的尊重这位没有架子的院长，有的患者离开时还向他敬个礼。

刘清泉在门诊中也做些义务的事情。有位女患者带着九岁的儿子一起来就诊，自己看完后，讲述起儿子的抽动症病情，虽然这位小孩没挂号，刘清泉还是认真地给他查体、问诊，然后用白纸开了副药方。如此种种，在这里并非个例。

门诊进行到中午时，室外仍有许多候诊的患者，他们看到刘清泉不吃饭也继续出诊，进来后往往第一句是："您辛苦了！"但刘清泉总是淡然地回答："您更辛苦。"

"去过那么多医院，没见过这样的院长。这是一位为了患者可以不吃饭、不休息的好大夫。通过在这治疗，我真正感受到了一个医德高尚、医术精湛的大夫给患者带来的幸福和快乐。"一位患者如此评价刘清泉。



## "服药后诸症减轻"

北京中医医院汇聚了众多名中医，扛起管理大旗的刘清泉自然在专业上也独树一帜，为许多患者改善了病症与生活质量。记者在患者的病历本上，就多次见到最新登记的病历首行写着"服药后诸症减轻"。

中午时分，门诊进来一位老奶奶，见到刘清泉就面露喜色："院长你好！"她今天是来复诊的，先前经常咳嗽、咯痰，肺部查出有结节。"最近怎么样？""吃了那药好多了，痰没了，脖子轻了，只是夜里还有一阵咳。"老奶奶向刘清泉讲述自己的病况，身体的好转让她面容也精神几分。"再给您调整药，吃完后不用再吃了。"刘清泉给老奶奶把脉、看舌象后，作出结论。"吃几回就好了，您真是院长的表率！"老奶奶笑着称赞。

另一位坐着轮椅被家人推进来的老奶奶，今年已经82岁了，患有帕金森病多年。当刘清泉问候起老人家时，家属禁不住抢答："好多了，好多了。"老奶奶也咧开干瘪的嘴笑着说："来这看感觉能再活几年了。"原来在这就诊后，她手脚发抖、又凉又麻等症状都好转了，"就腿还有点麻。""老坐着也是一种关节的损害，在家里能走走吗？"刘清泉仔细问诊起来，并根据她的情况调整了药方。"那些日子感觉没法活了，别人算命过不了82岁，现在好多了。""82岁不算个事，好好地过。"一番对话，看得出老奶奶对生活又有了盼头。

虽然刘清泉在呼吸科出诊，但看的病并不局限于呼吸道疾病，银屑病、乙肝、泌尿系感染、慢性肾衰等病的患者也前来就诊，因为中医讲究辨证施治、整体调节。刘清泉在分析病情时，也从中医角度让患者了解自己的病因，譬如对一位哮喘患者，“你的病由脾胃虚弱引起，不要吃凉、油腻、生、甜的食物，劳累过度对脾胃也不好”。在嘱咐患者的同时，他也抽空指点学生，部分学生因人群拥挤无法靠前，对传递过来的病历复印件都认真地记录着。小小的空间，却让人感受到浓厚的中医传承氛围。

在整个门诊中，有很多患者表示症状得到了减轻，感激刘清泉的言语亦不时响起：“您就是我的救命恩人。”“可不能吃不上您的药，效果特别好。”“谢谢院长，多保重！”……面对这些，刘清泉不宠不惊，微笑置之。



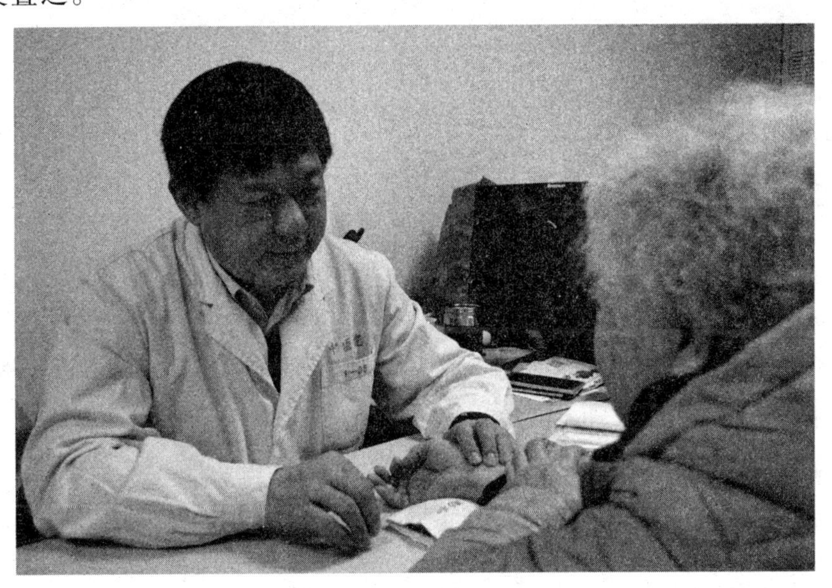

## “中医的优势在于急症”

中医在急诊中的作用不大，优势在慢性病，救急主要靠西医。西医界这么认为，中医界抱有此想法的也大有人在。对此，刘清泉认为这种观点有失偏颇，并且是非常片面和表浅的。

刘清泉是我国从事急诊临床一线时间最长的医生之一，并在这一领域做出了突出贡献。他在国内中医界率先引进了血流动力学检测、急诊床旁血滤、机械通气、急性心肌梗死静脉溶栓等多项技术，极大地提高了中医急诊的抢救成功率；并且多次参与SARS、甲型H1N1流感、登革热、禽流感等疫情的救治与指导工作，用中医改善了许多危害病人的症状。他认为“中医治疗急症的效果不亚于慢性病，中医真正的优势不在于慢性病，而在于急症”。

10多年前，刘清泉曾治疗一位濒临死亡的八十岁老太太。她当时心跳已十分微弱，似有似无，刘清泉用红参急煎，掰开老人的嘴巴将药灌服下去，大概三五分钟的时间，老人的脸色转过来了，眼皮动了一下，脉搏逐渐有力。说明他用的大剂量人参、附子确有良效。“这件事情众人都感到吃惊，也使我重新认识中医药的力量。”刘清泉说。

在门诊中，有一位大妈反复发烧了20多天，输液多次均不见效，来就诊时脸色发白、头晕、肌肉痛，见到刘清泉就诉苦：“我这病一直好不了，就找您来了。”刘清泉通过查体与问诊后，认为是内伤发热，输液起不了作用，遂建议她“别打针了，吃中药吧”。还有一位焦急的妈妈，六岁的儿子已经连续发烧了6天，最高体温达到39度多，吃了许多药都无效，赶紧带着儿子来找刘清泉就诊。刘清泉从中医的角度分析了发烧不愈的原因后，也建议她采用中医方案治疗。

刘清泉介绍，这样的例子很多，如休克后胃肠功能不全，西医没有什么好办法。中医通过辨证论治，鼻饲中药、中药灌肠、艾灸、针刺等，效果很不错，有些都出乎意料。再如危重患者往往涉及多脏器功能不全，如重症感染，可能休克、合并肾功能不全、胃肠功能不全、凝血功能障碍……这时不只是抗感染、利尿那么简单，要考虑整体情况、病理生理改变，从而选择对患者最有利的治疗。这符合中医的整体思维模式，且整体改善危重病人的体质和抗病能力是中医的强项。中医的思路很符合急危重症救治的特点——治疗不是必须把邪气赶走，而是把表里内外、气血阴阳、脏腑经络之间关系协调好，达到“阴阳自和，必自愈，故不战、不汗出而解也”。

令刘清泉欣慰的是，虽然公众对中医治疗急症的认识不够，但近年来，国家很重视中医急诊的发展，在学科建设、组织机构、教材、人才培养上做了很多工作。一些有识之士已把研究转移到急危重症上来。

## 打造医院核心竞争力

从事中医、中西医结合内科医疗、教学及科研工作28年，曾任北京中医药大学东直门医院副院长，兼具医学背景和管理能力的刘清泉不仅有着丰富的医疗经验，而且对中医的综合性发展和管理有着明确的思路和设想，这也注定了他从2012年担任北京中医医院院长起就能够为医院带来一番新改革。

“过去，中医院特色突出、优势明显，但综合实力较弱——内科强大、外科相对较弱。”刘清泉刚上任时，认识到医院存在的不足，通过大力加强“短板建设”来增强原有的优势项目。在其后的几年里，他在管理上开展了一系列的创新：加强外科系统建设，在管理上采用“外科主诊医师负责制”，为内科接诊能力的提升做了强有力的支撑；对一体化诊疗系统做了更深探索，通过优化诊疗流程，使中医“以人为本”的精神得到进一步发扬；高度重视学科建设，在提高医护人员科学素养方面做了很大投入；开设了内科慢病专台、皮科慢病专台、周围血管病专台等专台，这种以患者疾病需求为中心而形成的新的就诊服务模式代表了中医院门诊服务发展的方向，也是刘清泉医院管理的理念表达……

刘清泉认为，不管中医还是西医，医院核心竞争力的关键是要有“五专”。第一，专科。有非常强大的专科，才能得到患者认可。第二，专病。专科要专于治疗几种疾病，疗效非常好。目前医院已开设63个专病门诊，几乎覆盖了全院所有临床科室。第三，专家。围绕专病有一批而不是一两个专家。第四，专药。专家经过多年积累会围绕某个专病形成自己的专药，这些专药有的成为院内制剂，有的成为中成药或上市的药物。第五，专术。专科通过长期实践，对治疗专病形成了专术。有这“五专”的支持，医院一定会是一个非常好的医院。

刘清泉说，现在北京中医医院在“五专”方面可说独具特色，建院初期就是名医汇聚、专科林立，当时一位老先生或几位老先生一起，就形成一个专科。例如，针灸科是由当时北京的针灸名家汇聚组成，王乐亭用金针治疗淋巴结核，贺普仁以火针治疗疑难病。又如，肿瘤科是全国最早设立的中医肿瘤专科，郁仁存是中西医结合治疗肿瘤学科创始人之一。再如，赵炳南创建皮肤科，专长治疗银屑病、湿疹等很难治的皮肤病。这些老先生的秘方、验方、科研成果形成院内制剂192种，为北京中医医院留下了一批具有知识产权的宝贵财富。

谈到北京中医医院未来的发展，刘清泉说，中医的发扬光大需要全体中医人沉下心来，研究现代科技背景和中医传承特征，并将二者有机融合，探索新的发展之路。

下午三点多，刘清泉的门诊终于结束，当记者问到这样不吃饭、不休息地连续出诊累不累时，他依然微笑着说：“我对病人有一种特殊的感情，病人们愿意来找我看病，是对医生个人医疗技术的肯定。其实医生的成长离不开病人，他们是医生最好的老师，所以我们要对病人报以感谢、感恩的心理。”

（跟诊记者：罗　辉　庞书丽）

# 以行动诠释“大医精诚”——夏淑文

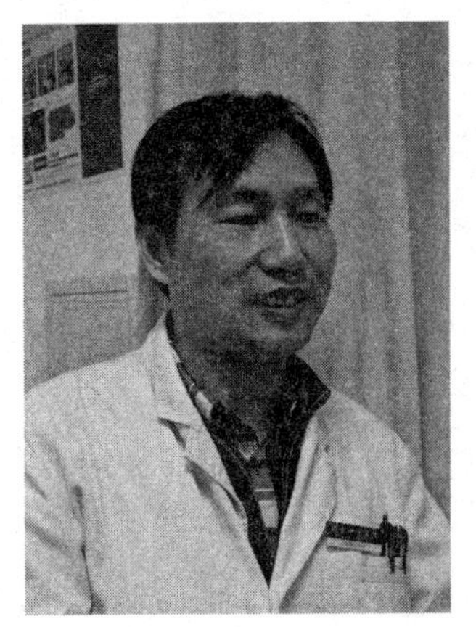

**专家简介**

**夏淑文**，首都医科大学附属北京中医医院针灸科副主任医师，医学硕士。国家级名老中医周德安教授的师承弟子，北京养生康复专业委员会委员，北京市东城区医学会中医专业委员会副主任委员，北京市五四奖章获得者。曾长期担任康复病房的病房主任，善于把针灸的治疗方法应用于中风的康复当中去。

**专长**：耳鸣、耳聋、抽动症、头痛、失眠、面瘫、下肢静脉曲张。

**出诊时间**：周一下午，周三、周五上午（在首都医科大学附属北京中医医院针灸科出专家门诊），周二、周四全天（在燕郊的燕达国际医院针灸科出专家门诊）。



师承名医，他练就了一手好针法；参与“人才京郊行”活动，百姓称他为“神针夏大夫”；远赴埃塞俄比亚开展志愿服务，他让中医文化在“非洲屋脊”绽放；患者口口相传，他每次出诊都要“早到晚退”为超额的患者服务；既治身体疼痛又治心病，患者说他“话比针还多”……他就是首都医科大学附属北京中医医院针灸科医生夏淑文。

## 口碑广传，各地患者慕名求医

周一中午 12 时，还是歇息时间，夏淑文已经出现在针灸科诊室，与候诊的患者问好后，着手下午的工作。登记、排号、安排床位、酒精消毒……尽管诊室里的患者相当多，但准备工作有条不紊地进行着，气氛十分融洽。

诊室里共摆放了13张床和6把椅子，第一批患者已就绪。夏淑文手持银针，走到患者跟前，基本不用了解就直接下针，动作又快又准，十分娴熟。原来，这些患者都是“老顾客”了，夏淑文对他们的情况已非常清楚——病症、扎针的次数，甚至还能说出患者的年龄、家庭住址、家庭成员等信息。

“这位老人已经90岁了，一个人独自住在颐和园那边，洗衣做饭都是自理；每次都要倒两趟公交才能到中医院，身板儿可真好，您说我说得对吧？”夏淑文一边扎针一边跟老人打趣，老人听了瘪嘴笑起来，“老人耳朵不好，这样跟她讲话能听到。不过问您存折在哪儿，估计就听不见了吧。”夏淑文这一席话把旁边的助手、患者都逗乐了，这个诊室经常响起他风趣的言语，为闷热的环境与患者扎针时的紧张情绪注入了一丝和风。

来找夏淑文扎针的患者病症各有不同，耳鸣耳聋、下肢静脉曲张、黄褐斑、面瘫、腰腿疼……而夏淑文善治多种病症，根据患者的病痛选择扎针的穴位，“肩膀也痛？好，给这里也来一针”，让小小的银针发挥了舒缓疼痛、治疗慢性病的作用。

夏淑文的病人中，有很大一部分是耳鸣耳聋患者。“耳鸣耳聋是一种常见的慢性疾病，老年人、年轻人甚至儿童患病的都有，属于顽症，根治难度较大，特别是老年人，往往被医院告知是人衰老，无法医治，但针灸还是可以改善的。”夏淑文告诉记者，他主要采用毫针的方法进行治疗。

一位耳鸣患者告诉记者，在找到夏淑文前，他看了很多大医院，花费了近2万元，但几乎没有效果。“耳鸣比耳聋还痛苦，睡觉时经常被吵醒，我都快抑郁了。”后来他从网上得知夏淑文能治耳鸣，便慕名前来就诊，今天是第三次扎针，已有些许好转，而一次扎针的费用总共才20多元。

很多耳鸣、脑鸣、耳聋的患者长年累月深受着病症折磨，费了不少时间和精力四处寻医问药却无果，最后在夏淑文这得到了治疗。譬如家住黑龙江鹤岗市的苗老太太，一直深受脑鸣之苦。“睡觉时脑袋突然‘轰’的一下子，跟开车轰油门似的，就得立马坐起来，根本睡不了觉。”后来她经人介绍找到夏淑文治疗后脑鸣已大有改善，现在便在十里河租房住下，每逢夏淑文出诊都会过来扎针，除了脑鸣还把腰腿疼一起治了。

9岁的桐桐是今天就诊患者中年龄最小的，夏淑文来到她面前时，一边下针一边夸奖她，“桐桐是咱们诊室里最勇敢的”。桐桐去年4月份时被检查出右耳听力下降，即神经性耳聋，喝了不少中药、西药。听闻夏淑文的专长后，母亲立即带着桐桐从山东来到北京，“其实最开始过来还有点担心，但第二次扎完针后孩子告诉我‘有点通气了’，应该是针灸起作用了，心里也就踏实了！”桐桐母亲对记者说。

亲朋好友介绍、从医院官网了解、通过网上评价……病友的口口相传，让全国四面八方的患者寻医至此，“夏神针”的名声也越传越远。在夏淑文的针下，也的确时有奇迹发生，几周前，有一位11岁的突发性耳聋患儿，在其他三甲医院住院治疗2个月无效的情况下，来这儿扎了两次针后听力就完全恢复了。

“有效才是硬道理，很多患者都是在我这治疗后就介绍全家都来了，我们不需要做广告，患者就是最好的宣传员。”夏淑文说。

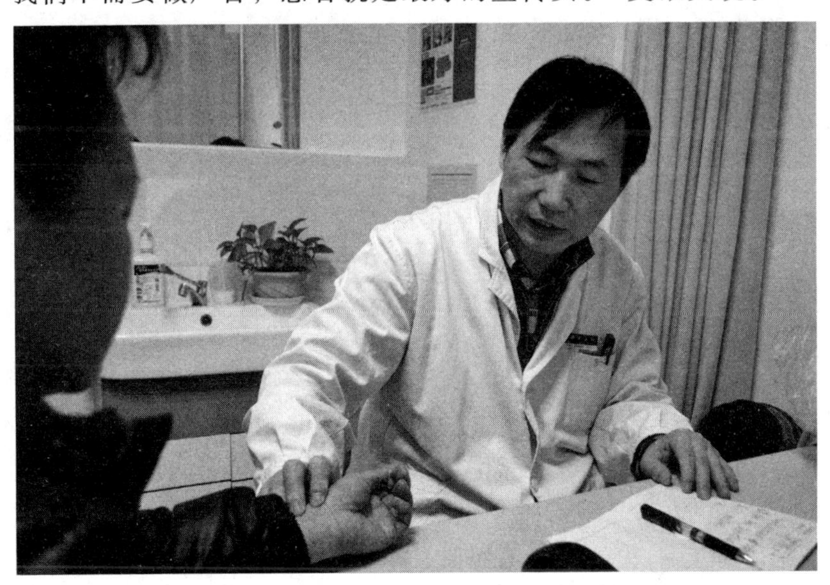

## “来者不拒”，无私精神获得患者赞誉

下午13时30分左右，夏淑文扎完第一批患者，开始问诊新病人，而这时挂在诊室门口的登记名册上已显示有80多名患者。“最多的时候

约有150名患者，平均半天时间看100来个病号是常态。”夏淑文的助手告诉记者。虽然每个医生的专家号是有限的，但夏淑文几乎“来者不拒”，只要有患者来就给加号，尤其是从外地赶过来的患者。

按照医院常规的上班时间，在4个小时中问诊、扎针上百个患者几乎不可能。对此，夏淑文的解决办法就是“早进、晚退”，争取尽可能多的时间，才能超额完成工作。因此，每逢上午出诊，他都会乘坐最早的公交车到达医院，6点就开始工作，把其他医生的治疗室利用起来，为上班族、学生等先行治疗，以免耽误他们的时间。久而久之，受夏淑文的敬业精神感染，他的患者彼此能够互相理解并尽自己的微薄之力去体恤他，“有些病人买早餐时给我也买一份，甚至还有买重的情况，多出来的我就当午饭吃了，这样也省了中午吃饭的时间。”说起患者的体贴，夏淑文的眉目里都带着笑。

“我有次扎完针都已经晚上7点过了，夏医生才下班，多敬业啊！我就没见过这样的医生。夏大夫这一忙就是五六个小时，他连口水都不喝。”刚扎完针的苗老太太一边收拾东西一边对记者说，“夏淑文不仅医术高，还有医德。”

记者对此也有所体会，跟诊时连续站2个小时已感到有些腿软，而夏淑文一站就是好几个小时，扎完一批又一批患者，只有给新患者把脉问诊的时候才坐下来，得空的功夫也就是穿行之间擦擦额头渗出的汗珠。

虽然平常工作已经很忙碌，夏淑文还是尽量抽时间下基层，他每到一处，都以自己的职业精神与精湛针法获得当地患者的敬爱。

2005年，夏淑文作为志愿者远赴有“非洲屋脊”之称的埃塞俄比亚，开展了为期半年的志愿服务。期间，他克服当地艰苦落后的条件，为病人针灸1530人次，按摩220人次，使许多受病痛折磨的脸庞重新绽放了笑容，也为中埃友谊以及中医传播做出了自己的贡献。

2008年，夏淑文参加北京市委组织部举办的首届“人才京郊行”活动，赴北京市门头沟区中医医院挂职，在医院领导没有规定任务的情况下，他主动要求并坚持每周出三个半天的专家门诊。由于病号很多，他每次都牺牲自己的午休时间，不限号，看完为止。下午近六个小时里，常常是后面的患者还没扎完，前面的又该起针了，他根本顾不上喝口水，每次都忙到晚上七八点。他的病人也自发地形成了“粉丝团”，称赞他为“神针夏大夫”。夏淑文在看病之余，还手把手给年轻医生培训，教导捻、转、提、插的手法，讲解疑难病例，办专题讲座，现在这些年轻医生已经可以独立针灸了。

## 治病治心，“话”比“针”还多

门诊里，一位家住北京平谷的大妈是第二次来找夏淑文加号扎针，今天她带来的“礼物”是一个自家种的红心大萝卜，夏淑文连忙谢过并说道，“上次她给我带的是一颗大白菜，自家院子里种的，我拿回家剁碎了包饺子吃，可好吃啦。”欣喜之情溢于言表。

这位大妈右脚足跟长有骨刺多年，疼痛严重。夏淑文分别在她左脚跟部的照海透足跟穴、太溪穴扎入银针，对应到右手掌处再扎入一根针。“扎进针后，脚后跟有像脉搏振动的感觉。第一次扎完针就有效果了，疼痛感就明显轻了”，大妈告诉记者，“夏医生人真是太好了，他的‘话’比扎的‘针’都还多！”



“中医针灸的治疗方法可以让我有更多的时间与患者交流，这样的交流与医术同等重要。”夏淑文介绍，医生说的每一句话对患者都会有影响。跟患者聊天，一方面能分散患者注意力，减轻扎针的痛苦；同时，在聊家常中能产生地域上的接近感，拉近医患之间的距离，这样也不容易有医患矛盾。所以，他在扎针的过程中都会跟患者交流，除了询问病情，还要问问家庭住址、生活情况，并牢记在心，这也是他无须问诊直接下针的原因。

“夏主任，我们12点到的，到现在还没扎上（针），回去又该赶上晚高峰，堵车堵得可厉害，该‘投诉’你了！”夏淑文身后的一位大妈向他“抱怨”道，夏淑文笑着答道：“要是有分身术就好了啊！”引得大家阵阵笑声。另有一位患者在病床上光着膀子、消完毒已经坐等了半小时，还不见夏淑文过来，有些心急了，便开始催促他。“啊，您是被遗忘在角落里了”，夏淑文幽默地回应道，扎完眼前的两位患者后赶紧走过去。正是医患间这种无拘束的言语，使得诊室并不显得沉闷。

“你扎完针后现在情绪是好多了吧，吃得好、睡得着了吧？”来到一位失眠症患者面前，夏淑文先开口询问。“治得好当然就舒服了，不，应该是听了你的话心里就舒服一点了。”患者回答。夏淑文的身心兼治在她身上也起了作用。

的确，医技和医德是夏淑文的两张牌，以医术治疗患者身体的病痛，用医德抚平患者心灵的创伤。夏淑文遇到很多耳鸣患者，由于长期忍受折磨、求医也不见效果，导致心理抑郁，他在治病过程中会注重给患者调节心理。

为了方便与患者交流、替病友及时答疑解惑、通知出诊等，夏淑文还组建了名为“夏大夫的粉丝群”的微信群，患者们平时也会在群里唠家常、交流病情，使得彼此关系都很融洽。

## 传承火针，开设下肢静脉曲张专台

火针疗法是北京中医医院针灸科老主任、国医大师贺普仁教授倡导的一种独特疗法，通过一种特制的针具，经加热烧红后采用一定的手法刺入到人体的腧穴或者患处，对多种疾病都有很好的疗效，其中最具特色的当属火针治疗下肢静脉曲张。夏淑文从贺教授处获得真传，又在临床上发扬光大，在院里开设了下肢静脉曲张专台。记者在跟诊中也得以一探究竟。

63岁的马老太太右腿患有静脉曲张已经十五、六年了，曾在大医院的血管外科就诊，当时医生给出的方案是剥除血管，用老人的话说就是“扒皮抽筋”，但是并不能保证痊愈，而且创伤过大，令她难以接受这种治疗方案，但如果放任不管，腿部静脉会越堵越厉害，可能进展为溃烂。一次偶然机会，老人在电视节目中看到了夏淑文介绍的火针法治疗静脉曲张，便来到北京中医院进行“放血”治疗，今天已经是第三次了。

扎针前，夏淑文先点燃一团棉球，然后将一根钼合金火针的前半段烧红，疾速点刺马老太太的腿部滞塞处时，刺破曲张的静脉，暗红的淤血随之喷出。如此反复数次，治疗结束时，铺在老太太脚下的防水垫洒满了一摊触目惊心的鲜血，但她似乎并不害怕，脸上反而是一副放松的神态。因为经放血治疗，她的腿就“轻松”了，走路“腿沉”的症状减轻不少，配合毫针，效果更为明显。“我的腿背本来有个大包，现在都成小包了。”她微笑着跟记者说。

夏淑文解释道，静脉曲张与正气不足相关，因先天不足或后天过劳、久立耗气，气虚无力运血而导致脉络瘀阻滞塞不通而发。用火针点刺静脉放血，可以达到祛瘀生新的目的，温经通络、扶正助阳、祛邪引热，有效缓解症状，且相对于西医手术而言，患者的痛苦小得多。

从踏入医学大门到今天的“夏神针”，夏淑文的医术并非一蹴而就，他的针灸继承了针灸老前辈王乐亭、贺普仁、周德安的丰富临床经验，自身在临床实践中也不断积累、总结，反复钻研《内经》《针灸大成》等中医经典并从中获得临床解决办法，这都是他的成长“法宝”。

“凡大医治病，必当安神定志，无欲无求，先发大慈恻隐之心，誓愿普救含灵之苦……省病诊疾，至意深心，详察形候，纤毫勿失，处判针药，无得参差。”在接受记者的采访时，夏淑文引用唐代名医孙思邈的《大医精诚》表达了自己的从医理念，他也在用实际行动践行着。

（跟诊记者：敖阳利）

## 12. 首都医科大学附属北京世纪坛医院

# 攻坚腹膜癌的“草图医生”——李雁

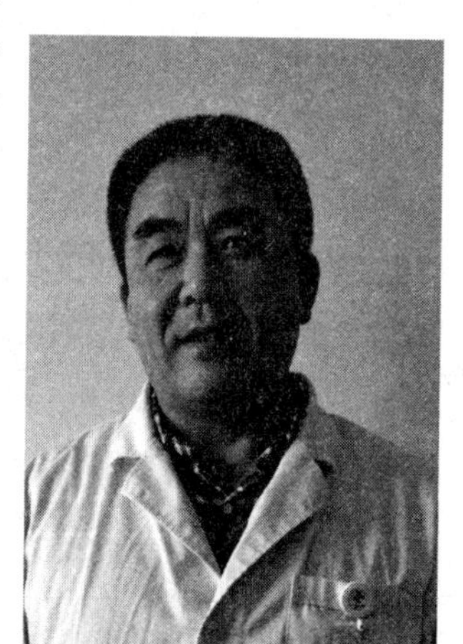

### 专家简介

**李雁**，首都医科大学附属北京世纪坛医院腹膜肿瘤外科主任，肿瘤中心副主任，主任医师，教授，医学博士，博士研究生导师。担任腹膜表面肿瘤学国际联盟中国地区常委、美国临床肿瘤学会（ASCO）会员、Biomaterials 杂志编委（IF7.882）、Cancer Biology and Medicine 杂志编委、《中国肿瘤临床》编委、中国抗癌协会肿瘤转移委员会委员等职务。创建了规范化肿瘤细胞减灭术加腹腔热灌注化疗治疗腹膜癌的技术体系并在国内外推广。先后在国内外学术会议上做特邀报告120余次，发表科研论文300余篇，获得中国发明专利五项，获得国家科技进步一等奖等重大奖励六项，获CCTV“最美医生–特别关注奖”。享受国务院政府特殊津贴。

**专长：**专注于胃癌、结肠癌、直肠癌、腹膜癌/腹膜后肿瘤以手术为主的综合治疗，特别是腹膜癌/腹膜后巨大、复发、疑难肿瘤以手术为主、配合腹腔热灌注化疗为辅的治疗。

**出诊时间：**周一上午、周四上午。

所有疾病当中，癌症最令病人胆战心惊。癌症治疗最头疼的问题是转移、复发，医学界对癌细胞的血道转移、淋巴道转移都已有标准的治疗方法，但对癌症的第三种主要转移方式——腹膜转移，有效的治疗措施始终缺乏。许多肿瘤医生对腹膜癌选择了绕道而行。

但“问题绝对不是坚冰一块，它总有可以撬动、攻破的部分”。首都医科大学附属北京世纪坛医院腹膜肿瘤外科主任李雁面对腹膜癌这一由来已久、患者群体大的“老大难”问题，用积极探索的精神，带领团队开展了协同攻关研究，建立了腹膜癌综合诊治技术体系，李雁也因而成为腹膜癌治疗领域的国际权威。他不仅参与制订腹膜癌治疗的国际指南，还主持制订了国内首个腹膜癌诊治的专家共识。



## 腹膜癌病人最后的希望

在诊断方面，李雁建立的这一技术体系主要应用检查血肿瘤标志物、做三维CT检查、动态影像三种方法诊断腹膜癌。该诊断方法具有诊断准确率高、诊断成本低、诊断技术门槛低的优势，使腹膜癌诊断准确率提高了80%。

在治疗方面，李雁针对腹膜癌创建了以细胞减灭术加术中和术后早期腹腔热灌注化疗为主的综合治疗策略，该技术有利于从根源上消灭癌细胞，患者总体生存期延长60%，复发率降低40%。李雁也因此成为众多腹膜肿瘤病人最后的希望。

跟诊当天，有多名术后复诊的患者。见到李雁，他们都显得非常放松，气色也非常不错。已近耄耋之年的魏先生不久前由李雁主刀做了巨大腹膜后肿瘤切除。刚进门诊室，李雁就问道：“老爷子，恢复得怎么样，现在能吃多少饭了。”老爷子满脸笑意：“现在我能活动了，会经常出去遛遛。手术后一直吃流食，现在想吃点菜，吃点儿米饭，就是想吃点带油水的。”李雁向魏先生和他的女儿介绍说，老爷子肠子上的肿瘤切除的比较干净，只需要做一个复查，调整一下用药方案，以此作为接下来的行动指南。

李雁的病人多数来自全国各地，仅仅是跟诊的一个上午，就有来自内蒙古乌兰察布、江苏、辽宁葫芦岛、浙江杭州等地前来问诊的病人。他们开口的第一句话出奇的一致——“我们也是慕名而来”。除了中国患者，还曾有外籍华侨专门来向李雁求医问药，最终手术非常成功。如果说老百姓的口碑是对李雁最大的褒奖，那来自同行的信任则可能是对李雁专业水准的最大认可。

2015年，75岁的埃及亚历山大大学医学院的解剖学教授ELKALAA因横结肠恶性肿瘤并盆腔转移，在埃及医院行结肠癌根治术及全子宫、卵巢切除手术。通过连续的随访复诊，她肿瘤病情一度平稳无进展。2016年9月，复查腹部CT结果却显示："腹盆腔肿块广泛复发转移"！然而由于她已尝试了靶向治疗及规范结肠癌化疗方案，严重的副作用使全身化疗的可能性成为泡影。踌躇无措中，ELKALAA教授远在加拿大某医院放射科做医生的儿子，通过查阅医学文献了解到，中国北京世纪坛医院腹膜肿瘤外科主任李雁是腹膜癌治疗领域的国际权威，立刻陪同母亲来到中国北京求医。在李雁的主刀下，ELKALAA接受了规范的腹部肿瘤细胞减灭术加腹腔热灌注化疗治疗，最终痊愈出院。回到埃及之后，ELKALAA病情恢复良好，因而还向李雁和世纪坛医院写来了感谢信。

李雁带领的学术队伍，潜心研究腹膜癌的诊断治疗策略，经过十五年刻苦攻关，终于发展了一套实用可靠的治疗技术体系，经他治疗的病人生存期有的已经超过10年。从2015年5月份在北京世纪坛医院创建腹膜肿瘤外科——这也是国内唯一一个独立的腹膜肿瘤科室，李雁建立的腹膜癌综合诊治技术体系已经治疗了230多位腹膜癌病人，取得了突出成就。

## 通俗讲解缓解患者忧虑

对于癌症这样病理复杂，治愈困难的疾病来说，横亘在医生与患者（家属）之间的是一条巨大的信息鸿沟。因此，许多癌症患者都会产生很多未知的恐惧。然而，李雁却会用画草图、分析旧病例等通俗易懂的方式缓解他们的忧虑。

上午9时许，一对老先生拉着一位面色略显苍白的老太太走进李雁的诊室。老太太刚一坐下，就开始焦急地讲述自己的病史。

这是一对来自内蒙古乌兰察布市的老夫妇，其中62岁的翟女士6年前患上了腹膜后脂肪肉瘤，先后在不同的医院就诊治疗。在2011年3月至2017年3月之间的6年时间内已经进行肿瘤切除术4次、化疗5次、植入粒子3次，胆囊以及脾也已经切除。现如今，疾病再次复发。李雁一边听老夫妇讲述，一边一张张翻看翟女士厚厚的病历单。

“儿子从网上查，说世纪坛医院的李教授治疗这类疾病最出名了。来这就是我们最后的希望了。”老先生的眼里充满期待。翟女士的丈夫卖了家里的楼房，带着妻子寻医问药无数。李雁详细询问了翟女士的病例状况、仔细观察了她的CT检查报告之后向病人解释：“现在的一个关键问题就是看肿瘤具体长在何处，是否粘连在了大血管上，不在的话，安全性就高多了，就可以尽快做手术。”

显然，李雁的一席话并没有化解翟女士丈夫的忧虑。

“她的肝上还有（肿瘤）吗?”

“肝上没有（肿瘤）。”

“您再看看CT?”翟女士的丈夫一边说一边又把CT拿给了李雁。

“立体的CT可以看得很清楚。”李雁依旧很耐心。他拿出了一张白纸，随手便画出了一个肝脏的形状并勾勒出了一个阴影。他边画边说：“肝脏上的这个阴影部分是个重影，为什么需要做立体的，你站在前面看，后面的影子是重叠的，因此才需要做立体的CT。”接着李雁还把电脑里旧有病例的三维CT调出来，结合着一起分析，夫妻二人听完一番讲解后，终于释然了。

“之前的医生说我肝上也有肿瘤，差点吓死了。谢谢李大夫。”翟女士脸上终于露出了难得一见的笑容，她立刻“安排”丈夫赶紧办理住院手续，按照医生要求做相关检查、准备手术。

事实上，早在参加工作的第一年，李雁就已经养成了画草图向病人解释病情的习惯。当年，李雁接诊了一名从农村来的大肠癌女患者，因对方方言太重，又听不懂普通话，且不识字，双方交流十分困难。在当时情况下，李雁掏出笔在纸上画下了病变部位和手术方案，不知不觉连画了好几张，那名女患者很快就明白了。此后，李雁又花了65分钟左右向病人家属画了6张草图详细解释手术方案。

从医20余年来，李雁画过的病情草图超过三万张，大多数寄给了病人，少部分留存在自己的笔记里。一张张草图成了“精英医学”转化为“大众医学”的媒介。而患者（家属）通过草图详细了解后普遍更加愿意接受治疗，李雁也因此被称为“草图医生”。

李雁举例解释：“你用语言告诉患者低分化黏液腺癌，可谁知道黏液腺癌是什么东西。”临床治疗绝对是一个医患配合的过程，既需要医生努力，也需要患者进入角色。病人总会产生疑惑、恐惧或者不确定，医生则需要消除病人的恐惧感，尽量让他们从“没谱”到“有谱”转变，这样的话患者才能得到一个比较准确的判断，才能够配合治疗。

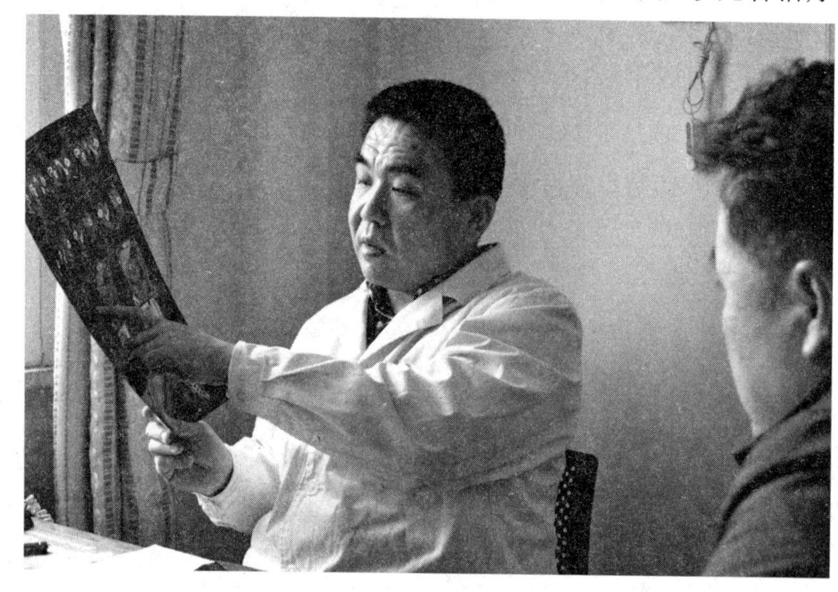



## 诊断、科研精细严谨

虽然李雁与病人的沟通通俗易懂，但他诊断病情的过程以及自身学术都非常严谨。诊室外，一位陪同父亲复诊的中年女性有些着急：“还没轮到我们呢。”坐在她旁边的面容苍老但依然精神矍铄的老先生回答：“李教授看一个病人至少需要半个小时。”

据世纪坛医院宣传中心干事闻卓介绍：一般来说，李教授的门诊，预约比较多。腹膜癌不像一般的过敏、发烧，医生简单询问，再做一个检查，就能基本解决问题。来这儿的病人一般病史都比较长，病情都比较复杂，李教授讲解的时间自然就长了。

记者跟诊时的观察印证了闻干事的介绍。除了复诊的病人之外，前来问诊的病人基本都已经走遍全国各大医院，拿着一大摞检查报告和病历单前来问诊。对于这些病人，李雁通常会一边翻看材料，一边用白纸详细记录他们的病史。而病人讲述病史的过程中随手记录是李雁一直以来的习惯。

一位患者的家属在回忆李雁诊断母亲病情的场景时，依旧难以掩盖激动和敬畏之情。“我母亲患有原发性腹膜浆液性腺癌，李教授耐心细致地听取了我口述母亲的病史，一边听还一边在门诊病历上详细记录。这本病历我一直保留着！这也是李教授最叫人感动的地方。8年来，为母亲的病我见识过不少大医院的专家教授，还从没见过哪个教授在患者家属面前边听还边动笔记的！不仅如此，李教授在疑问之处还做上了记号。”

在门诊里，29岁的张女士来自辽宁葫芦岛，三年前诊断出腹膜平滑肌瘤并做了切除手术。但最近腰部有疼痛症状，在北京协和医院的检查结果显示右肝内突性占位，医生考虑已经发生转移。张女士带来了三年的检查报告，李雁在一一浏览之后解释说：“目前需要做一个立体的CT检查确认是否只有肝脏发生了转移以及肝脏转移的具体位置。”张女士的丈夫解释称：“我们已经在协和做了CT。”

“你们做的是平面CT，现在需要做的是一个立体的检查。”说着，李雁从电脑里调出了以往病例的立体CT检查结果，一边用鼠标演示，一边详细解释。“你看，这就是立体的CT，从骨头一直往前看，或者从腹壁往后看，能把转移的具体位置看得很清楚。”看这对年轻夫妇依旧有些疑惑，李雁又补充了一个形象的比喻。“以往的平面检查可能关注的是肝上一个大的范围，而我们关注的是具体的点，这就好比说一个是房间，一个是房间角落里某一个具体的点，只有搞清楚具体的点，才能确认是否合适做手术。”



李雁也详细向这对夫妇介绍了手术切除、介入治疗、射频治疗、化疗等多种治疗方法的特性以及优劣。除了手术切除，其他方法都只能对肿瘤有所控制不能完全消灭。在诊断最后，李雁还交代病人多喝绿茶，绿茶中的茶多酚有防癌功效，此外，还可以多吃西兰花类深绿色蔬菜。

李雁把诊断的过程当成了一个普及防癌抗癌知识的小课堂。而他也总能随手调出诊断过的患者资料作为讲解的媒介和依托。“在跟病人的交流过程中，虽然都是一些基本的常识性的东西，但是每次交流过程中，你来三个人也好，五个人也好，甚至十几个人，这就相当于公开课。每个星期几次抗癌知识课，就会逐渐在社会上传播开来。”

跟诊当天，李雁原定于10点钟参加手术，但当下一个病人走进门诊室，他似乎就忘记了手术的时间，继续投入到对病人病情的思考分析当中。结果，李雁的门诊一直持续到了上午11点半。

除了严谨的问诊，科研能力极强的李雁同样在学术上一丝不苟。

在科研工作方面，李雁可谓硕果累累，荣获了多个国内与国际上的奖项。

## 全身心服务病人零差评

相比于门诊，李雁的主战场是手术台。上午11点半左右，在结束我们的跟诊采访后，李雁立即奔赴到了下一台手术当中。

腹膜癌手术本身都极难操作，而李雁又始终秉持“最大可能切除肿瘤，最大可能保留其他器官功能”的理念，这就需要操作者具备高超的技术以及丰富的经验。

2015年，李雁为一名罕见的腹腔黏液腺癌患者——老肖做了手术。由于老肖的腹腔全是黄色的液体，看不到任何脏器，而这些包裹着各个脏器的黏液竟然都是癌细胞。李雁从老肖的腹腔里清除出的黏液整整5000毫升。手术过程中，李雁既需要把满腔的小肿瘤剥离到肉眼无残留的程度，也需要精细再精细的分离与肿瘤相粘连的血管，还需要争分夺秒防止出血量过多，难度与压力可想而知。然而，凭借着丰富的临床经验，在12个小时之后，李雁为老肖清理了腹腔所有的肿瘤，大大小小的肿瘤装满了14个病理袋，李雁逐层关腹，手术宣告成功。



正是因为操作难度极大，所以一般的腹膜癌手术都需要至少六个小时，手术长达12小时甚至更长时间也是常态，期间基本都是躬着腰，低着头的僵硬姿势。这对医生的生理、心理、体力、耐力都是一个考验。而李雁为了保证手术过程中各个关节的舒展，会经常冬泳让肩关节、颈椎、腰椎等各个部位活动开，给手术成功提供保障。在紧张的手术过程中来不及吃饭，李雁也只能靠葡萄糖补充能量，因为“葡萄糖能量来得最快，至少让你感觉不难么疲劳”。

手术之后的查房，李雁依旧亲力亲为，事无巨细。在某个知名医疗网站上，许多曾经接受过李雁手术治疗的患者（家属）在他的主页上撰文感谢，无一差评，甚至有患者家属通过该网站给李雁写了千余字的感谢信。

李雁负责的腹膜肿瘤外科的31张床位永远都是满员。他把时间都献给了病人，家里的事情都是妻子一肩挑。如果你问，什么才是“最美医生”，答案或许就是李雁。

（跟诊记者：李忠利）

## 13. 首都医科大学三博脑科医院

# “三博模式”下的博大人生——王保国

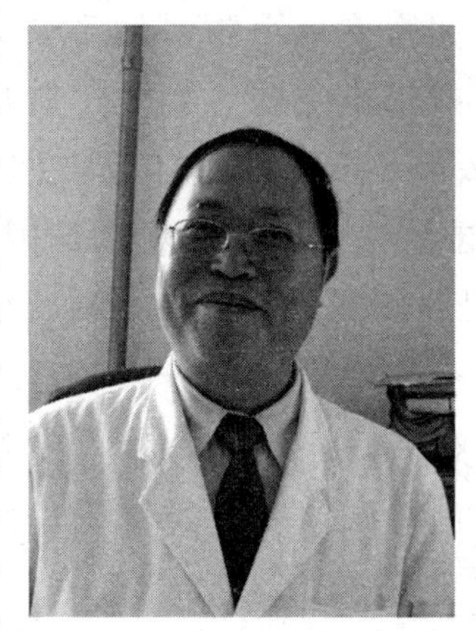

### 专家简介

**王保国**，首都医科大学三博脑科医院（第十一临床医学院）党委书记、副院长；首都医科大学麻醉学系副主任，教授，博士导师，主任医师；国务院政府特殊津贴专家获得者；三博医院管理集团有限公司副总裁兼医疗总监；中国非公立医疗机构协会常务理事兼麻醉专业委员会主任委员；北京医师协会常务理事兼疼痛专科医师分会会长；中国医师协会麻醉学医师分会常委、疼痛专业委员会常委、神经调控专业委员会常委。

**专长**：疑难疼痛的诊疗、严重失眠的诊疗、神经外科麻醉和脑保护等。

**出诊时间**：周一上午、周四上午。

周四上午，春雨一直淅淅沥沥地下个不停，在北京秀丽的香山之畔，春色满园的首都医科大学三博脑科医院里，记者采访了党委书记、副院长王保国，在跟诊的点滴与三博的管理模式中感受到了他的博大人生。

作为一名疼痛科医生，他分析病情详尽而细心，针对患者情况制订合适治疗方案，避免过度医疗；作为一名资深麻醉医师，他不仅关注患者麻醉方案的选择、深度是否适当，还维护患者麻醉前后的基本生理功能，避免发生并发症及严重后遗症；作为三博的管理者之一，他践行着“博医、博教、博研”的办院理念打造中国优质脑科医院品牌，让医院的建筑布局、体制等都围绕患者为中心开展。

“尽心尽责尽力为患者服务，是医生的光荣。”这是王保国的从医理念，也是他的管理宗旨。

## 选择最佳方案，不过度治疗

疼痛是一种症状，非常个性化、主观、复杂，病因多种多样，十分考验疼痛科医生的综合素质。而临床经验丰富的王保国，对疑难疼痛治疗有深入的研究，能精准地锁定病因，制订合适治疗方案，使得许多患者慕名而来。



40多岁的李军以前是一名工厂工人，每次喝酒或上夜班后都会头痛，2012年后病情加重，现在每天早上起来如果不吃药，到中午就疼得受不了，头晕呕吐，眼睛疼，耳朵听到什么都心烦意乱，对正常生活造成了很大影响。为此他去过很多医院，做过数项检查均找不到病因，服用的药物也逐渐不起作用。打听到王保国是该领域的权威专家后，李军昨天就从杭州赶了过来。

王保国详细了解完李军的病况以及检查报告后，拿起小锤子一边敲打李军身体的各个部位观察反应，一边进行深度询问，发现2012年对他是个转折点，家里发生的诸多不幸加剧了他的病情。

“根据你疼痛的次数和病症，我觉得比较像紧张性头痛，属于肌源性的，脑头部肌肉收缩不协调，导致支配头部的交感神经失调，影响了血管的收缩，与你的焦虑情绪也有关。疼痛、失眠这些病有时候是脑子里异常的精神反应，它一到那个时间，就像即兴反应一样，到时候就出来。并且你每天吃药，时间长了产生了药物依赖，成了‘心’病，恶性循环。治疗的关键是打破你的疼痛规律。”经过一系列的查体和询问，王保国做出了初步的诊断，并且制订了在头部打封闭针（神经阻滞）的治疗方案。

像这种相对简单的针，本可以让助手来打，但是考虑到李军的病情和紧张情绪有很大关系，为了让他更安心，王保国决定亲自上阵，这也是充分考虑了患者的就医心理。在李军离开前，王保国还一再鼓励他：“你需要有信心，你的精神状态不能总处于懊恼、担心的状态，要建立起对生活的信心，相信自己可以正常生活。不能把疼痛当成生活中必需的一部分。”这次就医能得到如此的进展，李军离开时神色明显放松了不少。

二十多岁的小伙子小安则是在朋友的介绍下找到了王保国，一进门就说他是“痛风”。

“我这左脚脚骨的第一关节疼了将近两个月了，针扎似的，抹药也不管事儿，叶酸和胆固醇还偏高，我怀疑是痛风。”小安信誓旦旦地说。

王保国在深入询问、翻阅检查报告后，让小安脱掉鞋子仔细地查看痛点，“你这儿没有红肿发热，不是细菌感染。只是局部疼痛，别的地方也没什么事，有可能是打球或者走路过程中发生损伤，产生局部的无菌性炎症，或者里面的肌膜损伤了一些，我看不像痛风，先在这打两针看看，不疼了就不用管它。”

以为进医院就要先做检查的小安，对王保国的结论露出了疑惑的神色，“我怕是痛风，关节会变形，要不做些检查呗。”为了消除小安的困惑，王保国进一步解释道：“我看了你脚骨的片子，别的关节都挺好。我觉得你不像痛风，第一你这么年轻，第二你尿酸只比正常值高一点点。局部的微小病变做太多检查没用，要避免过度检查。”在王保国的专业分析下，小安终于信服了，也打消了自己的疑虑。

在王保国看来，如何避免“过度检查”与“过度治疗”，医生扎实的理论知识和丰富的临床经验很重要。而坚持不过度治疗，是他一直以来的原则，这也体现“以人为本”的从医理念。

“对于不是很复杂的病症，选择合适的治疗方法更重要。”王保国对记者说道。每年王保国都会收治大量疼痛患者，每个患者的病情都不尽相同。根据患者的病情为他们选择最佳的治疗方案；根据他们的就医心理，为他们进行最合适的治疗举措，是王保国一贯的作风。每一个选择都意味着风险，但在王保国看来，医生就是要有敢于承担风险的担当。

## 在医学征途上不断拓展

师从于首都医科大学王晓持教授，经三年麻醉学硕士研究生的刻苦学习后，王保国于1986年留在北京天坛医院麻醉科工作，一干就是二十多年，并且在多项医学领域都有所拓展。

医界有一种形象的说法："外科大夫治病，麻醉大夫保命。"作为一名主要从事神经外科的临床麻醉的医师，王保国的责任更为重大。"不光保证在手术过程中无痛苦，我们还要保证患者的生命健康，日后的恢复。"王保国告诉记者。

王保国在每场手术前，都会对患者进行严谨的术前评估和准备；术中利用先进仪器严密的监测患者的多项指标，确保患者的安全和生理功能，满足手术操作的需要；术后给予精心监护及脑细胞功能的保护等措施，让每一个患者都达到最佳的恢复。



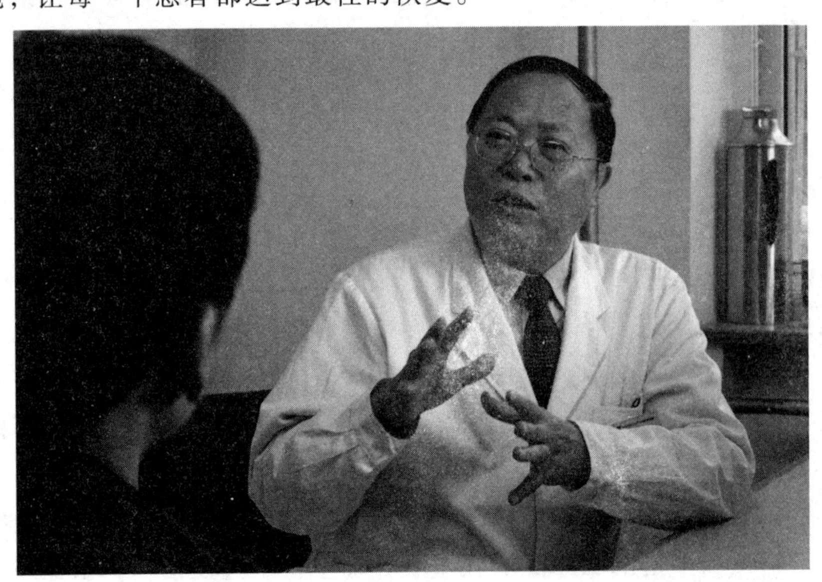

有一位70多岁的老大爷，合并有肾功能不全，被转诊到三博时，肺部肿瘤已经发生脑转移，需要及早做手术摘取颅内的瘤子。然而，问题出现了，因为老大爷已经摘掉一个肾，剩下的肾也不太好，如果全麻的话，有可能会进一步影响肾功能，手术过程中存在一定的危险。如何保证安全麻醉成了手术的关键，于是王保国紧急召集麻醉团队集思广益，为老大爷制订合理的麻醉方案：与中医的"针麻"相结合，进行局部麻醉。在这种安全的麻醉下，主刀医生成功地摘取了肿瘤，期间老大爷也能一直保持着清醒，达到了很好的手术效果。

除了在临床麻醉工作不断积累经验，王保国还不断开展新的医学领域。由于脑部血管丰富，术中极易出血，如实行传统同种异体输血法，不仅用血量大，而且感染疾病的可能性成倍增加，且目前输血费用昂贵，给许多患者造成了十分沉重的经济负担。而王保国对患者的术中安全用血做了深入研究。1989年，王保国在国内最先开展了“血液保护”的技术。即被称为“最安全的输血法”的自体输血，包括预存式自体输血、急性血液稀释和回收式自身输血。“就目前我国的医疗现状而言，大力推广自体输血是关乎国计民生的大事，还是国家文明、发达的标志之一。”王保国在担任首都发展基金“围术期血液保护的研究”项目负责人时指出。

此外，因患者术后围麻醉期需在ICU中管理，王保国逐渐将工作延伸到重症监护技术，并且还苦心钻研疼痛治疗技术。慢性疼痛严重影响患者的躯体和社会功能，具有普遍性，在中国存在疼痛没有得到规范化处理的问题。王保国针对不同的疼痛病因，给予个性化诊治，达到了奇佳的效果。

目前，在三博脑科医院临床工作中，王保国分别带领着临床麻醉团队、ICU团队、疼痛治疗团队，并且一直坚持应用他所提倡的“血液保护”技术。

## 搭建学院型医疗平台

作为一个医生，王保国要对自己的病人负责，而作为一个管理者，他要搭建好一个平台为更多病人服务。

三博脑科医院从2004年成立以来，已经走过了十余年的发展历程。它是中国第一家由医学专家（栾国明、于春江、石恩祥三位神经外科博士）发起，以“博医、博研、博教”为模式，经济上走“多元融资”的渠道，办院理念“以医疗技术为核心、以医疗质量为生命、为患者提供优质的医疗护理服务”。

2008年1月，王保国出任三博脑科医院医疗院长、麻醉学科首席专家。在王保国和张阳总经理等人的努力下，三博已经成为国内民营医院的一面标志性旗帜，并于2010年12月，挂牌成为首都医科大学第十一临床医院，成为新医改背景下“学院型医院”发展模式的典范。

“三博最重要的是搭建了一个非公立医院的以专家为导向的医疗平台。我们医院之所以能够运作好，因为首先拥有专家团队，而且是一群有志向的专家。”王保国总结医院成功运营的经验时表示，专科民营医院发展的根本一定是医院整体技术实力。

在三博医院，每一个首席专家下面都有一个团队，每个团队都有自己的特色。例如，栾国明教授的特色是癫痫和功能神经外科，我国的癫痫外科治疗几乎是由他从零做起来的；于春江教授擅长颅内肿瘤，尤其是垂体瘤和听神经瘤，被誉为当前“垂体瘤第一刀”；石祥恩教授的特色是血管搭桥手术和颅咽管瘤切除术；林志雄教授的特长是小儿神经外科；王梦阳和李天富教授的特色是神经电生理技术和癫痫内科治疗，尤其是癫痫的病灶定位，是采用药物治疗或手术，需内外科专家讨论决定。

王保国说，一个团队就是一个整体，团队中的每一个人都相互协作，以至于在这种团队协作制度中培养出来的任何一个人都能够在那个领域独当一面。其中闫长祥教授是在三博成长起来的第一位博导，他的硕士研究生导师是于春江，博士导师也是王忠诚院士。研究生毕业后一直在三博于春江团队工作，专攻颅内肿瘤的手术治疗。目前他已成为国内著名的神经外科医生，并出任三博脑科医院的院长。

不仅如此，三博医院团队与团队之间的协作也非常顺畅，因为这是一种自创立之日起就具有的文化。王保国对记者说，民营医院要发展，一定要将与病人相关的所有工作都抓好。例如，做一台手术，术前检查、术前评估、术中麻醉和术后监护都是一个整体。只有每一个环节做好了，才能保证医疗质量和医疗安全，老百姓才会认可你。

在王保国看来，全院员工具有相同的目标，不存在医生与医生之间、科室与科室之间的矛盾，在和谐的氛围中为病人服务，各个环节力争做到无缝连接。

“而且，我们这种服务模式很快捷。”王保国说，病人来医院之后，在2～3天内就可以做完手术，手术后1～2周，没什么问题就可以出院了。

让王保国最为自豪的是三博医院高超的医疗水平和先进的设备。每年三博接收的各种神经系统疑难病症病人占所有病人的一半以上，常有病人说“三博要是接收不了的病人，别的地方更接不了！”有的癫痫病人在其他医院做了脑电图，没看出毛病，而三博拥有最先进最齐全的设备，脑电图可以检测数个小时至数十天，发作前期预兆、发作中状态等的脑电波变化都可以抓取到。同时，三博是一家有资格承担国家级科研课题并担当培训全国神经专科医生重任的非公立医院。

值得称道的是，三博脑科医院从2015年起，连续两年获得北京卫计委DRG（按疾病诊断相关分组）排名神经外科第二的殊荣。排名结果一定程度上体现了医院的诊治和服务水平，成为指导百姓就医的金指南。

## 以患者为中心，服务社会

同时作为医生和副院长的王保国，无论是在行医、为师、管理等各种工作中，时刻都在围绕着一个核心问题——以患者为中心。

门诊结束后，跟随王保国，记者参观了三博脑科医院。虽然三博没有豪华的楼舍，但是整体风格简洁明亮，布局也非常为患者考虑。在以患者为中心的前提下，行政后勤围绕医疗转，医生护士围绕患者转。最终的落脚点是患者，从患者出发，最后又回到患者这一点上。

虽是一家非公立医院，“三博”的费用并不比公立医院高。费用不高首先是因为三博的办院理念并非只针对高端有钱的病人。“我们并非服务高端人群的私立医院，不会弄个咖啡厅，环境特别好。我们这边疑难病症特别多，不分有钱没钱，治的是老百姓都会得的病。”王保国解释道。

其次，费用不高也是因为三博的医疗理念与国家理念保持一致。在政策支持下，三博于2008年、2009年分别进入北京市医保范围，进入新农合，让病人更加无后顾之忧地看病。

王保国说，“我们的医疗费用基本与公立医院持平，不过度检查，不过度使用耗材，病人的钱主要花在专家和技术服务上，这是我们的特色。”据介绍，三博的药品占住院总花费的比例不到16%，耗材14%，两个合起来不到30%，在某种程度而言，解决了“以药养医”“以耗材养医”的问题，具有前瞻性。

三博的看病成本不高还有一个重要的原因，是对“红包”的严格管理上。作为三博的党委书记，王保国带头杜绝红包，并且给出了解决办法。医生体谅患者心理，有些患者在上手术台前硬塞红包给专家，不拿患者心里反而不踏实，为了让患者和家属安心，医生就先收下，转身把这笔钱打到病人住院的账上，术后把收据交给患者。三博给了医生上交红包的出口，方便医生处理特殊情况。而有了这种规范，大家都有严格要求自己的意识。

为了更好地服务病人，三博还建立了“第三方参与评价病人满意度”。在询问病人满意度时，不是由大夫或者同科室的医护人员来做这项工作，而是由与病人和主治医生都无关的第三方人员来询问满意度。并且，不做院内调查，在病人出院后进行回访。这样一来，病人能够尖锐地指出问题，真实地反映治疗效果和医护态度，可信度比较高。病人反馈的情况对医院接下来的关注点起到提醒作用。

为了服务更多的患者，贡献社会，王保国还提出“十百千”发展规划，即以三博脑科医院为中心，通过集团投资的十多个以“三博”为理念的独立医院，联系到各个地方的上百个医疗合作核心医院，进而联系到全国上千个医联体医院，与各地方紧密联系，具有强烈的区域服务意识，覆盖面广泛，为各地老百姓的治病提供方便。

在王保国等人的努力下，三博医院建立了适合中国的医疗价格和优质高效的医疗服务，满足不同患者的需要，最大限度地回报社会，为构建和谐社会贡献力量。

“医疗体制改革的最终目的是为了让老百姓活得更健康一些，得了疾病能得到及时的治疗，我们所努力的也是为此，我们是其中的一部分。”王保国感慨道。

（跟诊记者：李　倩）

# 让患者活出尊严——刘爱贤

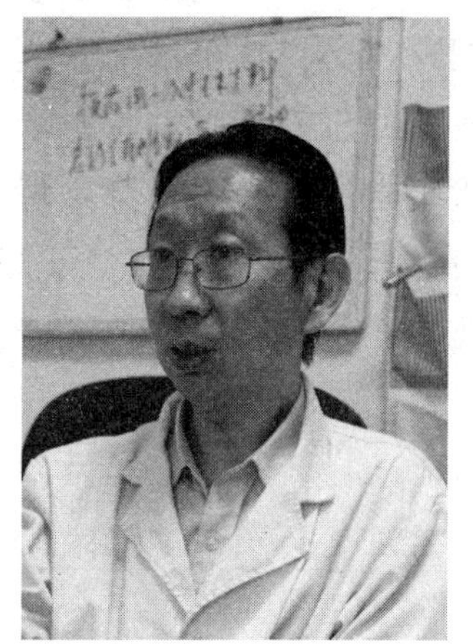

## 专家简介

**刘爱贤**，首都医科大学附属北京康复医院神经疾病康复中心主任，主任医师。在脑血管病、颅脑外伤的疑难危重症救治方面有较丰富的临床经验，现任北京医学会物理医学与康复学分会青年委员，北京医师协会神经修复学会委员，中国研究型医院学会脑血管病专业委员会委员。

**专长**：擅长脑血管病危险因素控制，各类脑血管病的病因诊治，急性缺血性脑卒中的动静脉溶栓及取栓治疗，颈动脉及脑动脉狭窄或闭塞的诊断、脑血管成形术和血管内支架治疗，脑出血的微创与手术治疗，脑血管病的康复治疗，神经调控治疗脊髓损伤以及昏迷患者促醒。

**出诊时间**：周一上午。

在首都医科大学附属北京康复医院，康复医学是一门与预防医学、临床医学互动交叉又彼此区别的独立学科，这一理念，也早已融入了北京康复医院诊疗的各个阶段。急、难、重症患者，同样是康复医疗的医治对象。

记者采访这天，神经疾病康复中心的例行大交班和阅片会，一直从早上七点半持续到九点，中心主任刘爱贤始终没有停下忙碌的身影，

“每天早上七点半，全科医生护士大交班，紧接着就是阅片会，大家坐在一起讨论前一天新收治病人的情况，住院医师汇报病历，每个大夫依次发表意见，最后确定最佳的治疗和康复方案。”病区中的危重病人，是刘爱贤和他的同事们重点关注的对象，“昨天有三位新入院的患者，另外一个住院患者出现肺炎发热气管插管患者，我们今天整个科室对他们的病情进行了讨论，一会儿需要给肺炎患者做锁骨下静脉穿刺。”开完阅片会，走出医生办公室，刘爱贤匆匆召集各位医生，走入病区，走进病房。

## 扎实做好病房工作



刘爱贤首先来到神经疾病康复中心的重症监护室。生命体征监护仪上跳动的数字和不时响起的“滴滴”声时刻提醒着，这里的七张病床上住着整个中心病情最严重的七位患者，刘爱贤仔细查看每一位患者并不时向值班大夫询问情况。据刘爱贤介绍，这个病房的患者，都是病情不稳定的重症患者，“刚刚可以看到，有的呼吸不好，有的心脏不好，有的颅内病情仍处在急性期。”二十四小时值班待命的医生和护士守护着重症患者的生命安全。

作为中心主任，刘爱贤除了要对重症患者的治疗康复方案做到总体把握，更要对整个重症监护室的床位调配和合理运行负责。刚结束重症监护的巡查，刘爱贤就和几位主治大夫在监护室门口开起了会。原来，中心刚刚接到消息，急诊有一位急性脑梗死患者，发病刚刚两个小时，需要急诊溶栓，重症监护室必须准备好一张床位。研判病情，制定床位调配方案，短短几分钟，棘手问题迎刃而解。而这样的问题，随着中心新楼的使用，将越来越少，刘爱贤说，“随着大家对生活质量的要求越来越高，大家看病不仅仅是要活着，还要有尊严有质量地活着，所以对康复的需求越来越大，我们中心床位非常紧张。这周三我们要整体搬迁到新的中心大楼，床位数将达到两百多张，重症监护室的条件也会更好。”

查房来到病区东南角的病房，里面住着一位年轻的援藏老师，医师正在对他的腿部进行按摩。对于这位患者的情况，刘爱贤十分熟悉，一进屋就和陪护家属说起了最近的治疗情况，“我比较担心的是气管切开处肉芽有没有增生，如果有吞咽能力，气道没有狭窄，有封管条件，可以直接就封管了。”走出病房，刘爱贤向记者介绍了这位患者的情况，“这是一位援藏的一个老师，很年轻，才三十多岁，在援藏期间发生了脑干梗死。刚接回到北京的时候，他整个人都没有意识，病情非常不稳定，。”经过近半年的住院治疗，年轻老师的病情逐步稳定，也渐渐恢复了意识。“现在能拔的管路都拔了，只剩气管切开了。”

责任医师、责任护士、责任医生——每一间病房门口都用醒目的标示牌贴着三个姓名，既把患者生命安全责任落实到人，也让每天的查房活动有条不紊，责任医生汇报治疗方案，刘爱贤再根据实际情况给出指导意见。

提起病房的工作，刘爱贤坦言，它并不比门诊轻松，“我们病房里的事实际上要比门诊多得多，有很多重症病人。昨晚就有一个气管插管的病人病情突然不好了，高热，呼吸困难，我们就紧急插管上呼吸机。门诊的患者大都是病情比较平稳的，病房里的患者病情比较重。”

## 倡导康复早期介入

神经康复中心病房里，很多患者的病情不容乐观。当天的病房里，就有这样一位脑梗死患者。据刘爱贤介绍，这位患者是脑梗死中比较糟糕的闭锁情况，“闭锁不是最严重的，但相当讨厌。闭锁之后相当于把整个的运动通路全部堵上了，患者就眼球可以动，四肢全部处于瘫痪状态，可他的心理又是清楚的，所以非常痛苦。”由于闭锁患者脑桥腹侧部位全部毁损，恢复起来非常困难。

很多脑卒中患者在抢救之后，由于康复延误以及重视不够，都会出现许多问题。用刘爱贤的话来说，这直接影响了患者以后的生活质量。也正因此，刘爱贤和他的同事们，倡导康复的早期介入，“不管是脑外伤、脑梗死还是脑出血之后，应该让康复早期介入，不仅仅是一个月之后才开始康复，而是在急性期我们就关注康复。”刘爱贤说。

“康复的早期介入，可以最大程度的促进功能的最大恢复，同时防止并发症的发生。”刘爱贤进一步解释，“很多死亡病例的出现都不是原发病造成的，而是并发症造成的。就像我们监护室里的病人，多是因为出现了并发的肺部感染、心衰。”而维持人体机能的正常功能，是康复介入的另一个主要目的。就像人体肌肉的挛缩和退化非常快，一旦卧床，很快就会挛缩。刘爱贤说，“我们整天都在运动，感觉不出来，但实际上一周不运动，肌肉就会萎缩回去，你要再把它打开，就要费很大的力气。我们中心的这些病人得了病都得躺在床上，如果不关注肌肉的挛缩，营养的流失，很快病人的肢体活动就会成为问题。直接影响他们回归家庭、回归社会。”

而这种康复理念，也越来越多地被社会大众所接受。“我们中心的病人结构，现在以脑卒中和外伤患者居多，‘大康复，强综合’，是我们医院和我们中心的特色。”刘爱贤以自己中心的情况为例，介绍了康复医疗的发展情况，“过去咱们国家比较穷，所以大家对生活质量往往忽略，那时候老百姓只是关注保住命就行了，至于活的好坏，他不是很关心。但是现在，第一个是要保命，同时你要活得有尊严，活得有质量，还能够回归社会，甚至于重返工作岗位。这才是治病的目的所在，而不是活下来之后生不如死。”

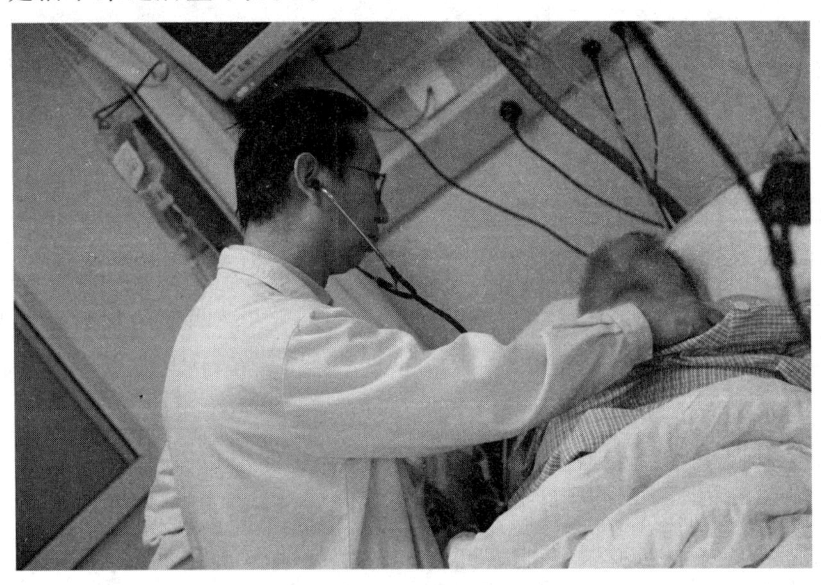

## 时刻关注功能恢复

临床医学关注疾病，康复医学关注功能。刘爱贤和他的同事，不仅把“关注功能恢复”的康复理念挂在嘴上、记在心里，更落实在医治过程的每一个环节中。

当天结束查房不久，一位脑梗患者的情况传到中心办公室，刘爱贤和几位医生讨论之后，计划实施急诊溶栓对血管内血栓进行溶栓处理。

溶栓能够快速疏通血管，恢复功能，对急性梗死的治疗十分有效，但由于溶栓对时间要求非常严格，从发生梗死到溶栓处理必须在四个半小时之内完成，我国在很长一段时间内溶栓率不高。刘爱贤介绍，“之前我国的溶栓率一直很低，大概只有2%左右，老百姓几乎很少去溶栓，一是没有溶栓这个概念，二是发生梗死之后拖拖拉拉，不当回事儿，等到医院的时候，已经错过了溶栓的时间。”

而错过窗口期再溶栓，带来的危险将是致命的，刘爱贤用溃烂的大坝再度受到水流的冲击来作比喻，“血管也是这样，血栓早期堵上，脑组织还没有坏死，我可以开通，一旦堵的时间长了，脑子都坏死了，你再去开通就是非常可怕的。这也提醒我们溶栓必须慎之又慎，如果说脑部已经出现了大面积坏死病灶，那就坚决不能溶。所以一旦出现卒中的早期表现，应该立即到有条件溶栓的医院接受溶栓治疗。”

当天这位患者，在十多年前就曾错过了一次溶栓机会。家属介绍，2004年冬至，患者出现脚部麻木的状况，但由于下着大雪还要上班，就没在意，直到第二天睡醒才发现症状还是未能缓解，这才匆忙赶到医院，却错过了溶栓期。所以当天，患者再度因梗死发生跌倒状况的第一时间，家属就将他送到了医院。

在北京康复医院有专门的溶栓绿色通道，一切为溶栓患者开绿灯，为溶栓争取时间。“现在要求从入院到溶栓的时间是一个小时，但我们科基本上可以控制在半个小时，这是很大的优势。溶栓早一分钟，那就能挽救成百上千万的脑细胞，这个非常重要。”刘爱贤说。

制订了溶栓患者的溶栓方案，刘爱贤又进入重症监护室，他要为阅片会上提到的那位患者做锁骨下静脉穿刺。不到十分钟，小手术顺利完成。刘爱贤表示，锁骨下静脉穿刺病并不是一个大手术，但它的高风险却需要医生有足够的经验。“锁骨下静脉穿刺直接会穿到心脏，一旦不小心穿到肺部，就会造成气胸，这是要命的。而且锁骨下静脉穿刺是盲穿，即使现在可以通过B超确定血管位置，但真正在做的过程中却是另外一回事，怎么进，进哪儿都需要足够的经验积累。”

通过锁骨下静脉穿刺直接建立起的同心脏之间的联系，为患者的抢救和康复治疗打好了最佳的通道。刘爱贤介绍，“第一个功能就是快速布液，周围静脉只能是输液，速度很慢，但锁穿建立的通道是深静脉通道，一些抢救的液体可以快速输入。第二个功能就是能够实时监测整个心脏的功能。再一个就是和现在很多情况下也会使用的股静脉穿刺相比，通道放置时间比较长。股静脉穿刺容易感染，只能放置七天，锁穿一般放上两三个月没问题。”

## 聚焦血运与神经重建以及神经调控

在刘爱贤的办公桌上，一台显微镜、一套显微手术器具十分显眼。工作间隙，他总会在这里做显微手术的缝合练习。虽然是一名神经外科医生，刘爱贤对神经疾病康复中心的未来，也有自己的规划，显微神经外科技术的发展，也给了刘爱贤更多施展才能的空间。刘爱贤表示，“显微操作技术可以放大十倍、二十倍，我们可以使用非常细的针和线，你觉得头发丝很细，但它可能只有头发丝五分之一那么细。一个毫米的血管都能缝十几针，神经也完全可以吻合。作为康复医院，神经电刺激和调控是我们下一步的重点关注领域，通过神经调控，让神经重新恢复正常功能，甚至可以唤醒昏迷患者。”

神经具有很强的可塑性，利用神经的可塑性，能够实现患者功能的恢复。刘爱贤说，“我们的神经是一个非常复杂的网络，每一个神经元只有一个轴突，但是它有无数的树突，这样神经之间就建立广泛的联系。你这部分损伤了，它虽然不能再生，但它周围的神经会出现功能的迁移或者补偿，并重新建立起网络。”刘爱贤用一个夸张的例子，解释了这种代偿功能，“比如三岁之前的孩子，大脑少了一个半球，他依然能很好地正常地活着。我们都认为是大脑是对侧支配，小孩在三岁之前因脑损伤失去一半大脑，只剩一个半球，由于脑功能的重塑，他的双侧功能依然能实现。”

认识和理念的进步，在神经疾病康复中心，最终都要落实到功能康复中。刘爱贤正在致力做的，正是神经调控技术，“通过高科技技术，对电流的大小、电流的波形，以及在什么情况触发进行编程，植入体内，刺激并调控神经，也算是一种人和机器的对话。”而神经调控的目的，则是为了功能的恢复，刘爱贤说，“比如好多截瘫患者大小便不能控制，我们可以通过这种手段，在需要排尿的时候，用电流的刺激，控制患者的排便。再比如，很多昏迷患者也可以尝试这种手段，进行唤醒。”

在神经疾病康复中心，刘爱贤和他的团队已经习惯了从康复出发思考问题，不仅仅关注疾病，更关注功能的恢复。刘爱贤始终牢记康复医生的使命，让每一位患者恢复功能，回归社会，让每一位患者活得有质量、有尊严。

（跟诊记者：祁嘉润）

## 15．中国医学科学院阜外医院

# “心”对“心”医护患者——吴永波

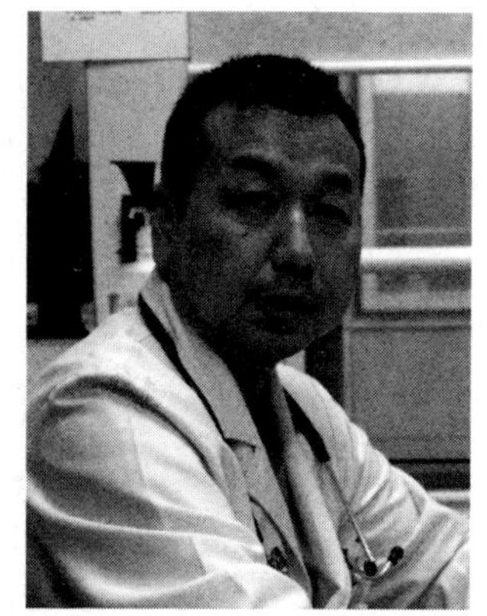

**专家简介**

**吴永波**，中国医学科学院阜外医院成人心脏外科中心副主任医师，心血管外科博士。曾任阜外心血管病医院心血管外科管委会副主任兼医务处副处长主管外科医疗，事业发展处副处长。师从著名心脏外科专家吴清玉教授。作为第一术者完成手术1500余例，手术成功率99.99%。作为卫生部临床专家组成员参与了心血管外科部分病种的临床路径制定工作。

**专长：**冠状动脉搭桥手术，心脏瓣膜病的手术治疗，成人先天性心脏病（6岁以上）。

**出诊时间：**周一上午。

心脏是人体的中心，承担着最基本的血液中转功能，而中国医学科学院阜外医院成人心脏外科中心，又是心脏中的“心脏”——它是阜外医院外科系统最大的诊疗中心，也是目前全世界最大的成人心脏外科中心之一。每年都有许多病情复杂、手术难度大的患者，得以从这里回归到正常生活。

在该心脏外科中心的医护队伍中，有这么一位医生，他主刀完成手术1500余例，成功率达99.9%；他主力创建的北京常春藤医学高端人才联盟帮扶了许多基层医院，缓解了当地“看病难”的压力；他在治疗身体的同时，还主张心理治疗，赢得了许多患者的信任。他就是北京常春藤医学高端人才联盟主席、副主任医师吴永波。

## 不只有药片和手术刀，还有语言

记者来到吴永波的诊室门口时，看到这里并没有想象中的拥挤，候诊的患者几乎都是由全国各地的医院推荐过来的。吴永波表示，“术有专攻”，这样是为了让对症的患者看病少走弯路，并且享受优质的诊治和服务，很好地实现“分级诊疗”。记者在跟诊过程中，也看到了他对患者“心”对“心”的医护。

有位姓王的老太太，今年77岁了，被两个女儿搀扶着，从大连来看病。“阿姨您哪儿不舒服？”吴永波温和地问。“我十年前得了心梗，做了手术，结果一年之后就开始心绞痛，2014年又搭了一次支架，结果最近心绞痛越来越多，气也不顺了。”王奶奶说话很慢，语调也很轻，让人感受得到病情对她的影响。

给王奶奶认真查体、看了冠脉造影报告之后，吴永波想了想说“吃点药控制一下吧”，就开始敲字要给王奶奶开药方。吃药的解决方案显然没有得到认可，王奶奶像个小孩一样扭头就不满意了，向吴永波抖出一堆自己的“诊疗方案”，随后上演了一幕病人和医生的“拉锯战”：

“再给我搭一个桥呢？”“搭桥也不好做，远端血管太差了。”说着吴永波还拽了张纸，画了条河流比作王奶奶的血管，“您看这个，一条河流上游不好，可以搭一个桥，直接绕过不好的地方把水引到下游，但是您下游也不好，做了之后收益不大。”

“可降解支架呢？”“可降解支架力量太弱了，并且国内对这个东西没有批文。”

“那侧支循环呢？”王奶奶凭着自己从“朋友圈”、报纸等途径了解到的信息，列出了一系列治疗方法，但因为血管狭窄程度与自身身体条件都被吴永波否决了。

“大大啊，能不能想想别的办法。”“还是吃药吧。”

“心脏出现问题，越年轻越容易想招，但从目前医学来说，老人的病都没有很完美的解决方法。”吴永波依然耐心地跟王奶奶分析，但见她有点失落，又像安慰小孩子一样安抚她：“阿姨，这事儿您得听我的。您想想看，我工作二十几年，还比不上一个朋友圈写文章的？您想想，您都77岁了，这病这么多年了，怎么也回不到三四十岁那样子了，您得承认这点。中国人啊，看病总想着尽善尽美，但医学不是万能的。您现在年纪大了，不能光考虑心脏的情况，也得考虑到身体整体的状况，做手术风险大，动一下，可能就影响到身体的循环系统。”

吴永波还拿自己举例，“您看我这个颈椎，只能慢慢恢复，没法根治，我也就接受了。”

半小时后，王奶奶与家属都清晰地了解了病情，接受了药物治疗的方案。“这吴大夫太好了。”临走前家属不由感叹。

一上午，吴永波的患者都是从全国各地赶来看病的普通人。有从黑龙江农村赶来的一家三口，有孤身一人来京复查的中年大叔，也有坐着轮椅的老奶奶。他们都是在当地很难得到有效治疗的重症患者，面对他们，吴永波都认真地一一询问、查体，制订治疗方案。遇到个别非自己专长领域的，他还亲自给院里其他科的医生打电话，把患者推荐过去，落实下一步的治疗，并用纸写明什么时间、什么地点、找哪个医生，使得患者能够安心地离开。

吴永波看病除了给予合适的治疗方案，还注重对患者的心理疏导，他对记者说，在药片和手术刀都不好用的时候，医生只能靠语言来安慰患者。“不是我们不愿意治，只是有些能治好，有些病就是只能缓解，你得跟病人好好说让他理解。有些患者就是焦虑，这个时候我觉得‘无为而治’可能是最好的，毕竟每个人都得面对生老病死。”

## 30年从医练出精湛医技

20多年的临床经验积累，吴永波经手的手术基本上没有失败过，在他这医治的，也多为疑难病例。

家住佳木斯的李冰今年17岁，有先天性心脏病，供血不足导致嘴唇发紫，手指肿大。因为家住农村，小时候家里没有那么多钱，也不相信当时的医疗水平，就一直拖着。直到李冰明年要参加高考了，父母怕因为身体原因导致落榜，才赶紧带李冰去医院看病。

李冰得的是肺动脉瓣狭窄，吴永波为了通俗地解释病情，在纸上详细地画图：“这是心脏的四个房间，右心房这边把血挤出去到肺里去运氧气，但是你这边通向肺的动脉太窄了，一部分带氧的血液过不去，就和左心房没带氧的血液混合在一起，流到全身，所以就供氧不足，导致嘴唇发紫，末梢缺氧会让组织变得很大才能吸取到足够的氧气。你这个必须得手术了。小伙子有思想准备了吗？”

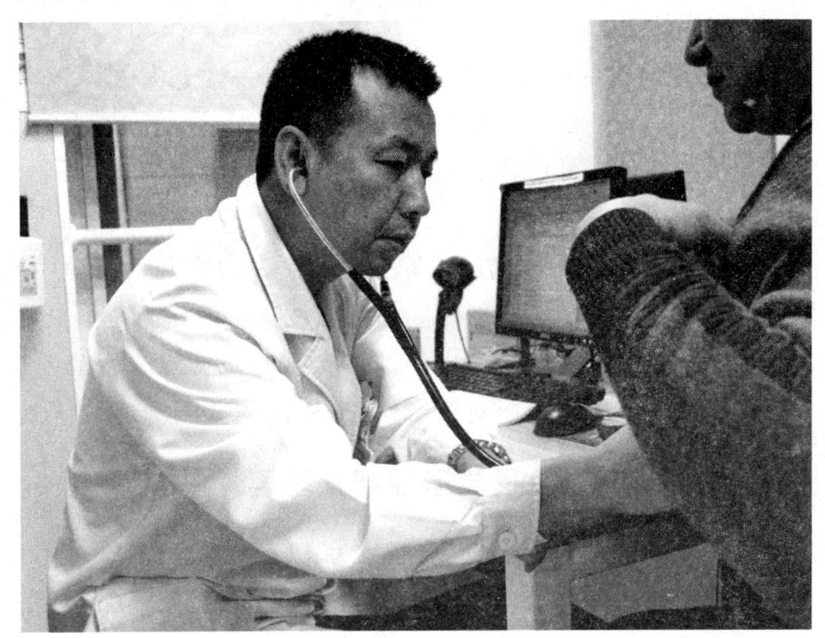

听到要做手术，李爸李妈有些担心。李妈害怕手术留下的伤疤影响升学体检，特意问能不能进行微创手术。吴永波则明确告诉他们：“李冰现在已经过了做微创手术的年纪，只能开胸，大概要20厘米。因为现在不仅动脉变细，而且心脏的肌肉很发达，要用手术刀切掉。”看着家属还有疑虑，吴永波诚恳地说：“你们相信我就好了，顺利的话，个把月就能回去上课了，也不耽误学习。”李冰爸妈这才放心地走了。

紧接着进来一位中年大叔，红光满面，脸上全是笑容，根本看不出来他曾经患过心脏病。任师傅这次是来北京找吴永波调药的，他去年9月26日因为冠状动脉狭窄找吴永波做了搭桥手术，术后一直坚持吃药，病也没再犯过。“我身体恢复得特别好。”他笑着跟记者说。

吴永波拿着听诊器在任师傅的胸口挪动，检测到任师傅心率有些过快，将近100次/分钟，便询问他平时的心跳状况。任师傅自己也没数过，吴永波就教他“你早上起来的时候把手指放在手腕的动脉上，如果测不到的话，就花几十块钱买一个能测量的手环戴着。心脏跳动在60~100次/分之内都是正常的。”任师傅点点头表示明白：“那我怎么吃药呢？”“有些人一来医院就紧张，心跳就加快了，所以您得回去得再测量一下心跳，如果还是比较快，那这个药接着吃，如果慢一点，就可以不用吃了。”说完又拿纸写了下来。任师傅拿着药和纸条，一边说着感谢一边走出了诊室。

在吴永波接诊过的重症患者中，还有这么一位老太太。她家住徐州，有瓣膜病、心衰、巨大心脏等多种心脏病，好多家医院都不愿意收治，觉得人快不行了，最后找到吴永波。现在做完手术几年了，老太太还健康活着。

心脏重症患者是走在“鬼门关”上的人，一旦在救治过程中死亡，很容易引起家属的误会与医疗纠纷。但吴永波觉得，作为全国最好的心脏病诊治中心，有义务来救治病人。“其实用心对待患者真的要用心，好医生要爱病人，这样即使面对纠纷，我们做医生的也能问心无愧。”

## 创立医学联盟帮扶基层

2014年，吴永波组织医生成立了北京常春藤医学高端人才联盟，这是一家社会公益组织，目前已有220名会员，联盟重点关注健康服务业，积极为实现中华民族的健康梦做贡献。为了保证联盟运行的公益性，帮扶好基层，吴永波还带头制订了入会标准：“医德为先，医术为本，热心公益”。

据吴永波介绍，“常春藤”对基层的帮助不仅仅体现在口号上，还真真切切深入到基层。“常春藤”现在已经与全国11家基层医院建立合作关系，培养了一批心血管、妇产科、糖尿病的地方专家，使他们在常规医疗上能达到和北京一样的水平，这样既方便了当地的病人，也减轻了北上广这些大城市医院和医生的压力。

在与医院合作的同时，“常春藤”还开展了健康义诊，吴永波每年都会带领几十名全国有名的各个领域的医学专家，下基层进行义诊。成立后的这两年间，他们先后深入北大荒和青藏高原，给那里身患重病的人带去了希望。青少年和儿童，也是他们心系的群体，两年来，“常春藤”8次进校园，给学生们普及医疗健康知识，增强健康素养，并给孩子们展示医学的崇高性，希望医疗界后继有人。

吴永波对记者说：“医疗行业现在缺的就是人才，尤其是基层的人才。我们认为，实现分级诊疗，不能靠行政命令，而是要靠引导，让患者自觉自愿在家门口看病。这个要付出的代价是很大的，但我们希望通过自己的努力一步一步来实现它。”

看完病人，已经将近中午十二点。吴永波在每个患者身上花费的时间不少于二十分钟，让他们都充分了解自己的病情。

就在记者要离开的时候，进来了一对农民模样的中年夫妇。聊了几句后，看到我们要离开，女士赶紧跟我们说："你们就在吴大夫这儿看病，吴大夫看得可好了，真的，我这病一点都没有犯过。"知道我们的身份后，那名患者捂着脸笑了说："我还以为你们也是来看病的，不过吴大夫看的真是好。""谢谢你啊，在这儿还帮我推销。"吴永波也被逗乐了。

离开诊室之后，有一种莫名的感动萦绕在了记者心头。患者和医生的和谐关系，本就是常态。那些被过于放大的医患矛盾就像这眼前的雾霾，虽然厚，但并非主流，不久冬日的暖阳就会重新照耀大地。

（跟诊记者：解旖媛）

# 塑造美丽形象与人生——靳小雷

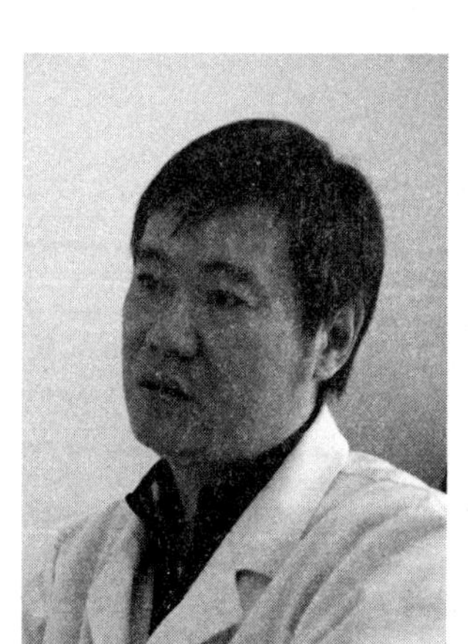

## 专家简介

**靳小雷，**中国医学科学院整形外科医院十六病区主任，主任医师，教授，博士生导师。主刀完成各种大小手术一万余台整形外科及美容外科手术，疗效良好，并发症低。带头完成多项科研项目。整形外科医院2004及2005年度“青年岗位能手”。获第十一届中华整形外科学会全国会议，“衡力”杯中青年论文评比一等奖。任中华医学会整形外科分会青年委员会副主任委员，中国修复重建学会颅颌面分会副主任委员，中国研究型医院创面防治与损伤组织修复专业委员会副主任委员，中国医师协会整形美容外科分会颅颌面学组委员、眼整形分会常委等职。

**专长：**①颅颌面外科。②修复重建外科：扩张器治疗瘢痕、唇腭裂修复、体表肿瘤（黑痣、血管瘤等）、眼鼻畸形整复、面部复杂畸形整复、面瘫一期动力修复。擅长显微外科皮瓣修复各种复杂软组织缺损及畸形和体表器官再造。③面部美容外科；④体形重塑。

**出诊时间：**周三下午。

北京八大处，中国医学科学院整形外科医院，每周三的下午，是靳小雷教授的出诊时间。对于很多爱美人士来说，靳小雷这个名字一定不陌生，改脸型、双眼皮、开眼角、隆鼻子、垫下巴，他的名字代表着权威，代表着品质。

在医学美容不断普及并被社会不断接受认可的今天，越来越多的人希望能借靳小雷的妙手，让自己拥有更年轻漂亮的面庞。可当真正走进靳小雷的诊室，走入他所在的整形十六科病区，接触到他所收治的病人才会发现，面部骨骼畸形修复、软组织缺失的修复，体表器官的再造，重症面瘫畸形患者的治疗，更是这位整形科教授的看家本领。用靳小雷自己的话说，作为一名整形科的医生，既要会“锦上添花”，也要能“雪中送炭”。



## 做不做手术，实际条件说了算

“靳教授，约了好久的号，终于见到您了！”这是一位来自浙江的中年女士，特地来到北京，希望靳小雷可以帮她做双眼皮的手术。这位女士向靳小雷介绍了自己的情况，“我之前曾经两次做过埋线，渐渐效果不太好了，我专门从浙江过来，想把双眼皮做一做，让眼睛更明亮一点。”

靳小雷小心翼翼地查看她的眼部情况，给出自己的建议，“原来做过埋线，所以再做手术的话，要切去一条上眼皮。”听了靳小雷的建议，这位女士频频点头，“我特别信任您，只要说能做，我这就去约手术时间。”刚走出诊室没多久，这位女士又推门走了进来，“我总觉得我的脸太方了，想把方脸也切成尖的。”靳小雷根据实际情况，说出了自己的想法，“您的面部情况还好，而且年纪也很大了，不建议再做这样的手术。”

“像这样切了双眼皮，又想再改善一下脸型的情况不在少数，”靳小雷向记者介绍，“现在找我做手术的人，做面部轮廓整形的病人相对多一些。当然还包括双眼皮、眼袋、鼻子等等。而且有很多人，她做完双眼皮，就想再做一下鼻子，再改个脸型。”

能不能做手术，适合做什么样的手术，靳小雷总会根据实际情况，给前来挂号咨询的人一个详细的解释。一位年轻的女士想做双眼皮的手术，靳小雷查看情况之后，说出了自己的方案，“像你这种情况，可以考虑做个埋线的，全切手术也可以，但预约的时间会比较长，如果要效果更好一点的话，还得开个眼角。”这位女士对要不要进行手术还有顾虑，靳小雷叮嘱她一定要考虑清楚，“你心态不好的话，就不适合做大手术，要做也得做个有退路的手术。”另一位小姑娘同样想做双眼皮手术，“靳主任，我希望可以去些皮，做个双眼皮的全切手术。”虽然这位小姑娘有备而来，意愿强烈，但靳小雷经过评估考虑，还是没有收下她，“我个人认为，你做手术之后改善比较小，而且做了之后双眼皮效果也不会太好。你不要太在意，现在的眼睛就很有特色。”

很多人都像这位小姑娘一样，个人的基本条件很不错，但还是希望继续改善面部条件，对于这样的情况，靳小雷十分理解，“来整形科美容的很多人，并不是说丑，很多底子都不错，有时候是职业方面的要求啊，有时候是在韩国做的效果不好，想过来修一下，其实是各种各样的案例都会有。”

在一下午的跟诊过程中，记者听到最多的话，就是“我想让您帮我看看”“我想让您帮我埋线”“我想让您帮我填充”……由于慕名而来的人越来越多，靳小雷的双眼皮手术已经排到了一年半以后，每次出诊也是一号难求，对此靳小雷也觉得很无奈，“很多真正需要治疗的约不上号，全都是来割双眼皮的，我有时候也很无奈。”

## 医学美容也是医疗行为

在微整形愈发火爆的今天，“创伤小、痛苦小、风险低、恢复快”等认知让不少爱美人士蠢蠢欲动。“美容肯定是越来越多，社会也都慢慢接受认可。很多人的要求会越来越高。好多人过来先做一个双眼皮，觉得做完之后确实漂亮了，又觉得鼻子这个地方有些缺陷，又做个鼻子，觉得脸上有些凹陷，再打点脂肪，再垫个下巴，越做越漂亮，越做越有自信，所以就越做越想做。”靳小雷说。

可庞大的市场需求和高额的利润回报，也让许多没有从医资质甚至没有任何安全保障的美容机构，打起了医学美容的擦边球。“有人说整形美容已经不算是医疗行为了，我认为整形手术不是说是个大夫就能做的，实际上它是医疗行为，我们有专门的医学美容科，大学里也设有医学美容专业。”面对社会对于整形美容的各种声音，靳小雷这样认为。

对于目前市场上的一些乱象，靳小雷也谈了自己的看法，“现在这个市场比较混乱，有些社会闲杂人员，没学过医，培训个三五天就敢做手术，这是很危险的。再比如一些注射微整形类的药物，在正规医院，都有明确的定价，一针玻尿酸在五六千元。但是很多人对于半年一针五六千，又确实消费不起，这就催生了假药或者非法渠道。”靳小雷说，“一两千块钱甚至几百块钱，这能安全么？连成本都不够！现在这方面违法犯罪成本很低，注射假药的、非医疗人员从事医疗活动的，包括在非医疗机构从事这方面医疗活动的，很多人不是大夫，就给人瞎打，把眼睛打瞎的，把鼻子打烂的，甚至死亡的，有很多这样的悲剧。”

靳小雷也从专业角度，厘清了医学美容和医学之间的关系，“首先确定的是，医学美容一定是医疗，只不过它是一种消费医疗。目前我们的医疗分为基本医疗和消费医疗，其实就跟戴牙套正畸是一样的，你说它是病么？它也算是，但对绝大多数人来说它并不算病，还有做烤瓷牙的，这都是一种消费医疗。”

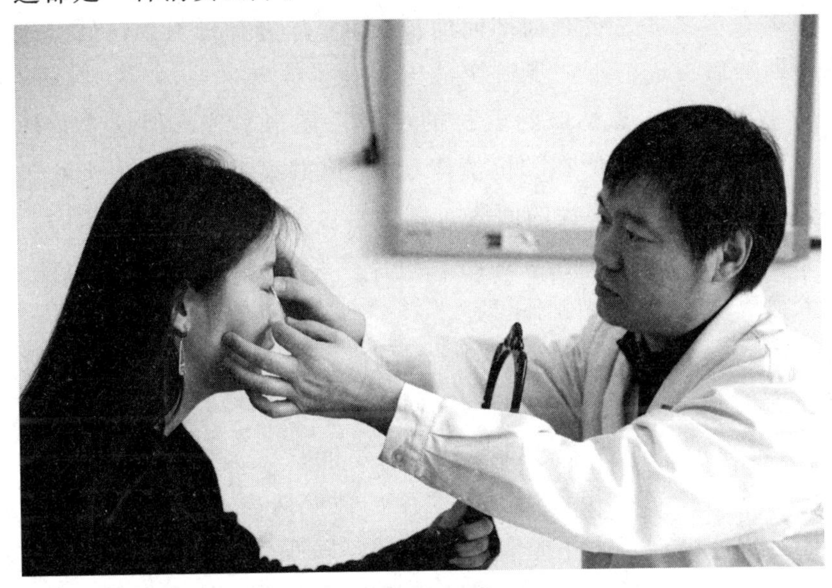

## 整形科里的硬骨头

在靳小雷的诊室，很多是想要进行美容的人，但这仅仅是其中一部分。靳小雷也表示，“不光是美容的，还有很多需要整形修复或重建的人，这样的病人也不在少数，包括刚刚她（助理）说到的那个病人，挺严重的，整个颌骨发育不好，这才是真正的患者。”当天早些时候，靳小雷就收治了一位面瘫病人。这位病人做耳朵里的肿瘤切除手术，引起面瘫，现在已经被收入病区，准备进行手术治疗。

在病区，记者还遇到了这样一位患者，一位小女孩儿面部畸形，眼球等部位突出严重，这也是刚刚收治不久的一位病人。靳小雷介绍了这个小女孩儿的情况，“这种情况是先天性颅颌面畸形，属于‘颅缝早闭’的病人，因为颅缝早闭导致颅骨和面骨发育不到位，面部包括眼球比较突出、上颌严重后缩等严重症状。这就属于我们的治疗范畴，是我们科室正儿八经的病人。”

经过前期的诊断和分析，靳小雷已经为小女孩儿制定了手术治疗方案。结合办公桌上的头骨模型，他向记者作了详细介绍，“这种情况，我们需要通过手术把面部的一些骨头给截断，然后通过特制的延长器进行牵引扩张，慢慢将面中部拉出来。这些地方全都要截断，放上牵引器整体拉出来，慢慢牵引。我们有专门的延长器，要给它延长出来，每天延长1毫米，很快就会在牵引的缝隙有骨头长出来，形成新骨。进行第一次手术之后，会将面部向前拉出1厘米多，延长到位后经过半年的稳定期然后再进行下一步治疗。”

靳小雷坦言，虽然收治这样的患者很累很辛苦，但这才是他们作为整形科医生的职责所在和价值体现，“比如我上上周有一个病人，他是一个面瘫患者，陈旧性的面瘫，做手术做了将近有十二个小时，我们从身上取肌肉，既要吻合血管还要吻合神经，进行面瘫的动力性恢复，但手术很成功，前不久刚刚出院。”

靳小雷一年的手术量在两千台左右，从周一至周五，每天都要做手术，有时候周六还得加班加点。但对于手术，他也有自己的要求，“门诊手术轻松，挣钱多，风险小，但不能只做这样的手术。”作为一名科室主任，一名承担着培养研究生、住院医生和进修医生任务的老师，他希望能够通过大手术，让学生和年轻医生尽快成长，“天天做双眼皮不行，一方面还有很多真正需要等着治疗的、大的手术，另一方面我们还要培养研究生，这么多住院医师，这么多大夫需要成长，需要长期训练，这不是几个双眼皮手术能培养起来的。像很多动骨头的手术，属于整形美容四级手术，不是谁都可以做的。”

一下午的门诊，靳小雷一共看了四十七位病人，“今天算少的，一般都有六十多个。”靳小雷说。提起从医多年的感受，他写下“如临深渊，如履薄冰”八个大字，“我们搞整形的，很多时候不是病，有时候手术很小，但对人心理的影响，对人一辈子的影响可能很大。所以我们更要如履薄冰！”

（跟诊记者：祁嘉润）

## 17. 北京大学第六医院/北京大学精神卫生研究所

# 为精神卫生事业尽心尽力——陆林

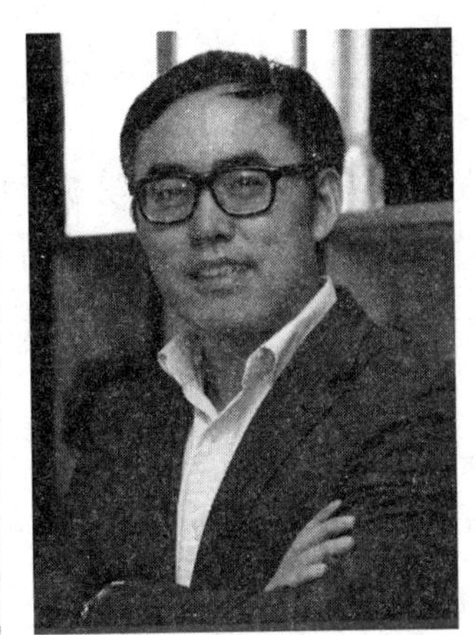

**专家简介**

**陆林**，中国科学院院士，医学博士，博士生导师，教授，北京大学第六医院院长/北京大学精神卫生研究所所长、国家精神心理疾病临床医学研究中心主任、中国疾病预防控制中心精神卫生中心主任、国家自然科学基金委创新研究群体学术带头人、教育部长江学者特聘教授、科技部973计划项目首席科学家、国家杰出青年基金获得者。长期从事精神疾病的基础研究和临床治疗工作，在精神病学领域产生了重要影响。

**专长：** 抑郁症、焦虑症、失眠症、精神分裂症、心理咨询等。

**出诊时间：** 周三下午。

国内精神医学专科领域，北京大学第六医院（北大六院）虽然规模不大，取得的成就却是首屈一指。截至2016年，医院已经连续七年获得复旦版中国医院“最佳专科声誉排行榜”精神医学专科第一，蝉联2016年度中国医院科技影响力排行榜精神病学学科第一。

在这样辉煌成绩的背后，蕴藏着院长陆林卓越的领导才能及高超的专业水平。周三下午，记者跟诊陆林的门诊，近距离接触这位带领医院不断进步、成长的院长，感受到了他对职业的热爱以及对病人的情怀。

### 擅长说话艺术，提供优质医疗服务

作为一名精神病学医生，陆林在面对病人时，看到的不仅仅是疾病，而是一个有血有肉有情感的人。他总是从病人的角度来考虑治疗方案，对病人的关怀落实到细微之处。

记者在跟诊时注意到，陆林的诊室和其他医院的诊室有所不同。一张办公桌对面，放置着两把舒适的软椅，是陆林为病人和伴诊的家属或者朋友准备的，而他自己却坐着一把较之粗糙的椅子。陆林特别重视全面了解病人，只要是来伴诊的家属或朋友，都会咨询他们关于病人的生活和工作系列情况，并把自己的建议告诉他们。这样不仅能详细地掌握病人的病情和生活状态，对病情进行准确的评估，也在最大程度上给病人和伴诊者提供一个舒适的就诊体验。

当天门诊中很多病人患有程度不等的精神问题，情绪容易波动。面对他们，陆林都会聊一些家长里短，或是用睿智的言语，让病人的心态放松至比较平和的状态，以方便问诊和治疗。

一对来自内蒙古的母子前来就诊，据这位母亲介绍，儿子自上大学后，常常旷课，不喜欢参与集体活动，经常反锁宿舍门后自己一个人发呆，并称之为“思考人生”。后来家人都很着急，就给病人办了休学手续，把他送到北京的一个网瘾戒除基地。但是适得其反，病人产生了逆反心理，现在对母亲特别不信任，而且烦躁易怒，情绪难以平静。陆林听完这位母亲的叙述后，也感到痛心和着急：“治病一定对症下药，一定按正规的办法治病啊！”他观察到这对母子关系出现了裂痕，劝慰病人说：“天下的妈妈哪有不为自己孩子着想的，一定要理解妈妈。现在配合治疗，你一定能好起来的，妈妈也会放心。”陆林建议病人住院进行系统的治疗，但是病人有些抗拒，他就反复耐心地解释，可以住几天观察一下，如果觉得不合适再出院，而且在医院按时配合治疗，也可以走动，不会限制病人的自由。在他的一番劝说下，病人终于答应了先住院观察的建议。

另有一位因为睡眠问题颠覆了正常工作时间的女患者，陆林对她进行了疏解开导后，打趣地说：“如果你们单位让你值夜班的话，你的病就不治自愈了。但是咱们还得早睡早起，养成正常的生活规律为好啊。”听了陆林的话，患者也跟着笑了起来。

虽然陆林接诊的病人大多在精神方面患有病症，其中不乏精神分裂症和抑郁症患者，但是他的诊室气氛从不压抑，反而其乐融融。

作为一名专业过硬的医生，陆林的门诊也吸引了众多医生前来学习观摩。在下午出诊期间，陆林的病号很多，时间紧张，为了照顾其他病人的看病时间，一个病人看病结束后，这些年轻医生就会再次向病人解释如何用药，并将陆林的一些意见传达明确，进一步保证病人享有优质的医疗服务。年轻医生们在陆林的指导与帮助下，也在不断地成长，可以说，北大六院的精神专科能有今天的成就，是在陆林带领下集体努力的结果。

## 尽最大努力，科学地治疗

精神心理问题具有一定的发病率，中国的发病率大概在17%左右，加之人口基数大，产生精神心理问题的人群体庞大。陆林曾就职于美国国立卫生研究院，为了给我国精神卫生事业做些贡献，放弃了优越的研究平台毅然回国，因为“科学是没有国界的，但科学家是有国家的”，带着这份决心以及对专业领域的热爱，他在临床上不断进步，救治了许多患者。陆林认为，救治精神疾病患者应联合多方，医生尽最大努力，病人的家属做最大的配合，一起克服疾病带来的痛苦。

门诊中有一位母亲陪同女儿前来就诊，据她讲述，十六岁的女儿正在上高中，近年来经常头疼、易生气，上学也感到紧张，晚上习惯开灯，睡觉一直做噩梦，甚至出现了幻觉。在和这对母女进行深入交谈之后，陆林并没有急于下诊断，而是建议病人平时做一些运动，比如瑜伽、游泳。他告诉病人母亲：“病人的心理问题和精神问题都会影响到她的身体和情绪，她现在的病情比较严重。我建议最好找一位专业的心理医生做心理辅导，然后吃一段时间药，观察一下病情，病情如果得不到好转，就要考虑住院。”病人出去之后，陆林单独留下家属，告诉她：一种可能是，病人以前受过刺激，心理出现了问题。另外一种可能就是精神分裂症。陆林的诊断让这位母亲一时难以接受，但陆林从专业的角度安慰她：“我们先用药，在用药过程中，进行细致的观察。如果属于精神分裂症，我们必须住院加强治疗。我们科学地治疗，做最好的打算。”一番分析后，病人母亲也鼓起了对抗病情的信心。

门诊中一位三十岁左右的女患者前来就诊，据她介绍，自己最近焦虑烦躁，情绪低落，再加上前段时间自己养的狗死了，十分伤心，经常出现幻觉，夜里做噩梦，心情很差，现在主要是没有食欲，入睡困难，易醒。听完病人的叙述，陆林给她调整了一下用药，建议她要加强锻炼，先恢复半天的工作，工作之余多加强锻炼。为了更全面真实地了解病人的生活状态，等病人出去之后，陆林请伴诊的患者姐姐进入诊室，咨询她的相关病情。患者姐姐说，病人在诊室内表现正常，但离开医院后就我行我素，不吃饭，不听医生和家人的建议。听了这番叙述，陆林建议让患者直接住院治疗，但是其姐姐反映，病人对住院十分抵触，也不相信是医生给出的住院建议。于是陆林单独和病人说："我把自己的意见都告诉你姐姐了，你相信她就行。我们医生建议你住院，咱们一起把病治好。"如此，为了让病人得到有效治疗，陆林费再多的精力也要和家属联合起来解决问题。

针对精神问题比较严重的病人，陆林都会不厌其烦地和病人的家属说明病人的情况。他这么做的目的只有一个：尽最大努力做最好的打算，把病人的病情控制住直至痊愈。

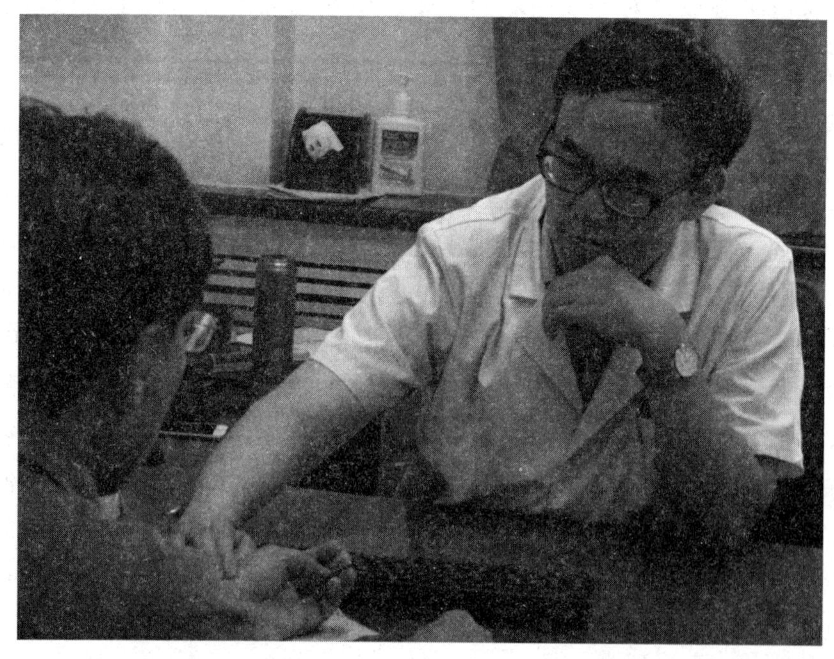

当天门诊中不乏年轻的患者，对于如何预防精神心理问题知之甚少，陆林总不厌其烦地介绍，年轻人要规律生活，建议每周要有一定的锻炼时间，每次30～40分钟，尽量不熬夜。另外，要有家庭和社会的

支持系统，与父母、家人、朋友有畅通的交流，有利于预防心理问题；如果觉察到自己有心理方面的问题或者疑惑要及时找老师或者医生，要提高对精神心理问题的觉察和意识，不能讳疾忌医。

## 除了看病，还关心病人生活

很多精神疾病患者在平时的生活和工作中都会遇到一些挫折，对于这样的病人，陆林除了对症下药外，还给他们提供人生建议，希望他们的生活重回正轨。说到底，这种做法也是一种辅助疗法。陆林说："精神病人首先是人，他们有家庭，有生活，我一直把他们当成正常人。医生既要看到病所带来的痛苦，更要设身处地为他们的生活着想。"



一位30岁的女程序员，工作主要是写代码，自己一人独居，最近睡眠出现了很大问题，晚上难以入睡。同事了解到她作息反常，于是陪同她一起来看病。陆林在询问了女病人的相关病情之后，先请她出去，单独留下她的同事咨询情况。据她的同事介绍，病人平时性格内向，但做事直爽，和同事相处没有问题，只是最近她上班总是迟到，不按照正常的工作时间上班，影响了团队协作。陆林和病人同事谈完后，把病人请进诊室，告诉她："为了进一步了解你的睡眠问题，先做一个睡眠检查，再决定如何治疗。我给你的建议是，你早上必须起床，不能拖延。还有，我作为过来人，在你的生活方面，建议你早成家，形成正常的生活规律，你的睡眠问题自然就会好了。"在陆林的指导下，病人明白了自己睡眠问题，很大程度上是因为独居造成的作息紊乱，很耐心地听取了陆林给她的人生建议。

陆林对待病人的态度诚挚真切，很多病人就是在和陆林的一次次交谈与看病中，不仅病情得到了有效控制，还与陆林建立起了深度信任。一位53岁的男病人已经多次找陆林看病，记者注意到，他因为一直跟随陆林看病，病历本上已经写满了陆林的诊断记录。这次他反映自己最近工作期间时常感觉头疼，夜里睡眠不好。针对这位病人的新增症状，陆林重新调整了药方，以改善病人的睡眠质量。这位病人因为身体原因，单位给办了内退，让他安心养病。陆林安慰道："你现在这个虚职很好，可以先把工作放一放，在业务上多带带年轻人就行。多留出时间给自己，平时加强锻炼，做一些适合自己年龄和体力的运动，慢走和游泳都行，如果病情一旦加重，再调整药方。”就诊结束，患者笑对记者说：“我来医院，只要看不到陆院长，心里就发慌。现在陆院长亲自给我开药方，我心里踏实了，感到浑身放松了，这也是一种‘耐药性’。”对此，陆林幽默地说，“我还是希望以后你不要再来找我了，那说明你的病彻底好了。”

显而易见，作为一名精神专科医生，从医以来，陆林结交的病人朋友不计其数。他不但缓解治愈病人的精神心理问题，还会循循善诱为病人适当地提供一些生活建议，甚至是人生建议。在陆林心目中，治病救人的为医原则，浓缩成最简单，同样也是最难做的四个字——医者仁心。

晚上19:00，陆林有条不紊地接诊完最后一名患者，成为全医院人去楼空最后一个闭诊的科室。在这半天的跟诊里，“陆老师”、“陆医生”抑或“陆院长”的多重身份背后无不浸透了他满满的辛劳。作为该院的掌门人，陆林信奉“一个好医生，始终是带着问题去给病人治病。然后在临床实践中解决疑难问题，这样临床医学才能进步”。在管理者和医者的角色互换中，陆林向记者坦言：只要尽心尽力，就可以把不同的角色做好。

（跟诊记者：罗　辉　王雪驹）

# 铁血探寻生命的蹊径——陈立华

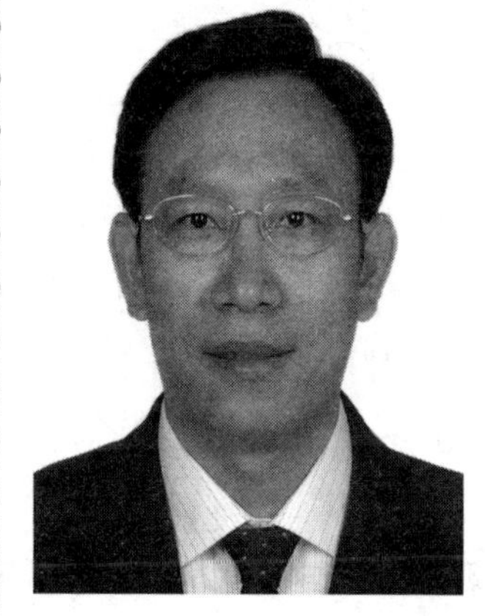

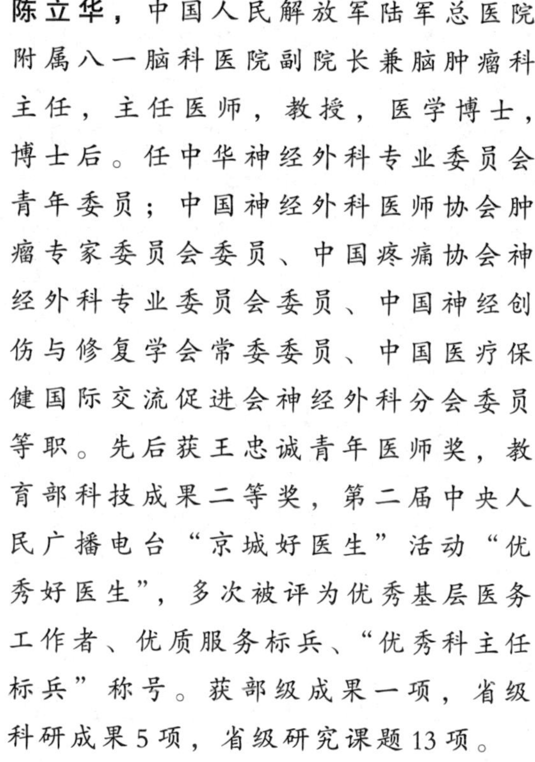

## 专家简介

**陈立华**，中国人民解放军陆军总医院附属八一脑科医院副院长兼脑肿瘤科主任，主任医师，教授，医学博士，博士后。任中华神经外科专业委员会青年委员；中国神经外科医师协会肿瘤专家委员会委员、中国疼痛协会神经外科专业委员会委员、中国神经创伤与修复学会常委委员、中国医疗保健国际交流促进会神经外科分会委员等职。先后获王忠诚青年医师奖，教育部科技成果二等奖，第二届中央人民广播电台“京城好医生”活动“优秀好医生”，多次被评为优秀基层医务工作者、优质服务标兵、“优秀科主任标兵”称号。获部级成果一项，省级科研成果5项，省级研究课题13项。

**专长**：脑、脑干、颅底肿瘤的精准微创手术治疗，特别是脑深部肿瘤微侵袭手术（包括脑室、天幕和松果体区等肿瘤）；颅神经疾病的微血管减压术；原发性高血压脑干出血微创手术治疗。

**出诊时间**：周二上午。

一袭白衣是他的征袍，一把手术刀是他的兵器，他是一名外科医生，也是一名战士，他以“竭尽全力、尽善尽美”为座右铭，用军人的标准严格要求自己，用精湛的技术和不放弃的精神与疾病做斗争。他就是陆军总医院附属八一脑科医院副院长兼脑肿瘤科主任陈立华。

## 微创、精准是他的制胜武器

陈立华主要从事显微神经外科，特别是颅底显微外科的临床、教学和科研工作。自1999年起开展“锁孔”颅底外科的科研和临床工作，已完成“锁孔”手术超过1600余例。这种手术通常只需要切开一个5～6厘米的小切口，损伤小、避免无效脑暴露，在完整切除肿瘤的同时，避免损伤病灶周围的神经和血管。2005年之后，他又率先将神经导航技术应用于颅底、脑干的精准手术，增加了手术清除颅底、脑干病灶的安全性和有效性，而又减少了手术创伤和并发症，对于微侵袭神经外科，特别是微创颅底外科的发展起到了良好的催动作用……三十多年的从医历程，陈立华的制胜武器不断升级换代，帮助病人一次又一次打赢了对抗病魔的战争。

门诊中，一位来自内蒙古的患者家属带着片子来做治疗围术期的问诊。在陈立华与他的交谈中，记者了解到，患者脑部长有4厘米大的“肿瘤”，起初的症状是肢体麻木、抽搐，逐渐发展到整个右侧肢体无力3个月余。当地医院高度怀疑是恶性肿瘤，但对肿瘤性质无法定论，由于设备与技术的限制无法判定肿瘤的性质，也不能有效地、针对性进行微创手术切除。后来家属在邻居的推荐下，专程找到了陈立华。“我那邻居三四年前得了脑肿瘤，来这治好的，现在恢复得挺好。”家属笑着告诉记者。

陈立华当时接诊患者后，根据他的病况制订了个体化的治疗方案，及时安排了手术：采用精准微创技术，术中利用神经影像导航，选取损伤最小的地方进入，在神经导航实时引导下经脑沟入路，直达病灶的同时确保病人正常功能不受损伤。为了更直观地介绍导航技术，陈立华把影像导航和车载导航仪做了个比较，“车载导航仪的误差可能是一米，而神经导航技术的误差只有0.1毫米，因此它的损伤比传统损伤小，也更精准。”这个手术用了不到两个小时就圆满成功，更令家属欣慰的是，陈立华在术中排除了恶性肿瘤的可能性，考虑为厚壁脑脓肿。目前这位患者的恢复比较理想。

陈立华向家属再次详细的询问了病人的病史，排除了因为吃生肉而得寄生虫病的可能性。他叮嘱家属，现在最重要的是抗感染，抗癫痫，术后还需要定期复查，逐渐恢复病人的运动功能，“只有对症下药，偏瘫才能有好的机会。”

另一位年轻的男患者，是现役军人，最开始出现的症状只是疲乏嗜睡，随后又出现了视物模糊的情况，视力一度下降到0.2，在眼科进行了很多检查也没有结果。直到一次坐车外出时晕倒，他才慌了神儿，到医院做了全面的检查，最终发现头部有一个巨大的肿瘤。患者找到陈立华时已经临近年关，但在陈立华心中，这场对抗病魔的战役丝毫不能松懈，他当即决定，亲自上阵为患者实施手术。

陈立华告诉记者，手术的难点有两个，一个是肿瘤的体积巨大，将近4厘米；另一个是肿瘤的位置深，长在脑袋的最中间，距离头皮有8厘米，病变与周围脑组织的结构关系也非常复杂。这样的病例如果无法做到全切，很容易在术后出现复发的情况。因此，陈立华和他的团队制订详细的治疗方案，一定要将这个肿瘤完全切除。反复研究过后，陈立华选择采用微创的锁孔手术，他在锁孔手术方面的经验非常丰富，对病变的病理解剖特别熟悉。

手术中陈立华面对的第一个挑战，就是怎样准确的达到病灶，把误差降到最小。为了实现精准定位，采用术中磁共振技术，根据检查结果随时修改手术方案，并通过手术导航仪的镜像引导，显微镜下进行手术治疗。患者的肿瘤蒂部与视丘下部粘连非常紧密，稍有不慎就会造成永久性的功能损伤，患者可能醒不过来，并且造成不可逆的内分泌功能紊乱。陈立华说，“这么大的肿瘤不可能完整的取出来，只能在显微镜下一点一点地像‘鸡啄米’的方式，将肿瘤刮除、取出来。”经历了四五个小时的战斗，肿瘤终于被全部分离、分块全切除，正常的脑组织几乎没有任何创伤。患者术后的恢复情况非常理想，视力、内分泌功能、语言和肢体运动功能都在逐渐恢复，他躺在病床上用颤抖的声音道出了他心中的感激，“等我病好了，一定要好好感谢陈主任！”

## 竭尽全力、尽善尽美是他的座右铭

2008年，陈立华参加了原卫生部首批汶川抗震救灾，在这个没有硝烟的战场上，他作为一名白衣战士，作为第一批抗震救灾医疗队的成员，在28小时之内赶赴灾区，勇敢的冲在抗震救灾的第一线。在灾难面前，他表现得像一名老兵，展现出临危不惧的英雄本色。

陈立华说，“那时候已经不知道害怕了，因为所有的人都在抢救病人。记得有一次正在做手术的事发生了很大的一次余震，手术器械全部都在摇晃，有些器械都掉在地上，反应过来的时候余震已经过了。那时候脑子里只有一个信念，如何抢救病人，如何把手术做好，尽快让病人醒过来。”在废墟中，陈立华和他的队友们，克服困难，高质量地完成了十一台开颅手术，创造了一个个生命的奇迹。在简陋的医疗环境中，他们甚至想到了用高压锅来消毒器械的办法。“生命是第一位的，没有条件创造条件，也要做好手术。”

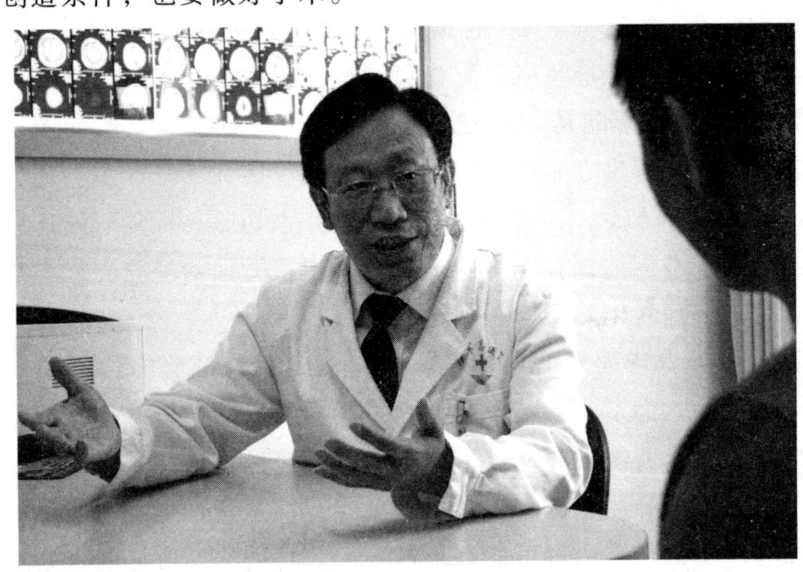

灾难的洗礼让陈立华更加懂得，做手术的目的是挽救病人的生命，减轻病人的痛苦，延长病人的生命。他对生命也更加敬畏，更加珍惜，只要有一线希望都不抛弃、不放弃。他的办公室墙上，记者见到一幅书法家石川先生送到他的作品，上面写着“竭尽全力、尽善尽美”，这其实就是陈立华的座右铭。作为一名神经外科医生，他在临床上敢于承担高风险、努力尝试新术式，努力去挽救病人的生命。譬如由原发性高血压造成的脑干出血风险极大，病症来势汹汹，死亡率达到60%以上，在很多地方都被视为不治之症。而陈立华带领团队，在脑干出血的治疗方面不断探索，不少被其他医院宣判死刑的病人在他这里获得了新生，且通过后期康复逐渐恢复生活自理能力。

门诊中有位操着北京口音的大姐，与陈立华交流她丈夫术后的恢复情况，谈起丈夫起死回生的惊险经历，几度激动落泪。她的丈夫有多年高血压病史，一个多月前，在高速路上突然发病，强撑着停车在路边后便不省人事，被送往北京一家三甲医院。但接诊的医生表示，病人是原发性高血压性脑干出血，病情十分危重，已经无法救治。心急如焚的女儿在社交媒体上广泛求助，最终通过同学的医生微信群，知道陈立华有该病的救治经验。当时病人送到八一脑科医院时，只剩心跳，呼吸障碍，对任何刺激都没有反应。“这个病人的脑桥和中脑出血不成形，表明出血时张力高、原发性脑干撕裂严重，脑部的血肿占据了脑干的一大部分体积，正常的脑干组织被挤压到不到1/3，不做手术是一点希望都没有。”陈立华指着术前的片子向记者介绍。当时面对这样的晴天霹雳，大姐与女儿一时难以接受，感觉天都塌了，“不管花多少钱，都一定不能放弃。”庆幸的是，她们遇到了陈立华这样有着丰富临床经验又敢于承担风险的医生。

面对病人的复杂病情，陈立华采用传导束显像技术仔细研判脑干传导束移位的方向，避开脑干的重要结构，选择从侧面没有重要核团的传导束的部位切入血肿部位，在多模态技术的监测下耐心细致地除掉了脑干内的血肿，去掉了压迫脑干的危险因素。手术后病人恢复了意识，能够自主呼吸，肢体功能也在逐渐恢复。陈立华说，“大脑有140多亿个细胞，其中干活的是一少部分细胞，病人受伤后我们要做的就是唤醒偷懒的细胞，重建脑干、大脑和小脑之间的网络连接，让信号传导重新变得顺畅起来。”“只要他人还在，这一切都不一样了。真的非常感谢这个医院，感谢陈主任！”大姐含着泪告诉记者。“还要坚持康复啊，至少三个月。”陈立华一边宽慰着大姐，一边反复叮嘱。

在陈立华精湛的技术下，大部分高血压脑干出血的患者，经微创手术治疗后能够很快恢复意识，甚至经过康复治疗后，逐渐恢复到日常生活自理。“这对患者的家庭来说，是一个巨大的安慰啊！挽留了一个病人，就是救了一个家庭。”陈立华感叹道。

## 教学、科研是手术台之外的战役

对陈立华来说，结束无影灯下的战役，并不意味着工作的完结。

手术之余，他给每个病人都剪辑了一个视频，把手术精彩的部分或者意外的状况都记录下来，一个病人要花一个多小时，到目前为止，已经收集了1000多例的病人。“只有通过这样的回顾，才能不断提高自己，同时把这些资料积累下来以后，为后来的年轻大夫提供一些教学资料。这是我的使命，应该去做这个事情，让更多的年轻大夫，特别是边远的、地市级的和基层医院的大夫有机会学习和掌握微创神经外科技术。”

陈立华曾前往德国学习，师从世界颅底外科协会创始人、前世界神经外科联盟主席M.Samii教授，回国后他协助筹建了“Samii颅底外科训练中心”，并担任该训练中心的班主任，成功招生并举办了十二期Samii颅底外科训练班，为“Samii颅底外科训练中心”学员主讲了颅底显微解剖及颅底手术入路课程，每期共32学时，为学员们演示了八个颅底手术入路的解剖操作。2011年调入陆军总医院附属八一脑科医院后，他又举办了八期显微神经解剖学习班，每期学员有20名。学员们带着学到的技术回到当地医院，在实践中加以应用，逐渐成为基层医院的中坚力量，很多人当上了科室主任，还有的当上了院长。

每年几百台的手术，平时还要看门诊，搞科研，举办会议和培训班教学，忙于工作的陈立华很少有休息的时间。记者问到“什么是支撑你做医生的动力呢？”陈立华回答说，“病人就是我最大的动力。”他笑称，和病人的关系就像是谈恋爱，“双方都付出了感情，病人对你的喜爱、对你的信任，就是给你的最大动力，有了这样的回报，就算再苦再累也值得。现在病人的要求也越来越高，我们就应该不断提高自身的技术，竭尽全力去满足他们的需求，压力也是动力嘛。”另一种动力，则来自实现自我价值带来的满足感。“别人做不到的你做到了，别人治不好的病你治好了。有时候病人来做复查，我们看到片子中病灶被清除的很干净，心里也会特别的高兴，特别有成就感。”

（跟诊记者：于芳溪　庞书丽）

# 中医护航百姓健康——宋军

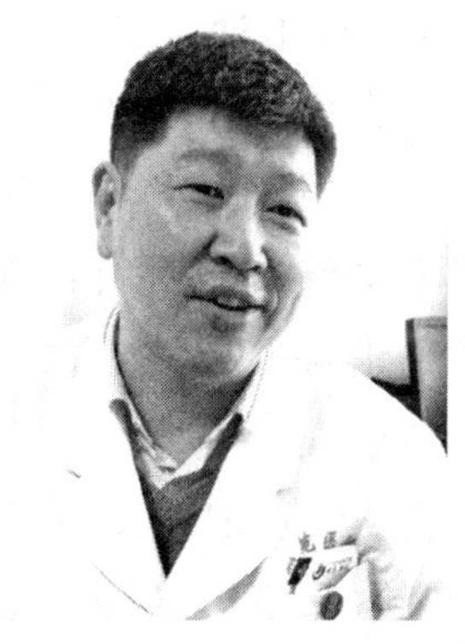

## 专家简介

**宋军，**中国中医科学院西苑医院主任医师，中国中医科学院医学实验中心科教处处长，研究员、博士生导师。中国老年学会第四届理事，第一届中国老年学和老年医学会睡眠科学分会（Chinese Association of Geriatric Sleep Science）副主任委员，中国中西医结合学会第二届中医外语专业委员会副主任委员，第一、二届循证医学专业委员会副主任委员，第二、三届青年工作委员会委员，第四、五、六、七届虚证与老年医学专业委员会委员。承担和参与多项国家自然科学基金课题、省部级及院级课题。多次前往美、欧、日、东南亚及港、澳、台等地讲学、交流。

**专长：**擅长运用经方治疗失眠、痴呆、帕金森病、脑血管病、抑郁症、眩晕、神经痛等及部分内、妇、儿、外疑难杂症。

**出诊时间：**周四上午（特需门诊）。

周四上午，当记者来到中国中医科学院西苑医院宋军主任医师的诊室内，房间里已经挤满了候诊的病人。虽然人多有点拥挤，但是老病友之间说说笑笑，气氛特别活跃。这和宋军开朗的性格分不开，正如一位病人所说，“光听宋大夫说话，病就能好了一半。去看病的这一天，心情都好好的”。这也是治病的一种方式！

风趣幽默是宋军的一贯风格。接诊时，常常能把病人逗得开心，一扫病痛的烦忧，但是真正让病人由衷笑起来的，是宋军高超的医术。30多年来，他主攻神经系统疾病的中西医结合诊疗工作，为无数病人解除失眠、抑郁、脑血管病等疾病的痛苦，赢得了病人的肯定和认可。

## 主攻神经，对症下药

短期的失眠，会引起疲劳、处理事情能力下降，长期的睡眠不足，更是会导致焦虑、抑郁、免疫系统紊乱等，甚至会导致肥胖、糖尿病、高血压、冠心病、肿瘤等，给身体带来极大的危害。中医知识渊博的宋军，通过临床辨证，结合病人体质，为许多患者治愈了失眠，以及由失眠引起的各种疾病。

33岁的周晗是一位教师，今天她在妈妈的陪伴下，从深圳过来复诊。她在两年前开始严重失眠，身体逐渐出现各种不适，精神也很焦虑，以致无法继续工作。从深圳的安康医院，一直住到北京的回龙观医院；西药也从开始的安眠药，到抗抑郁药，最后药物剂量大到医生都犹豫的程度，但病情仍不见好转。经人介绍找到宋军就诊，服用数剂中药后，病情出现了好转，精神和气色慢慢恢复得和正常人相差无几。数月后，她就回到了工作岗位上，西药也开始逐渐减量。

“你最近睡眠不错，但是有点烦，心情有点躁。”宋军切脉后做出初步的判断。周晗妈妈听了在旁边赶紧补充，“你说得都对呀，她最近确实睡觉不错，到时间就睡。”对于一个曾经睡不好觉的人，现在能安稳睡眠，是莫大的幸福。也正因为如此，周晗不惜路途遥远，定期从深圳过来复诊。

“病情控制得还可以，药还得继续吃，我再给你加一味药，价钱相对便宜一些。我就开一周的量，你先吃着看。但加了这味药，可能会让你稍微拉肚子。”每次切脉发现新的症状，宋军都会相应地调整药方，并提前告知每种药材可能产生的反应，让病人有所准备。

宋军给周晗开的这味药是生大黄，具有攻积滞、清湿热、泻火、祛瘀的功效。在开好药方后，他还再三嘱咐周晗，“大黄熬药的时候要一起下，但是我给你标注的是‘后下’，目的是抓药的时候药房能单独给你包。你吃这味药，直到小便颜色变清亮了，熬药时就不用再下了。”

像周晗一样来看失眠的病人很多，他们几乎都是经亲朋好友介绍过来的。宋军的医术，在病人中口口相传，来此就诊的病人都感慨“找对了医生”。

虽然宋军主攻神经疾病，但是他一直孜孜不倦地对中医知识进行探索，融汇多年的临床经验，除了神经系统疾病，其他一些病症他也能对症下药。

45岁的周林，在宋军开完治疗失眠的药方后，伸出自己干燥、起皮，甚至有些发炎的双手，让宋军看。

宋军仔细查看后诊断说，“你这是湿疹，工作的时候注意戴手套。”

“我戴着呀，但是不太管用。有一阵子了，又痒又难受。”周林表情痛苦地说道。

“我告诉你一个方法，你每次出门前，拿刷子蘸些纯香油抹在双手上，然后来回搓，记着，得是纯香油。”

宋军为37岁的李女士看诊也是如此。李女士的颈椎病是老毛病，这次还感冒了。宋军在为李女士把脉看舌后，耐心地对李女士说，“我给你开两个方子，一个是手写的，一个是常规的。手写的是感冒药，这个药拿回家熬，熬一遍，分两次喝。喝完第一次如果没出汗，在第二次服药时，就喝碗热粥把汗逼出来。感冒好了后，再喝我给你开的另一副常规的药，是治你颈椎病的。”

尽管病人身上经常大病小病，状况频出，但是宋军从各个病症入手，对症下药，逐一击破，治疗效果简直像开了“外挂”一样，总能达到病人满意的效果。

## 拯救全家的“神医”

记者从一进门，就看到宋军旁边坐着一位30多岁的女士。不是护士，也不是实习医生，但是一直忙忙碌碌，协助宋军打印药方，帮病人加号。一聊天才知道，原来这位张女士，曾经是宋军的病号，不光是她，她的父母都是宋军的病人。

碰巧张妈妈今天也来宋军这里复诊。57岁的张妈妈现在进入了更年期，出现了“更年期综合征”，最近老觉得胃堵得慌，食欲缺乏。

“你的睡眠还是不足，得早点睡觉，好好休息。其他的就交给我，我来帮你调。”宋军一边开药方，一边用沉稳有力的语调安抚病人，给予病人信心。

听张妈妈讲，女儿曾经严重月经不调，在宋军这看好后，把她也介绍过来。“效果特别好，我的腰现在都不疼了”，张妈妈高兴地说。最让她感激的，还是自己爱人在这重拾了生命。一年前，患肺癌合并二十多年糖尿病病史的张爸爸，病情突然加重，住院期间连楼梯都走上不去，被医生下了病危通知书。后来张女士带着父亲找到宋军，经过中医辨证治疗几个月后，神奇地抵抗住了病魔，现在一口气能爬几层楼了。

“要不是宋大夫，孩子她爸就没了，宋大夫真是天上派来的活菩萨，神了！遇到宋大夫是我们一家子的福气，是缘分，能到这看病都是幸运的！”提起宋军的医术，信佛的张妈妈一直啧啧称赞。“我们无以为报，看宋大夫这么忙，就让我女儿过来当志愿者，给他帮帮忙，感谢宋大夫救了她爸一命，同时也救了她。”说起宋军对全家人的帮助，张妈妈很是感恩。



患者的口口相传，使宋军的声誉日益远播，许多广东、湖北、河北等外地的患者，不辞辛苦过来看病，甚至不乏一些香港、澳门的同胞。来宋军这里看病的患者，还有一个特点，就是爱“组团”来。自己治疗效果好，就会把朋友和家人介绍过来。在他们眼中，宋军的医术都有点“神”。

一位美国的患者老刘，总是吃不下东西，曾在美国波士顿的大医院做胃镜检查，都说没病。“可是宋大夫一把脉，就发现我的消化不行。吃了他的药以后，症状明显好转。宋大夫看病时，还会时不时说些富有寓意的话，帮助我缓解心理上的压力。”老刘这样对记者说。

还有一位肺栓塞病人，五年前病情发展到几乎被医院判了死刑，家里后事都给她准备好了。后来经人介绍，找到了宋军。“是宋大夫高超的医术，把我从死亡线上拉了回来，给了我第二次生命。我和我的全家真的很感谢宋大夫，他是我的大恩人！”

这样的例子不胜枚举，病人们以各种方式表达着对宋军的感谢。虽然许多病人都把宋军当作“神医”“恩人”，但是宋军认为，治病救人是他的本职工作，他只是在尽自己应尽的职责，从来不因此骄傲自满，反而很谦逊温和。面对病人的担心和恐惧，他总是说，“放心吧，交给我了”。而对于别人的赞誉，他却回答——“都是瞎蒙的”。“瞎蒙”其实仅是一句玩笑话。多年来，宋军在中医研究上形成了自己的一套理论，并将其灵活应用在临床上，才得以成为病人口中的“神医”。譬如在血管新生方面，他曾带领团队针对活血化瘀经典方剂——血府逐瘀汤促血管新生展开一系列研究。首次提出，该方剂在血管新生方面的作用和机制，扩大了活血化瘀中药的临床运用范围。

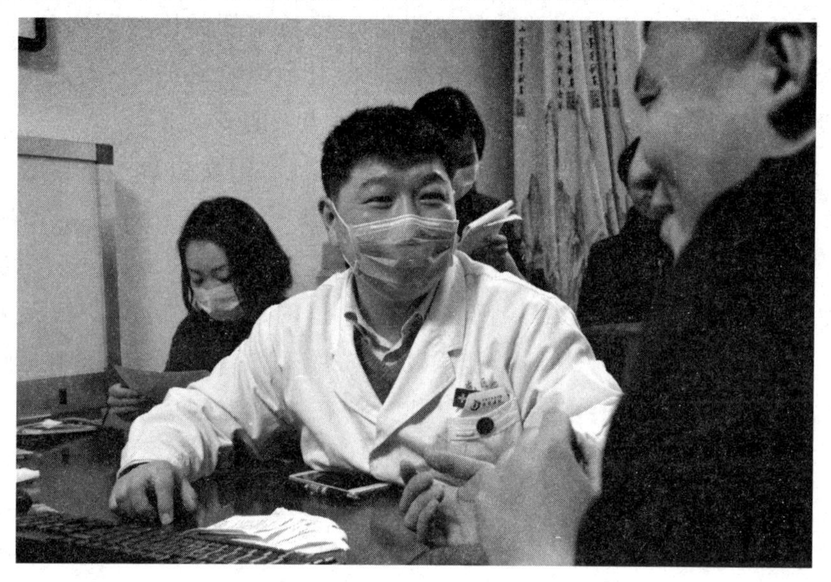



## 治病也治“心”，排忧解难

门诊当天，记者发现，病人中年龄最小的14岁，最大的86岁，年龄跨度非常大。但是不管男女老少，都爱向宋军敞开心扉，吐露心声。这得归功于宋军体贴柔和的交流方式和幽默风趣的话语风格。尽管忙碌，但是每位患者的倾诉，他都认真倾听；每位患者的立场和处境，他都尽量理解。偶尔也给一些小建议，为患者排忧解难。

54岁的张斌失眠严重，加之身体其他的一些不适，被迫戒了酒。这次来就诊，他的妻子面露忧虑地告诉宋军：“他最近老说活着没意思，我都快吓死了。”宋军为张斌把脉后，开了几副药，然后出人意料地说：“他酒量很好，不容易醉，可以喝点酒”。妻子非常诧异：“他都生病了，喝酒没事吗？”宋军解释道：“没事的，他酒量很大，少喝一些没问题的。而且人得有点兴趣爱好呀，不然多没意思。”原来，宋军在张斌身体状况允许的条件下，给他提供了一些可行的建议，让他对生活产生兴趣，来抵抗对生活的消极态度。

14岁的小男孩浩浩，在爸爸的陪伴下进了诊室。一进屋，浩浩爸就跟宋军说："我觉得这孩子的病，是精神性的。一上学就得病，一在家待着病就好。"

宋军一听，立马笑道："这不跟我一样嘛。在家就好着呢，上班立马就不行了。"这句话说完，浩浩也被逗笑了。宋军一下就拉近了和小病患间的距离，进而根据切脉的结果，用轻松亲切的语气嘱咐他："回家早点睡觉，别老玩手机。你呀，就是晚上不睡觉闹的。"浩浩爸口中"不听话"的浩浩，听了宋军的话，认真地点了点头。

孙少梅最近因为孩子的婚事，睡不着觉。"闺女去日本了，找了个大她11岁的男人。关键是怕不了解，才交往三个月，万一不靠谱呢？"作为老病号，她见到宋军，就忍不住地诉说。"她的事她做主，你的事你做主。听我一句劝，随缘吧，先把自己的事弄踏实了，病就好治了。"宋军一边把脉开药，一边宽慰道。"您说的对，我这病就是这么出来的，心里不踏实，老悬着。"孙少梅在心里也知道病根所在。"慢慢来吧，一切都会好的。"在患者心目中，医生说的话都是对的，而宋军也毫不吝啬地这样做——对他们进行安慰、疏导，让他们做一些对身心有益的事。

在宋军看来，神经科的一些疾病是由心理问题引起的，而很多心理问题是由现实中的问题产生的。把心结解开了，再慢慢用中药调理，这些病症自然就会痊愈了。

## 服务病人，回馈社会

左手把着病人的脉，示指和中指不断按压切诊，右手也丝毫没有时间停歇，在键盘上敲着药方：党参6g、桂枝12g、生白术15g……这就是宋军在门诊忙碌的状态。就这样，从早上6点半开始，直到13时07分，宋军才看完了门诊的最后一个病人。这天，他一共看了70多位病人——由于患者太多，一上午能看的病患有限，所以他主动把出诊时间提前了。但即使提前了出诊的时间，他的门诊还经常持续到下午一两点才能结束，常常连午饭都没时间吃。

因为名气大，病人多，宋军周四上午出诊的号，每次都早早地就挂满了。有位失眠的患者半夜起来上厕所，3点多意外地抢到网上放出来的号，感觉特别幸运。宋军每次出诊的预约挂号，一共就30个。但是总有一些本地和外地慕名而来的病人，或者组团来的某个家庭或亲友，为挂不上号而在门口急得团团转。每每这个时候，在病人一再热切的恳求下，他都忍不下心来拒绝，总是心软地给病人“加个号”。

10：40时，一位河南的女患者，过来后才知道得提前预约。而宋军的预约号已经没有了，她急得快哭了，“我是专门赶火车来的，可是到了才知道没号了，这可咋办。”听到患者这么说，宋军的心又软了，“没事没事儿，别着急，我给你加个号。”

就这样，一个被拉长的上午门诊，宋军一直坐在椅子上，为一位又一位的患者，诊断、开药。从记者9点到诊室，至13点14分离开，这4个多小时期间，宋军一次厕所都没上。虽然他一直叮嘱病人要多喝水，但他自己为了不耽误看病时间，少上厕所，只喝了两次水。

凭借高超的医术和良好的口碑，曾有待遇高、环境好、工作压力相对较小的知名医院，向宋军抛过“橄榄枝”，但是宋军拒绝了。他认为，“医生的医术都是病人教的，给病人看病是一种回馈。在这里，可以服务更多的病人。”看着他真诚的表情，记者感受到了他服务病人、回馈社会的强烈责任感。

（跟诊记者：李　倩）

# 仁心妙术缔造女性幸福——马堃

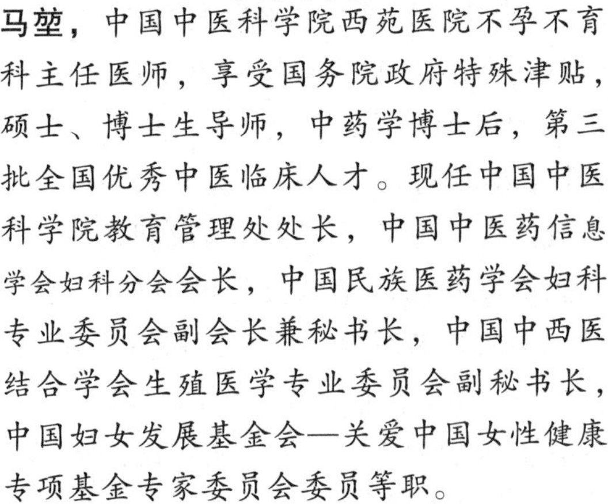

## 专家简介

**马堃**，中国中医科学院西苑医院不孕不育科主任医师，享受国务院政府特殊津贴，硕士、博士生导师，中药学博士后，第三批全国优秀中医临床人才。现任中国中医科学院教育管理处处长，中国中医药信息学会妇科分会会长，中国民族医药学会妇科专业委员会副会长兼秘书长，中国中西医结合学会生殖医学专业委员会副秘书长，中国妇女发展基金会—关爱中国女性健康专项基金专家委员会委员等职。

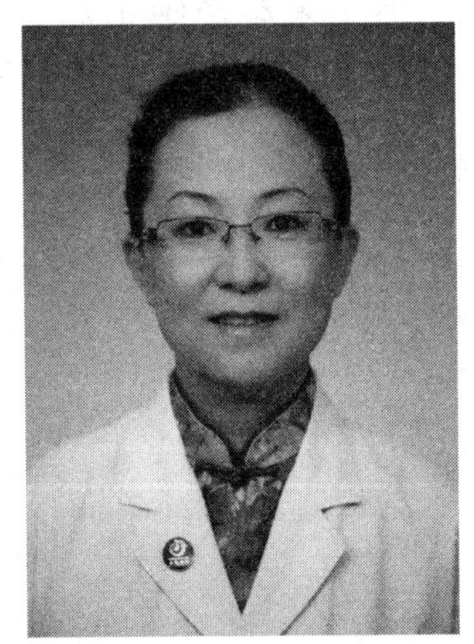

中医药标准化培训项目授课专家。国家中医药管理局中医药文化科普巡讲团巡讲专家。中国生殖健康产业协会理事会专家委员。燕京地域妇科流派研究牵头人。

**专长**：中医药在妇科生殖内分泌失调及其相关疾病方面的临床作用机制研究。包括功血、闭经、痛经、多囊卵巢综合征、高雄激素性血症、高泌乳素性血症、子宫内膜异位症、子宫肌瘤、排卵障碍不孕不育、卵巢早衰（卵巢功能低下）、习惯性流产（胚胎停育）、围绝经期综合征等。中药材及中成药的安全性研究。中医药与针灸对照研究。

**出诊时间**：周六上午（西苑医院），周四上午（中国中医科学院中医门诊部）。

她研读经典，夯实理论基础；她注重临床实践，疏理成功医案，分享诊治体会；她关注中药药理和药效研究，倡导安全合理应用中药；她诚拜名师，研修多家学术思想；她医术精湛，形成了以“益气养阴、化瘀止血法治疗妇女崩漏”、以“补肾为主，兼以活血为原则治疗女性排卵障碍性不孕”、以“养心安神、疏肝健脾补肾为法治疗更年期综合征”等诊疗特点及益气养阴、化瘀止血、补肾活血等特色中医疗法；她对患者一视同仁，不分贫富贵贱，在诊治疾病时，不但重视首诊的病史、治疗过程和个体差异，而且对待每一名复诊的患者，都当成首诊一样重视。这位医生就是中国中医科学院西苑医院不孕不育科主任医师马堃。

## “铁人”医生实力“圈粉”

马堃一年的门诊量近5000～6000人次，每次出诊都会尽量满足外地赶来、急重病和老弱患者的看病要求。这天周六清晨6:30，对于大多数上班族来说是惬意的补觉时间，然而对于马堃和她的五名硕士、博士研究生来说，这是又一场帮助患者战胜病魔的“战斗”开端。

不到早晨7点，在西苑医院杏苑楼一层特需门诊21诊室里，她们已经完成准备工作，忙碌的出诊开始了：两名学生负责初步登记和书写患者的基本病史、相关治疗用药过程，然后马堃大夫认真进行望、闻、问、切诊，分析患者的疾病状况、仔细查阅既往治疗用药，分析现在疾病的主要症结，予以中西医诊断，开出处方，然后再详细告诉病人如何煎煮中药及服用方法。她还特别注意根据每个病人的病情采取不同用药方法。

候诊的患者以大龄女性和不孕不育、胚胎停育、反复流产的病人居多，从她们愁苦的面容中即能感受到其内心的焦虑，但同时也满怀期待——“大家都说马堃主任治疗不孕不育有高招”，她们希望自己的愿望也能实现。

今年40岁的陈女士便是其中之一。她曾在一家广告公司工作，如今辞职在家全心备孕——自2001年妊娠流产后，一直再也没有怀上孩子；2005年，她和丈夫决定尝试试管婴儿，但以失败告终；2014年又检查出宫腔有问题。马堃仔细查看了陈女士近些年来的就医情况，发现她的主要问题在卵巢功能低下，同时由于想要孩子的愿望太急切导致精神过于紧张，不利于优势卵泡的发育和受精卵的着床。

马堃一边在病历本上写下处方，一边嘱咐陈女士平时多做一些让自己喜悦和专注的事，舒缓一下心情，转移注意力，不被负面情绪影响；连续监测基础体温，这是最简单经济的方法，记录好就像每天自己和医生的对话……听完马堃的一番话，陈女士表示自己更有信心了，表示谨遵医嘱、坚持用药。

“过去我们也有很多这样的患者，在国内外多次尝试试管婴儿也不成功，卵巢功能低下或卵巢储备功能不足，无法再做试管婴儿，以为自己不能有孩子了，后来通过中医中药治疗后，不但身体、心理健康了，而且自然受孕了，并且母子健康产后哺乳和子宫恢复很好。我们现在正在总结这些保留完整的原始病历，已经有近400份，我们还要追踪她们及子女的生长发育情况。”马堃对记者说。

同样卵巢功能减退的刘女士倒是对自己挺有信心，虽然她今年42岁了。刘女士是前几年才有要小孩的打算，听闻一个同事曾找马堃调理后成功怀孕，几个月前便也来寻医问诊，目前她已经连续治疗两个月了。看过病人的基础体温，询问病人排卵及同房情况后，看到基础体温曲线很好，马堃告诉她“再过一个星期就知道能不能怀上了，最近要做好妊娠的准备。”刘女士也非常高兴，连连谢过，心满意足地走出了诊室。“马大夫看得特别认真、仔细。”刘女士这样对记者说。

35岁的母亲张女士是马堃的“老朋友”了，今天她除了过来问诊还给马堃带了一份特殊的礼物——儿子1周岁时的照片。原来，张女士也曾因妇科疾病而影响生育，经马堃治疗后顺利怀孕并在2013年11月生下儿子。如今二孩政策出台后，她想要再生一个孩子，但是眼下身体还有其他毛病，便又来找马堃治疗。

再次见到张女士，马堃特别高兴，她接过照片，在背面仔细写下了孩子的生产日期、身高、体重，母亲母乳喂养、月经恢复的情况和联系电话，和她的资料放在一起，并请记者帮忙给她们俩拍照留影资料，准备随访病人。马堃告诉张女士，目前她的问题主要是雄激素高，只需继续服药调整内分泌并监测排卵，可以准备怀孕。

马堃看完一位病人又赶紧看下一位病人，“马不停蹄”地把脉、问诊、开方，每次出诊都是打一场“持久战”，通常从早上开始到下午一两点结束，甚至还有到下午四点的情况。30多年来长期超时工作，也不分工作日与休息日，这位“铁人”医生凭借过硬的实力“圈粉”无数，各地来找她看病的患者越来越多。

“每次出完门诊，都要缓两个小时才能吃饭，因为出诊时精神太集中了，一下子放松还需要缓一会儿。”马堃说。

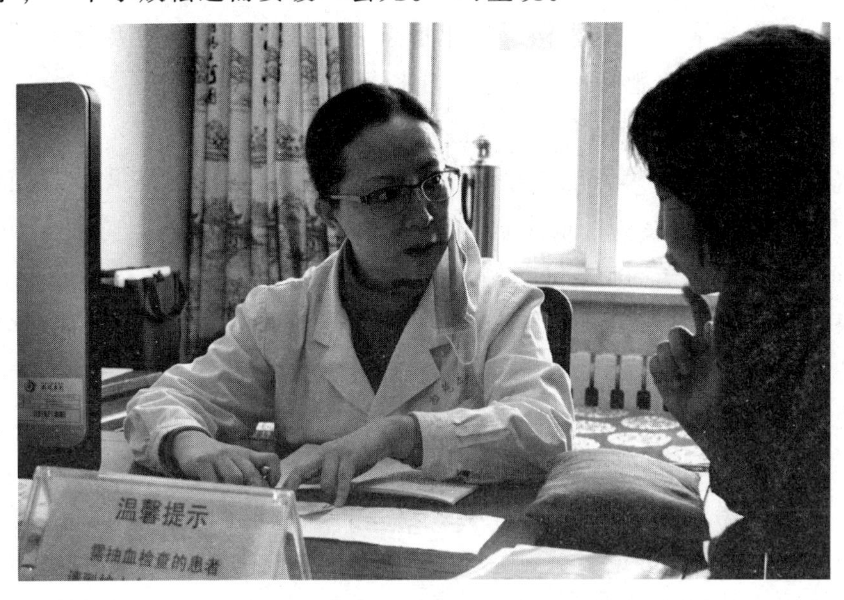




## 把每位患者都当作初诊的

给患者把脉时，马堃总是微皱眉头、保持着严肃的神情，注意力高度地集中；察看患者的病历时，她总是要仔细地询问情况，任何小的细节都不放过：表述不清楚的要进行核实，不完整的要进行补充；分析患者检验报告单时，她认真对比各项指标数据，并给患者讲解这些数据反映的问题。

这细致严谨的背后，是她对患者高度负责任的心。马堃经常告诉自己的学生，作为医生，她们会医治无数患者，一位患者不过是其中的百万分之一、千万分之一，但是对任何一名患者来说，这一次就诊就是百分之百，容不得有任何疏忽。

这从马堃给患者写病历本、建立就诊档案就能看出来。马堃的研究生先把患者的基本情况梳理后写在病例本上，问诊时马堃会仔细查看并跟患者核实病情，进行适当的删补、更正，医嘱和药方都会整齐地书写在病例本中。

门诊忙碌，学生们的工作难免会出点小差错。一旦出现这种情况，马堃都会让学生亲自带着患者去解决问题，让患者感受到重视，从来没有产生医患纠纷，医生和患者之间是互敬互爱，互相理解。

“把每一位患者的每次就诊都当成是首诊。”这是马堃的原则。她谈到，不管是初诊的还是复诊的患者，都必须要全面掌握患者的病情演变情况，但也有所侧重：初诊患者重点了解她以往的病史及就医情况；复诊的病人要对比她每次就医后各项指标的变化，再调整治疗方案。

此外，马堃还带着研究生给怀孕成功的患者建立档案，跟踪患者历次的就医情况并录入电子档案，尤其重点整理成功的案例。“我们接诊的外地患者比较多，很多成功医治的案例无法跟踪。”马堃告诉记者，她已经整理了300多例病例，打算今后进行随访研究。选取其中部分典型病例出版与患者和同行分享。这些病例都详细梳理了患者每次就医的时间及症状表现、医嘱、处方等内容，并且有分析和按语。“这既是使命和负责，也是我们研究、分析的宝贵资料。”

同样是妇科疾病门诊，马堃这却有一个比较特殊的现象：就诊的人群中还有男性。“因为不孕不育不一定是女方的问题，我们也会考虑到男方。”马堃告诉记者，她总是尽可能地为患者考虑、尽最大努力排除其他因素，以实现成功怀孕。所以在问诊完女士的情况后，即使没有挂号，马堃也会顺便询问丈夫的情况，并给出医嘱、药方。

根据近年的门诊情况，马堃发现不孕不育的患者明显增多。她认为，这一方面是由于社会环境、工作性质、生活状态等发生了变化，还有很多女性不注意生殖健康，比如没有认识到过早的、不健康的性行为对健康的危害，以及意外怀孕后不谨慎的决定流产；另一方面，白领女性工作紧张引发身心疾病，高龄孕育，都为不孕不育埋下祸根。

针对二孩政策放开后的“生育潮”，马堃谈到，“这部分母亲多在40岁左右，正是‘中坚力量’，家庭、工作的压力都比较大，更要重视优生优育，要排除基础疾病，一定要在身体各方面条件适合的情况下选择生育，母子健康比什么都重要。”

## 三十余年磨一“剑”

“敬爱的马大夫，您好！正值新春佳节向您及您全家拜年了。给您写信是想汇报一个好消息，感谢您神奇的医术，吃了您的药后我回德国不到一个月就怀孕了，现在第七周，预产期在十月初。我德国的大夫觉得太不可思议了，直说简直就是一个奇迹！”

2011年春节，马堃收到了这样一封来自海外的感谢信。写信的这位华人是马堃的一位患者，因痛经和子宫内膜异位症导致不孕。她从2010年10月起，前后一共来马堃这就诊5次，一直喝中药调理，终于成功怀孕。

这只是马堃创造的众多“奇迹”之一。马堃于1985年参加工作，师从傅方珍、孙立华、肖承悰、蔡连香等名中医专家，潜心学习研究月经病中功能失调性子宫出血、闭经、痛经、多囊卵巢综合征、高雄激素性血症、子宫内膜异位症等疾病与不孕不育的相关性，探索中医药在妇科生殖内分泌失调性疾病及不孕、不育方面的临床作用机制。

此外，马堃在月经病、更年期综合征等妇科疾病上也有不凡的造诣，当天门诊里，就有不少十几岁的女孩与老年女性，因月经病或更年期综合征前来就诊，都表示获得不错的治疗效果。30多年来，马堃结合临床实践，从青春期、生育期再到更年期的妇科疾病，根据三个阶段的三种不同特点，探索出了以益气养阴、化瘀止血法治疗女性月经崩漏，以补肾为主、活血之法贯穿始终的原则治疗女性排卵障碍性不孕，以养心安神、疏肝健脾补肾疗法治疗更年期综合征的诊疗特色，取得了非常好的临床效果，全心服务患者、全程呵护女性生殖健康。

“针对排卵障碍性不孕不育，补肾活血法最能体现我们中医的特色，‘肾主生殖’，补肾是根本，在排卵期加入活血药，能增进内膜生长，这是中医‘异病同治’的理念。”马堃向记者解释说，由于导致不孕的因素有很多，西医往往是“点对点”地用药治疗，而中医则从全局出发，做“加减法”，根据患者病症的变化适当调整用药的类别、剂量。

在临床实践的同时，马堃也积极开展病理学术研究，对女性生理生殖疾病进行系统思考和总结。她还经常开展公益讲堂，利用大众媒介传播妇科健康知识，讲解女性补气养肾滋养气血、补心护肾应对更年期综合征等知识，备受观众青睐。

（跟诊记者：敖阳利）

# 演奏优美的心脏律动——王师菡

**专家简介**

**王师菡**，中国中医科学院广安门医院心血管科主任医师，医学博士，全国首批中医师承制博士后，完成美国梅奥医学院为期2年的博士后训练。任美国心脏病学会会员，美国生理学会会员，中华中医药学会心病分会、中西医结合学会心血管分会委员；北京市中医学会心血管分会常务委员；世界中医药联合会名医传承委员会常委等职。主持国家自然科学基金面上项目1项、首都特色发展专项基金1项、院级课题1项；参加国家重点基础研究项目973项目，北京市自然基金，首发基金等项目的研究。

**专长**：中西医结合防治心房颤动、冠心病、心力衰竭、高血压；中西医结合心肺康复；中医药防治睡眠障碍的血管损伤。

**出诊时间**：周一下午，周二上午。



周一中午，中国中医科学院广安门医院心血管科主任医师王师菡早早地开始了门诊，虽然这天预约的患者不多，但“以病人为中心”是她信守的医学理念，希望为患者争取更多的看病时间。眼前坐着的是一位82岁高龄的老太太，上了年纪，被房颤、高血压、心衰等病烦扰得寝食难安，见到王师菡免不了有一肚子苦水要倾诉。但在王师菡给她细致地听诊，逐点剖析病情后，老太太觉得自己的病情似乎没想象中那么严重，“谢谢大夫，你说话真好，说得我心里都舒服了。”

温文尔雅、目光柔和，与王师菡相处总有如沐春风的感觉。而在这副柔弱的肩膀下，蕴藏着一名心血管医生的功力。行医多年，她在中药防治心房颤动、中药治疗PCI术后心绞痛发作等方面形成了自己的临床特色，不少患者因此从外地慕名而来。

## 以病人为中心



“内科医生与病人的沟通交流很重要，来我这儿的病人一般去很多医院看过，有过很多不同的体验，我要仔细问清楚他们的情况，一点一点地讲解，我不喜欢很快的看病。”王师菡说。记者在跟诊时也看到，她对每位患者的讲解极为详尽，接诊时间也较长。

“怎么不好了？”见到五十多岁的王大妈与儿子小李走进诊室，王师菡开口问候。据大妈讲述，她去年年初拔牙做检查时发现心电图异常，被心内科诊断为房颤，其他医生建议她行射频消融术，她对此有排斥就在儿子的打听下，来找王师菡就诊。

“在吃什么药呢？”“以前有什么病？”王师菡一边仔细翻查大妈的病历与检查报告，一边向她问询诸方面的情况，得知她甲状腺曾有良性肿瘤，已经做手术切除，不久前还因脑梗住了一星期的院。“她有高脂血症，平时饮食也不注意。”一旁的小李叹气。“血脂中的低密度脂蛋白也就是我们俗称的坏胆固醇是斑块的主要成分，它升高容易导致斑块的形成，是脑梗死的主要风险。”王师菡解释道，然后又从中医角度问了许多问题。

“王大夫，您说我妈的脑梗与房颤有关吗？有梗死是不是就会有栓塞？”小李问，这是他一直以来的忧虑。“脑栓塞与脑梗死是两个疾病，脑栓塞与房颤相关，房颤持续48小时以上，就会在左心耳处有血栓风险，如果不给予抗凝的治疗，容易导致血栓脱离，从而出现脑栓塞。从最近的经食管心脏超声看，你妈左房已经增大，但没有形成血栓。上次的脑梗死和房颤没有相关性，一旦是房颤血栓脱离的栓塞，一般都是大面积的，预后比较差。”“这是我去过所有医院听过最好的消息了。”小李高兴地说。

“血管条件不好，并且有多个危险因素，心脑血管二三级预防性的药物一定要吃，我这儿给药改善房颤症状和血管条件，如果病情不控制，会形成栓塞的因素。房颤的发展过程是从阵发到持续再到永久，现在您的只是阵发性房颤，咱们控制好延缓其变成持续的。”王师菡分析道，又嘱咐平常生活里的注意事项，让小李感慨找对了医生。

另一位上了年纪的老奶奶，病史很丰富，有脑供血不足、房颤、慢阻肺、高血压等，自己也理不清病情，最难受的就是觉得夜晚躺下后心率会越来越快，睡不着觉。“我可以吃点安定药吗？但别人说会上瘾。”这是让老太太非常纠结的问题。“可以吃，80多岁了不怕上瘾，睡不好反而影响身体功能。”王师菡笑着开解老人家，问诊一番后，给她认真地查体、翻看检查报告，然后逐点分析病情：“左心室大了，还好没有水肿。”“肺里没长东西，可以放心。”“心率太慢了也不行，年纪大了，心脏传导系统容易出现纤维化。”……最后给老奶奶制订了药物治疗方案，并让她一周后来复诊，挂不上号可以来加号。“运气真好，遇到这样的好医生。”老奶奶乐着夸赞王师菡。

王师菡对患者的关心细致入微，门诊中的点滴构成了患者对她的依赖。“我做过病人，也做过病人家属，‘以病人为中心’在我看来是很重要的。”王师菡一言道出了“根源”。

## 防治房颤的能手

房颤是最常见的心律失常之一，它能引起心力衰竭和动脉栓塞等严重并发症，对人体健康存在着极大威胁。王师菡作为一名中西医结合的心血管病专家，在中药防治房颤上形成了自己的理论体系及行之有效的方法，她的门诊中也以房颤患者居多，这些患者往往是辗转多家医院后，来这里寻求新的希望。

48岁的患者周生去年被诊断出持续性房颤，血脂也高，因为病情未发展到严重的程度，他希望能复律（使房颤恢复为正常的窦性心律），查到王师菡是治疗房颤的专家后，便从家乡赶来就诊。

“我做过一次射频消融，没有成功，不想做第二次了，来吃一下中药。”周生道出了他的意向。“根据你现在的病情，可以吃点中药，咱们中药的目的就是改善房颤症状，减少发作次数及持续时间，中药和西药一样，属于药物复律，但不敢保证一定能复律，房颤不容易出现恶性事件，不过你现在最重要的问题是有短暂的室速，这种是恶性心律失常。”王师菡了解他的病况后详细分析，并嘱咐他做好心室率与脉率的监测：“你自己在家量的是脉率，房颤病人伴有短促脉，最好到社区医院里找医生听，另外房颤要看的是心室律，你回去后每天记录下来，一周之后我根据情况给你调药。”说完跟周生与家属示范如何正确听心室律。周生这次是初诊，整个就诊时长接近半小时，最后疑问尽释，也就带着期待先行离开了。

相对于初诊的周生，73岁的王大爷则是王师菡的“老病号”了，今天一到门诊就先说起家里的糟心事。得知他老伴住到了自己科室的病房，王师菡立即关切地说要去看看。“今天不舒服，房颤犯了，一直还可以的。”寒暄了一番，王大爷终于转入正题，他之前在王师菡的治疗下，房颤已经复律，只是最近要操心家里的事，顾不上按时吃药。“房颤复律后容易反复，不过你一直控制得挺好。”王师菡说，并建议王大爷待会回到家就把药吃上，平常注意不要过度劳累，保持好的睡眠。

王师菡在房颤的诊疗上曾创下过不可思议的病例。有一位中年女患者，做了心脏冠脉搭桥术后一直持续地房颤，奔波了很多家医院都被“判决”会永久性房颤。对于这个结果，她很不服，一心想要复律，为此吃了很多药，也做过射频消融术，但都以失败告终。后来在别人的推荐下找到王师菡就诊，希望在中药调理中找到一丝曙光。虽然王师菡把各种可能性明确地告诉了她，患者依然坚定地每个月都从外地过来调药，这种毅力也打动了王师菡，后来出国学习时还通过微信帮她诊治。在持续喝了两年的汤药后，患者的房颤竟然复律了，这种结果出乎王师菡意料之外，患者与家属也对她感激不已。

“房颤一般是从心论治，因为患者发病通常是心中阳气不足，气血失于温运，或因年老体虚，或因久病、思虑过度，或心阴亏耗日久阴损及阳；我从中医辨证，因为阳气是一身之本，阳气不足会导致不能温运气血，出现气血两亏，日久出现痰湿、血瘀，所以在治疗上以补心阳为主，辅助补气血，活血化痰，根据不同的兼杂证给予辨证施治。总的来说，就是通过温通心阳，活血定悸来治疗房颤。”王师菡向记者介绍。

## 正确诊断是重点

除了中药防治房颤，中西医结合防治心血管疾病、心肺康复、睡眠呼吸暂停导致的心血管事件也是王师菡临床上的主要研究方向。作为一名中医，她并不在诊疗手段上有所偏颇，她认为应该充分发挥中西医各自的优势，特别是在诊断上，要利用西医的检查手段来明确。观察力敏锐的她也使许多患者的病情得到了正确诊断。

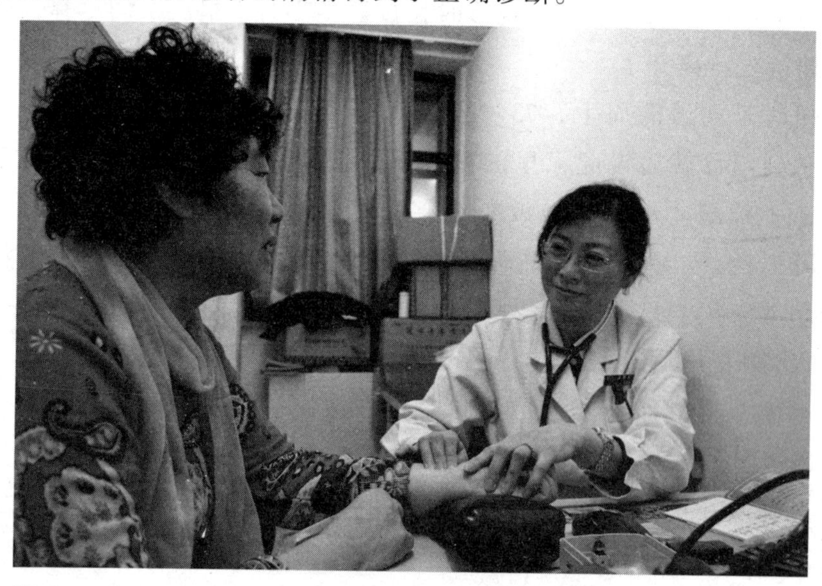

曾有一位房颤患者，性格比较较真，在求医的路途上，从中医到西医，从这家医院到那家医院，足迹踏遍了各大医院，始终想弄清楚自己房颤的病因，却一直得不到答案，以致最后被建议去看精神科。有一次，他来到广安门医院，把当天心血管科出诊专家的号都挂了个遍，机缘巧合，他先到王师菡的诊室就诊。由于他挂号的行为，王师菡起初也认为他是心理出了问题，但随着观察的深入，患者的粗脖子引起了她的注意：睡眠呼吸暂停会有这样的体征，而且该病与房颤有相关性。于是询问起患者的睡眠情况，得知他自小就有打呼噜、憋醒的症状，遂建议他去做睡眠呼吸暂停监测，结果印证了王师菡的怀疑——患者已经是重度睡眠呼吸暂停。找出病因后，王师菡让他佩戴呼吸机，不久他的房颤就不复发了，夜晚睡觉淋漓大汗、憋醒的症状也大有好转。这名患者很感激王师菡让自己的生活美好起来，两人也成了朋友。

“房颤的病人来，首先得找原因，引发房颤的原因有几个，一是风湿性心脏病、冠心病、高血压等心血管病；二是甲亢等代谢系统疾病；三是睡眠呼吸暂停综合征及呼吸系统的肺源性心脏病；四是与年龄关系密切，老年人易发生房颤。我们要把相关因素排除了，才能对症下药。”王师菡说，此外，有些心血管病的症状也与心理有关，需要密切关注。

有位心脏病患者，在一家大医院刚放完支架，第二天就觉得心绞痛得厉害，主治医生起初认为是亚急性血栓，检查发现血管无恙，患者却依然觉得疼痛难耐，无奈之下把他推荐给王师菡。王师菡经过一番问诊，认为患者病因在于严重的心理压力，导致气机瘀滞，气滞血瘀，中医讲不通则痛，主要由于肝气不疏，气机不畅导致的，于是给他开了疏肝理气，活血通络的汤药，患者服用后很快就好了。

还有一位年轻女孩，先前因心悸、喘不上气过来就诊，做心电图查出室性心律失常。当时王师菡觉得她的精神状态很差，而且了解到她平时开店太过劳累，就没给她开药，建议她回去休息一段时间再来做个Holter。今天她拿了Holter的报告来复诊，王师菡一看结果松了口气：“还行，期前收缩才700多次，按你上次的心律表现，我以为会有一万多次呢，觉得你是功能性的，不算严重，与你的睡眠、压力、心情有关。”“那能治好吗？”“功能性的可以痊愈，不过你以后要注意调整生活作息与心情。”这个结果让女孩喜出望外，同时表示一定听话好好休息。

接诊完最后一位患者，王师菡的脸热得泛红——虽然时值寒冬，狭小的诊室却颇为闷热，连记者都禁不住起身踱步数次，她却全然不觉，在整个出诊过程中一直从容地坐着，为患者细心讲解。因为在她眼中，只有患者的就医体验才是最重要的。

（跟诊记者：庞书丽）

## 21. 中国中医科学院望京医院

# 中西合璧保卫“心”的生命——霍艳明

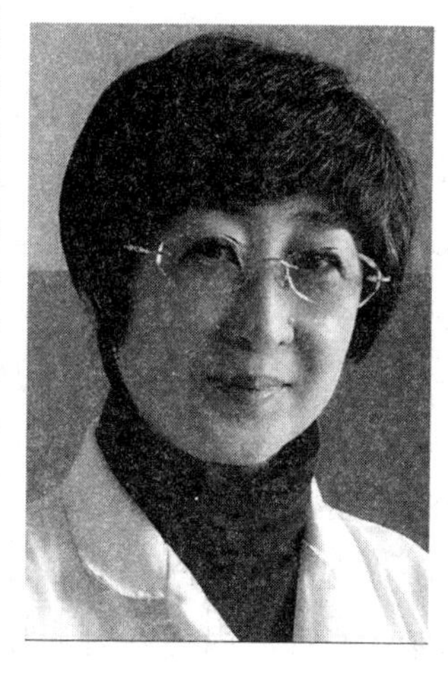

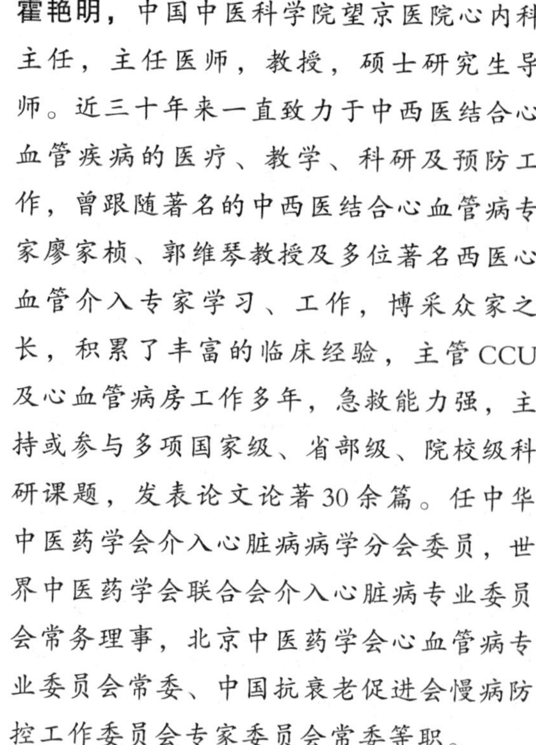

### 专家简介

**霍艳明，**中国中医科学院望京医院心内科主任，主任医师，教授，硕士研究生导师。近三十年来一直致力于中西医结合心血管疾病的医疗、教学、科研及预防工作，曾跟随著名的中西医结合心血管病专家廖家桢、郭维琴教授及多位著名西医心血管介入专家学习、工作，博采众家之长，积累了丰富的临床经验，主管CCU及心血管病房工作多年，急救能力强，主持或参与多项国家级、省部级、院校级科研课题，发表论文论著30余篇。任中华中医药学会介入心脏病病学分会委员，世界中医药学会联合会介入心脏病专业委员会常务理事，北京中医药学会心血管病专业委员会常委、中国抗衰老促进会慢病防控工作委员会专家委员会常委等职。

**专长：**中西医结合诊治冠心病心绞痛、心肌梗死、高血压病、心力衰竭、病毒性心肌炎、高脂血症、缓慢性心律失常及心脏介入治疗，在高血压、心力衰竭、冠心病及冠脉介入术后胸痛的诊治方面形成了自己的特色技术。

**出诊时间：**周一上午，周三上午。

11点54分，中国中医科学院望京医院心内科主任霍艳明起身送走当天门诊的最后一位患者，脱下白大褂、摘掉口罩、收起听诊器，“今天还算可以，不到三十个，不多！”此时距离她接诊第一名患者已经过去了4个多小时，她也终于长舒一口气，喝下了当天出诊后的第一口水。除了是一名科主任，霍艳明还是自己母校北京中医药大学的兼职教授。短短一上午的跟诊过程中，记者能够感受到多重身份背后霍艳明的人格魅力和医者仁心。

## 中西医结合个体化施治

中医讲究望、闻、问、切，西医强调视、触、叩、听，霍艳明把中西医结合治疗心血管疾病的特色技术，贯穿诊断医治过程的始终。

初次走进她的诊疗室，一定会注意到桌子上的听诊器、血压仪，尤其是那个小巧的把脉枕。这可不是简单的“混搭风”，而是从诊断的第一步开始，就是一次和谐的中西医融合。68岁的吕先生来自辽宁，他是第一次挂霍艳明的号。吕先生长期以来心动过缓、手臂乏力，霍艳明耐心询问症状，仔细使用听诊器听颈部、胸部，熟练地检查患者上肢的动脉搏动情况、测量双臂血压并结合磁共振检查结果，很快做出“左侧锁骨下动脉起始部重度狭窄”的诊断。霍艳明慎重地给出两套治疗方案，并建议他到血管外科进一步就医。面对这样一位来自外地的患者，霍艳明还不忘在后续检查和医保报销的问题上做出建议，力求最有效治疗病患的同时还能够让患者省钱、省事、省心。

来自北京的一位大妈是霍艳明的老病号，她刚推开门，霍艳明就认出了她，“您有一段时间没来了，最近怎么样？”“感觉挺好的。”大妈含笑道，又像见到老朋友一样跟她聊起家常。据霍艳明介绍，这位大妈除了高血压，还有颈动脉粥状硬化、冠心病等疾病，在治疗方案的设计中，既要控制血压，改善心肌供血，更要重视相关危险因素的控制及靶器官的保护，最终达到减低心血管事件发生的目标，中西医结合治疗可为患者提供最佳的解决方案，霍艳明通过在规范的西医治疗基础上，加用中药解决患者瘀血痰浊带来的胸闷、头晕、失眠、心烦等一系列不适症状，给大妈带来了理想的治疗效果。

明确诊断与合适的治疗方案，都需要丰富的经验积累，而霍艳明为中西医结合治疗心血管疾病树立了一个可具参考的标杆。在她的病房里，有一位90岁高龄的老奶奶，7年前因冠心病心梗发生猝死，被霍艳明和她的团队抢救成功后，再也不愿到别的医院就医。53岁的郑先生是一位“酒精性心肌病、心力衰竭”的患者，因急性左心衰在CCU抢救成功后，霍艳明带领她的团队为他精心设计了中西医结合治疗方案，在这经过规范的西医与中药辨证治疗后，一个月后症状完全缓解，一年后扩大的心脏完全恢复至正常，现在患者能够正常地上班生活了。“类似的例子有很多。”说起这些，霍艳明特别欣慰。

针对心血管疾病尤其是高血压的治疗，霍艳明提出，“中西医结合治疗高血压的理念，就是在降压的同时，了解危险因素，并控制风险。要对所有危险因素进行控制，对所有靶器官进行保护，中西医结合应该是最有前景的。”霍艳明在中西医结合治疗心血管疾病的道路上探索了三十多年，而这样探索的结果，也正如心血管内科的护士长所说的，“这么多年观察下来，中西医结合的治疗效果是最好的。”

## 对待患者始终如一

一上午的跟诊，记者见证了许多高血压、冠心病、心力衰竭患者在霍艳明的治疗下，病情已得到有效控制，而她对患者体贴细致、始终如一的态度，更让记者钦佩。

患有心血管疾病的人常常会出现腿部水肿等症状，查看病患的腿部水肿情况，是霍艳明的常规检查。寒冬腊月，大部分患者都套上了保暖的秋裤，穿着厚厚的棉袜，“掀开袜子”成为霍艳明不断重复的动作，不论对面坐的是上了年纪行动不便的老人，还是穿着朴素甚至有些破旧的农民工兄弟，霍艳明都会弯腰，帮他们掀开袜子，检查腿部情况，没有丝毫排斥与嫌弃。有些男患者不好意思让医生动手，一时间自己动手又手忙脚乱，霍艳明还不忘安抚两句，“别着急，慢慢来。”

“调方案”是霍艳明出诊过程中使用频次最高的词之一。不论是面对老患者时说出的“这次简单调整一下方案”，还是面对新患者的嘱托，“下次复诊我再根据治疗情况给你调方案。”霍艳明反复向记者介绍“高血压的治疗一定是一个个性化的治疗”，她也的确在诊疗过程中对每位患者都做到了针对性个性化治疗。

对于一名高血压患者，日常自测血压十分重要。霍艳明不仅把这件事情的重要性讲在口头，更落实在行动上。她不忘叮嘱每一位患者，平时要做好血压的自测，测量之前先安静十几分钟，一日早、中、晚三次，认真记录。她还对每一位首次就诊的患者这样嘱托，“下次复诊的时候带上您的血压计，我帮您比一比，看准不准”。

在霍艳明当天的出诊记录中，接近一半是老病号，他们定期来这复诊，时间长了医患间也相熟起来，来这看病都是有说有笑的，气氛十分融洽。还有不少是慕名而来，有的甚至家人结伴过来一起就诊，譬如有位高血压患者就笑着对记者说：“霍大夫这治得好，所以我把姐姐也推荐过来了。”

霍艳明也注重对患者的鼓励，一位20多岁的小伙子进门先鞠躬感谢。原来，这是一位出院不久前来复诊的高血压患者，期间霍艳明不忘再三鼓励他，“小伙子还年轻，别紧张，放松心态，平时适当锻炼，练练瑜伽什么的对你有好处。”对于那些坚持规律服药的患者，她也总是笑着夸赞几句：“你就是特别听话，所以病情控制得好。”这大概就是“有时去治愈，常常去帮助，总是去安慰”吧。

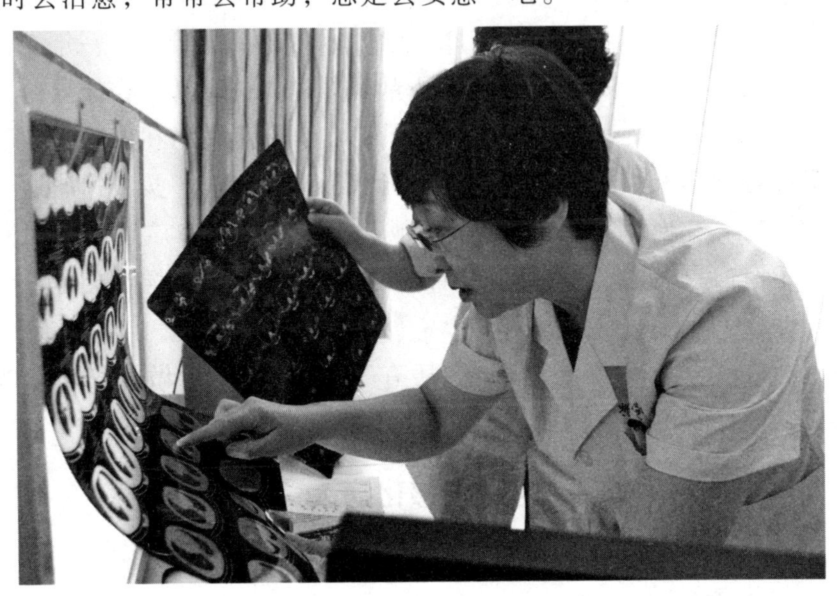

## 强将手下无弱兵

作为医生的霍艳明，用丰富的临床经验和真诚的态度履行着治病救人的使命，而作为科室主任，作为一名老师，她更以身作则，用心教导，带出了一支优秀的团队。

针对医患关系紧张的状况，霍艳明特别强调医患沟通的重要性，并着力在科室打造规范的工作沟通模式，“我们有一套规范的沟通模式，不然这个大夫讲的是这样，另一个大夫讲的又是另外的概念，就容易误会。一个团队必须要有一个共同的认知、共同的流程，”甚至心血管内科的“病情告知书、病重通知书、心脏病患者家属告知书”等都是霍艳明亲手设计的，“因为心脏病人猝死的风险比较高，所以沟通和告知特别重要”。

出诊、查房是一名医生的基本工作，霍艳明每周出诊两次，查三次房。对于霍艳明而言，查房绝不比出诊轻松。科室病房的所有病号，她都会照顾到，“因为是大病房，进去看这个，不看那个，不合适，干脆都看了吧。”科室主任的身体力行，为整个科室和谐的团队氛围，和谐的医患关系，起到了表率作用，霍艳明自己也自豪地对记者说：“我们团队的人都特别好，我们的医患关系也很和谐。”

作为母校北京中医药大学的兼职教授，霍艳明出诊时也会带着她的研究生。今年，霍艳明一共带了3位研究生，当天上午的出诊，其中两位全程参与，一边学习、一边实践。学生小赵今年读研究生一年级，每一位就诊的患者都会提前在他这里测量血压，他会认真地在挂号单上写下血压的数值，并提前备好病历本。另一名研究生则坐在电脑前，不时帮助老师查阅病人相关事项及开方。当然，两人的学习实践远非这么简单。“你们看，他的舌苔的状态，在他这个年龄段不应该是这个样子，”霍艳明不时向自己的学生讲解诊断治疗思路，甚至有时候还会考一考自己的学生。“小赵，你跟病人说说，回去之后的注意事项”，小赵一边回答，她在一边会不停地追问，“还有吗”，并帮学生做补充。记者在这种以实践促学习的氛围中，感受到一种传承。

## 用宣教感化病人

对患者的科普教育，也是霍艳明医疗理念的重要组成部分。在霍艳明的心目中，宣教始终被排在医疗的重要位置。她说：“通过宣教，病人的顺应性才能好，要向他们讲解治疗方案，讲解不良反应，包括注意事项，这些都要讲明白。”

一位50多岁的女性患者在日常的血压监测中发现自己的血压差比较大，特地来向霍艳明求助。霍艳明为她调整了降压方案后，发现她血糖也不正常，建议做口服葡萄糖耐量试验检查，但该患者很排斥，表示自己特别不习惯喝糖水，不愿意进行检测。霍艳明耐心地向她解释了血糖检测的重要性，并提出了用“吃馒头”代替“喝糖水”的方案。最后，这名患者欣然接受了血糖检查的意见。

另一名50多岁的男性患者近年来经常感到眩晕，但对偶尔出现的血压、血糖的过高数据不以为然，总认为自己买点降压药吃吃就可以了。霍艳明非常详细地向他解释了数据异常背后可能出现的问题，以及空腹血糖、餐后血糖的差异，让他一定要重视数据的异常，详细测量并记录自己的血压、血糖情况，尽早对自己的身体状况有一个全面的了解。“目前为止，高血压的发病机制都没有特别的清楚，还都是假说，所以才会有针对假说的六大类降压药，几十种药品。对高血压一定要进行个体化的治疗，绝对不是血压高了，到药店买点药那么简单。”霍艳明解释道。

还有的高血压患者病情得到暂时的稳定后，就抱着侥幸心理停止了服药，每当遇到这样的患者，霍艳明都会认真地劝导他们：“到目前为止高血压还没有办法根治，所以它的治疗是一个漫长的过程，要坚持按医生的指导服药，不然造成血压忽高忽低是很危险的。”

当天的跟诊过程中，有不少年轻的高血压患者，有的甚至只有十几岁，却因对病情的忽视造成心脏和肾脏都有不同程度的损害。霍艳明指出，心血管疾病并非中老年人才会面临的问题，遗传和环境的影响，不健康的生活方式等等都会使患病年轻化，中国现有心血管病人2.9个亿，其中高血压病人2.7个亿，这一数据还在不断的增长中，早发现、早治疗是疗效的基础，保护自己的心血管健康，不妨从了解和重视开始。

（跟诊记者：祁嘉润）

# 胆胰专家的科学脑与人文心——尚东

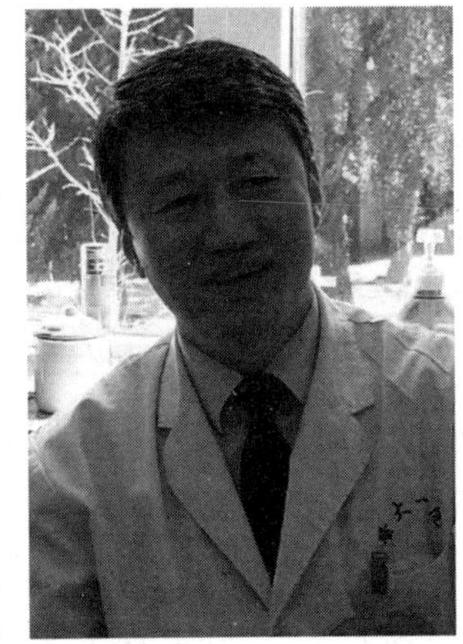

**专家简介**

**尚东，**大连医科大学附属第一医院副院长，教授，博士生导师，辽宁省特聘教授，大连市领军人才，国家临床重点专科、辽宁省胆胰疾病中西医结合治疗中心负责人，国家重点学科青年学术带头人，辽宁省教育厅重点实验室负责人。任中华医学会消化内镜分会外科学组全国委员、中国医师协会外科学分会胆道外科专业委员会全国委员等职。曾获辽宁省青年科技十大英才、辽宁省“百千万人才工程”百层次人才、辽宁省卫生系统青年岗位能手、大连市优秀专家、大连市首届十大青年科技奖等荣誉。

**专长：**从事胆胰疾病临床研究，在多镜联合微创治疗胆胰疾病方面有深入研究，采用中西医结合微创治疗重症急性胰腺炎，病死率明显下降、取得了良好的疗效。

**出诊时间：**周四上午。

同事们称呼尚东为尚院长，作为大连医科大学附属第一医院的副院长，院务工作是他的职责所在；科里的一些年轻大夫会叫他尚老师，作为教授和博士生导师，言传身教同样是他的使命。

而更多的时候，患者喜欢以尚医生相称，因为作为“中西医结合急腹症外科”这一国家临床重点专科的负责人，他要为患者提供抚慰、帮助与治愈。也正因如此，即使事务性工作再忙，每周大大小小十余台手术他一定会主刀，每周四上午的门诊时间更是雷打不动。

## 慢工出细活

尚东的诊室被安排在门诊大楼的三层，但这位在门诊大楼出门诊的医生却不急不躁。面对一上午熙攘的人群和往来的患者、家属，尚东始终表现出极大的耐心。

一位50岁出头的中年妇女在开诊不久走进诊室。她于两年前接受了胆结石手术，最近一段时间因为后背又有些不舒服，特地来进行复查。尚东一边仔细阅读患者的病历记录、术前术后的检查报告单，一边不时向患者询问。面对患者模糊的病情描述，尚东用“有没有疼的感觉?”“是不是一种窜着疼?”“排便情况怎么样，是不是一天一次?”等启发性的问题，帮助患者建立起对病情较清晰地描述。随后，尚东对患者进行了全面的身体检查，并一一解答了患者的疑问，“你感觉到的这个肿块，有可能是一个肉芽肿，可能是手术缝线反应。”“饮食方面并没有什么忌口，该吃的正常、适量吃就可以。”在撰写病历的过程中，尚东又发现了患者体重骤降的问题，“突然之间瘦这么多，特别要关注一下最近食欲怎么样，有没有怕热出汗、易激动或者多饮、多尿、饭量大的情况。”尚东嘱托患者去进行甲亢和糖尿病的检查，并把所有的情况都记入病历之中。

64岁的赵大爷从大连郊区来，这是他第一次找尚东看病。赵大爷是典型的胆结石患者，尚东查看了他的各项检查报告之后，提出了做胆囊切除手术的治疗方案，“根据这些检查来看，身体条件还可以，各项功能也都是正常的，可以做手术治疗。”看出赵大爷对接受切除手术治疗存有疑虑，尚东拿出检查报告单，对大爷进行了详细的解释，“像您这样的情况，一般不建议采取‘保胆取石’的治疗方案。一是您的年纪比较大，取石手术之后功能的恢复肯定不如年轻人，所以这个年纪一般不建议保胆取石。二是根据您的检查，您体内的这些石头是弥漫分布，像泥块儿一样，很难取尽。再加上您现在胆囊的大小差不多是90mm，比正常的60mm超出不少，如果不做手术治疗，再次发病的风险很高，而且一旦引起胰腺方面的问题，就会很麻烦。”听了尚东的解释，赵大爷和家属对治疗方案有了更清楚的认识，并表示会好好考虑建议，尽快做决定。

当天门诊中年纪最大的患者，是一位八十五岁的老太太。老人家的精神状态很好，从医院的检查报告和患者家属的描述中尚东得知，这次来看病，是因为在体检中发现了阑尾黏液性肿物。尚东首先向患者家属通俗的解释了病情，“这是一种黏液性的囊性肿物，如果发展下去，也会有癌变的风险。”在随后和老太太交谈过程中尚东得知，老人家虽然患有高血压和冠心病，但坚持服药，病情控制得不错，每天步行上下五层楼梯没有问题，平时走路更是不带喘气的。了解到这些情况之后，尚东向患者和家属做出了手术治疗的建议并对整个治疗过程进行了详细的说明，“因为有癌变的风险，所以在患者身体能够耐受住的情况下，我们一般建议手术治疗。手术具体怎么做，需要入院之后先做腹腔镜探查，然后根据病理的检查结果，进行下一步的手术治疗。”

翻病历，看报告，问问题，查身体，回过头来再次与患者进行更细致的交谈并详细撰写病历。过程很繁琐，患者和家属也总有问不完的问题，但尚东始终不紧不慢，从容不迫，每一个细节都不放过，每一个问题都不拒绝。

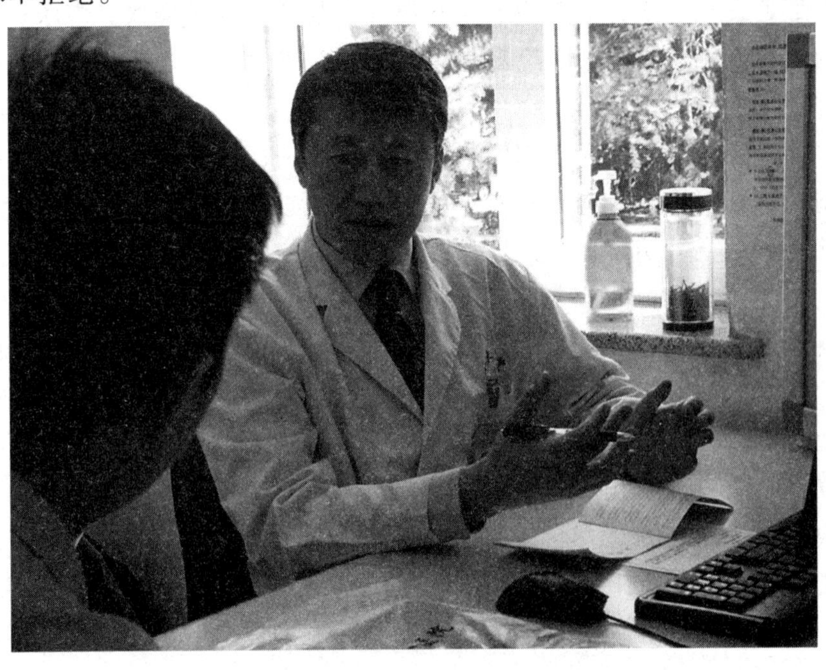

## 言语暖人心

除了问得细，说得多，答得清，不应付每一位患者的负责态度，尚东在门诊中不经意的一个举动，一句话，有时候也和他的耐心一样，让患者暖心，让家属舒心。

52岁的张先生刚刚做完结石手术不久，对术后恢复过程很担心。尚东仔细帮他进行了检查，并向他解释了做微创手术的具体过程和恢复过程中会出现的症状及感受。在张先生收拾东西准备离开诊室时，尚东对张先生嘱托，“彩超不用做，半年做一次CT复查就行，再有什么症状您随时来找我！”张先生频频点头，满意离开。

71岁的董大妈和老伴儿一起来找尚东复查，她也是一位胆结石患者并于不久前进行了手术治疗。在一系列检查之后，尚东对大妈说，“您说的腹部长出来的斑，其实是手术切口留下的小瘢痕，没事儿，什么问题都没有！”听完尚东的话，董大妈扭头就笑，“尚医生都说没事儿了，我能不高兴嘛！”

贺女士替自己年近八十行动不便的父亲来看病，因为来的匆忙，她只带了简单的检查报告单和病历。得知贺女士的父亲之前就在自己医院做过检查，尚东主动对照患者信息，从医院系统中检索出了患者的磁共振等检查结果，并对照病历记录进行查看分析，给出治疗建议。

戚大叔也是替自己的家属来看病。他30岁出头的儿子做腹腔镜保脾胰体尾切除手术不久，腹部还留着插管，但这两天他对插管部位出现的一些症状产生了疑虑。尚东根据戚大叔带来的手机照片和描述，告诉家属不要担心，得知患者一会儿可能会赶过来，他说，“一会儿等您儿子来了之后，直接带他进来，我再看一下。”上午门诊接近尾声，戚大叔的儿子赶到医院，尚东在查看插管部位之后对小戚叮嘱，“没有问题，这段时间随时不舒服，随时过来就行！”

尚东的这份贴心和扎实的技术，让很多患者慕名而来，非他的号不看。一位患者在离开诊室时对尚东说，“你的号真是一号难求，但我天不亮就爬起来挂号，终于挂上号了。”还有一位老患者在复查中还把身体其他方面出现的问题一股脑抛给了尚东，他开玩笑地说，“我就听尚医生的意见，听完了其他科室照着干活就行。”

## 中西显威力

除了通过将心比心与患者建立和谐的关系，尚东更是掌握着中西医结合治疗急腹症的扎实医技。大连医科大学是我国率先开展中西医结合的单位，尚东如今也在用自己的经验，带领团队，将中西医结合的传统优势进行传承、发展与壮大。

一位刚满30岁的小伙子来尚东诊室复查病情。两个月前，尚东为他做了腹腔镜下经胆囊管胆道镜胆总管取石手术。小伙子对自己的身体恢复情况十分满意，但对以后是否还会复发却充满疑虑，“我现在吃饭挺好，虽然有时候排便会有点拉肚子的感觉，但感觉是在一个恢复的过程中，就是担心石头还会不会再长。”尚东向小伙子解释，“会不会再长结石，不一定，但要尽量避免。所以在给你开的药中，有一个是‘清热利胆颗粒’，可以利胆排石，作为辅助药物，帮助你恢复和治疗。”尚东介绍，针对胆结石术后的患者，采用医院自主研发的利胆中药能够预防结石复发，这正是对胆石症的中西医结合医治。

尚东本是学西医出身，但在硕士、博士期间，跟随导师，走上了中西医结合治疗胆胰疾病的道路。“中医、西医刚开始发展的时候是两条道路，中医是经验医学，是把患者看作一个整体进行宏观性辨证施治，而西医是循证医学、实验医学，是从微观推及整体。慢慢地，人们在临床中发现，很多疾病，用中医、西医两种方法结合起来治疗，效果很好，于是两条路开始融合发展。”

他以自己目前接触最多的胆石症和胰腺疾病为例，向记者介绍了中西医在治疗过程中究竟是如何结合的。“胆石症在做完手术之后，有很高的复发可能，但用一些中药，就能够有效防止复发。比如我们给很多患者开的‘清热利胆颗粒’就是我们医院自己研制的传承了60年，到现在还一直在使用的中药。这些年我们随诊了很多病人，服用过这种药的，5年的复发率很低。”在治疗胰腺疾病方面，中医同样效果显著。“比如坏死性胰腺炎的患者，病死率非常高，面对急性胰腺炎的患者，我们就可以用一些医院自主研发的通里攻下中药‘清胰颗粒’，缓解病情。包括术后发生了感染，产生了积液，用一些医院自主研发的‘通腑泄热解毒颗粒’，能很快促进积液的吸收，避免或减少了抗生素的使用。”

在尚东看来，越来越强调整合医疗、精准医疗的今天，中西医结合正是对这些理念的最好诠释，“中西结合就是整合不同学科、整合不同理念，优势互补，取长补短，这就是整合医疗。而中医中同样也蕴含着精准医疗的思想，比如西医做手术大的方向确定了，但具体每台手术怎么做，就是要具体分析。要根据患者体质、身体状况，根据病情，来判断手术的范围、大小，这就和中医的辨证施治不谋而合。”

尚东也用最通俗的话，描述了他眼中的中西医结合，“中医理念加西医技术，我们就是要两条腿走路。”

中西医结合医治之外，对于发病原因，病人结构特征，尚东也有研究。在当天的门诊中，胆石症患者占据了很大一部分，他们中有上了年纪的老人，也有二三十岁的青年人，据尚东介绍，这些年来，结石的疾病谱已经发生了变化。

“我上学的时候，我的老师做肝内胆管结石的手术特别多，这和当时的卫生条件有很大关系，吃了不干净的食物，喝了不干净的水，肠道虫卵进入胆道里形成结石。现在这种类型的结石在逐渐下降，胆囊结石及继发性胆管结石却越来越多。”尚东还进一步指出了发生这种变化的原因，“这和现在的生活方式也有很大的关系，比如高脂饮食，不运动，吃大鱼大肉引起引发代谢问题，造成胆固醇沉积，形成胆固醇结石，这种结石排到胆管里，就会引发继发性胆管结石。”这种结石的危险性不容小觑，“这种继发性的结石很容易引起胰腺炎，而重症胰腺炎死亡率很高。”

尚东诊室窗外一街之隔，就是人民广场的大片草坪。相比这片美景，慕名而来的新患者，病愈复查的病人才是他最为关注的对象，因为他手执生死，从未懈怠。

（跟诊记者：罗　辉　祁嘉润）

# 保卫人体的“下水道”——李宁忱

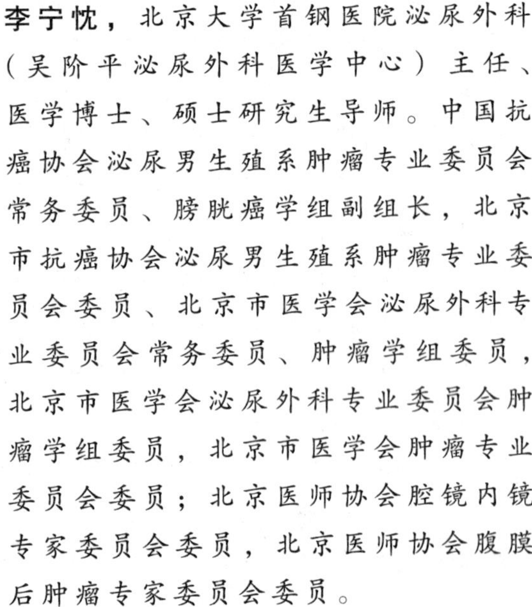

**专家简介**

**李宁忱，**北京大学首钢医院泌尿外科（吴阶平泌尿外科医学中心）主任、医学博士、硕士研究生导师。中国抗癌协会泌尿男生殖系肿瘤专业委员会常务委员、膀胱癌学组副组长，北京市抗癌协会泌尿男生殖系肿瘤专业委员会委员、北京市医学会泌尿外科专业委员会常务委员、肿瘤学组委员，北京市医学会泌尿外科专业委员会肿瘤学组委员，北京市医学会肿瘤专业委员会委员；北京医师协会腔镜内镜专家委员会委员，北京医师协会腹膜后肿瘤专家委员会委员。

**专长：**腔内泌尿外科、泌尿系肿瘤的诊断与治疗，包括各种泌尿外科腹腔镜手术，经尿道腔内手术，对各种泌尿系肿瘤，特别是尿路上皮肿瘤、复杂性肿瘤、前列腺肿瘤的诊断与治疗有深入的研究。

**出诊时间：**周三上午（专家门诊），周五上午（专家门诊）。

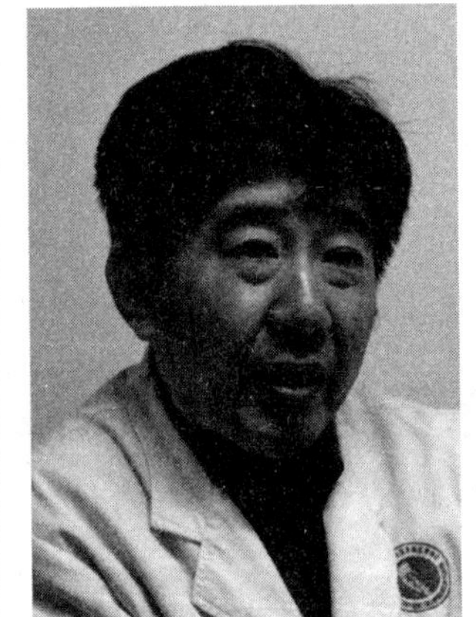



“早找您看好了，看得真仔细。”

“您懂我的心！”

“我因患膀胱癌晚期，在您这儿进行了多项电切手术，治疗近3年，生命得以延续多亏了您。”

……

2017年2月15日上午，北京上空笼罩着些许雾霾。跟诊的两个多小时，记者听到了许多病人对北京大学首钢医院泌尿外科（吴阶平泌尿外科医学中心）主任李宁忱表达着感激和信任。虽然外面天气阴冷压抑，门诊内李宁忱的细致诊断和耐心解答，总带着的和善笑意，却让患者感受到亲切和温暖。

自1993年从北京医科大学博士毕业到如今，李宁忱在泌尿外科领域已经奋战了20余年，积累了丰富的临床经验，也换来了患者对他的真切信任，如果说泌尿系统是人体的“下水道”，掌管着机体代谢终端外输的过程，那么李宁忱在患者心目中就是人体“下水道”的清道夫，清除着一切困扰病人的恶疾。

## 踏实看好每一位病人

上午9点40分左右，已过花甲之年的张大爷在老伴的陪伴下来到了李宁忱的门诊处，他在一年前被诊断为前列腺癌骨转移。

前列腺癌发生骨转移后，手术切除的可能性很低了，所以这一年多的时间张大爷一直在通过打针和药物治疗来稳定病情，但是最近几次检查，PIC值从150飙升到了400多。

“李大夫您快给我看看吧，我最近觉得身体快散架了，侧抬腿不行，休息不好，吃不下饭。”张大爷一脸愁容地说道。

在仔细地查看张大爷的病史和病症后，李宁忱小心地询问患者，“您是否考虑过化疗？”

听到“化疗”，张大爷脸上露出一丝抗拒，“还有别的办法吗？比如药物试验之类的？我怕我现在的身体承受不住。”

“就您现在的病情来看，主要有两种方案，一是化疗；二是药物控制。您这基线不太好，穿刺的分数是8分，一年多就产生了耐药性，现在的这两种治疗方案肯定都不如刚打针的时候效果好，这个心理预期您要有。其实化疗没您想象的那么可怕，化疗杀死癌细胞后可能反而会有所缓解，而且化疗的话费更低一些，医保会帮您承担一部分。药物试验的话，现在没有，您给我留个联系方式我帮您留意着。”根据张大爷的病症，李宁忱清楚而详细地提出了两种治疗方案，并从治疗效果和费用上进行了分析和比较。

在张大爷决定了药物治疗的前提下，李宁忱叮嘱张大爷先做一下肝肾功能和血常规的检查，防止水钠潴留。考虑到张大爷生活上的难处，李宁忱为他联系了慈善供药，因为现在治疗癌症的药都比较贵，通过慈善组织或者基金会有一些供药计划。这样，在反复向张大爷解释病情、确定治疗方案并提供一些帮助后，时间不知不觉到了10点10分左右，张大爷感慨地对李宁忱说，“早找您看好了，看得真仔细啊！”

李宁忱出诊时，总是面带微笑地跟患者进行交流，大病慢慢说，小病轻松说，充分考虑病人的就医心理；其次，他还特别注重跟患者“聊”，除了看病，也会关心病人的其他方面，给患者带来亲切感和安全感。

来复查的老病号老窦，2015年7月被诊断为肾癌三联征，也就是血尿、压痛、腹部肿块同时出现的一组症状，预示着肾癌已经进入了晚期。老窦右肾肿块有10多厘米，一年半前在首钢医院做的手术很成功，现在来医院复查。

“先做一下CT检查一下，因为原来的肿瘤比较大，我们得排除下有没有什么问题，我看您只做了胸片，怎么没做CT啊？”

“家里那边的县医院做不了CT。”老窦为难地说。

“那您家在哪，远不远，现在住哪啊？取结果什么的方便吗？”一听老窦是外地过来的患者，李宁忱立马关切地为患者考虑就医的便利性，得知他有女儿在这边工作才放下心来。

许多外地而来的患者看病并不容易，李宁忱深知这点，所以他总是保持着对患者真切的人文关怀，让医患之间多一分关心，少一分冷漠。

一位年轻的患者小林，最近腰疼，怀疑长了结石，从一进门就开始紧锁着眉头。“看了检查结果，您这儿没什么问题，如果是结石的话在平扫CT上能看到很亮的亮点，一般来说0.4厘米以下的结石吃点药可以排出，解决核心是平时多喝水。如果掉到输尿管里发生梗堵引起疼痛，我们再采取别的治疗方案。”李宁忱耐心地解释着病情，小林听完李主任的话，脸上的阴云立马就消失了。

“我认为你放松点更重要，慢慢调节为主，切忌老想着吃药，药这东西，有些该吃必须吃，有些不太需要的就靠自己调整，包括功能性的，年轻人问题不大。”

对于不严重的病，李宁忱一般不开药，反而会鼓励患者自我调节为主，更长远地为病人的身心健康考虑。

因为中午安排了手术，李宁忱的门诊做了限号，“我认为，病人少点是好事，踏踏实实把每一位病人看仔细、说清楚更重要。”从医20多年，李宁忱形成了自己的行医理念，他始终秉持着对每一位患者负责任的态度，不贪多，但是求精。

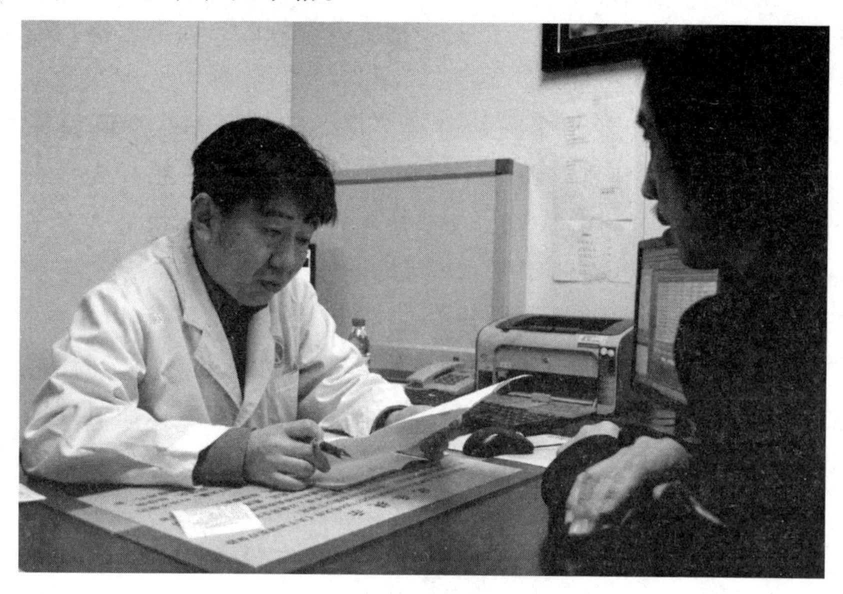

## 高超医术破解膀胱难题

长期奋战在泌尿外科临床一线，加上自身的积极探索，使李宁忱精于各种泌尿外科腹腔镜手术，以及泌尿系统肿瘤的诊断与治疗，无数次从死神手里挽救了他人的生命。

李阿姨一生多病，出生后不久便被诊断为“先天性脊柱裂、脊膜膨出”并接受了手术治疗。然而，手术影响到了她的神经发育，其中支配膀胱的神经功能出现了缺陷，即神经源性膀胱。也正是这个病，让她对于逐渐长大的膀胱肿瘤毫无感知，以至于肿瘤长到了10厘米，充满了整个膀胱，加上发复发作的尿路感染，细菌坏死物在膀胱肿瘤上覆盖了一层又一层，使肿瘤完全失去了它本来的面目和表现，不易被发现。

由于脊柱裂患者并发膀胱肿瘤很罕见，且表现往往特异，对医生的诊断与技术挑战性非常大。辗转多处求医无望后，一直没有得到准确诊断的李阿姨来到了首钢医院。在吴阶平泌尿外科中心，首席医学专家那彦群教授建立了健全的线上、线下交流机制，利用便捷、高效的网络平台，为疑难病例探讨、专业学术交流创造了很多机会。经过一波三折的诊治过程，李宁忱确定这是一例具有十分特殊表现的膀胱肿瘤，在制定了严谨、科学的诊疗方案后，他亲自操刀，为李阿姨进行了根治性的膀胱切除和淋巴清扫术。病理的结果喜忧参半：忧的是肿瘤生长迅速，已经浸透了膀胱壁的全层，到达了膀胱外的脂肪；喜的是手术还算及时，尚可以把膀胱以及膀胱外脂肪里的癌细胞完全剔除，而淋巴清扫的结果也没有发现癌细胞的扩散。

切除膀胱后李宁忱为李阿姨进行了尿路改道，不久李阿姨完全康复。“我现在肾功能正常了，也不贫血了，体重都长了30斤呢。虽然要带个尿袋子，比以前带着尿管，甚至比年轻时尿的不痛快都强多了，我现在去一些地方还更方便了！”李阿姨对李宁忱医生的治疗结果非常满意。

对于李宁忱来说，缜密的临床思维，带来的是准确的诊断的结果，高超的医术与手法，能为患者驱散“病魔”，带来希望，而更好地与患者沟通，尽可能尊重患者心愿，使患者活得更健康、更有尊严。

一位黑龙江的患者刘先生，2005年患病在哈尔滨医科大学附属第二医院已将右肾摘出，2006年左输尿管癌要把左肾也摘出，患者不太能接受，后来听说北京可以保守治疗，慕名找到李宁忱求诊，在了解病情后，李宁忱带领团队通过反复讨论、研究，为其制订了保守的治疗方法，预后效果很好。2007至2010年期间，他又为其两次电切膀胱癌，使患者又延长了生命。

“事实上，对于浸润性肿瘤，从医学角度考虑做根治性切除十分有必要，但有些患者确实接受不了，那么医者就要在尊重病人的基础上寻求最合适的治疗方法。”在治病救人的基础上，李宁忱有了更多的思考。

## 建设一流的泌尿外科

“医学是一门需要终身学习的学科，只有坚持不懈的探索学科前沿，掌握先进技术，才能更好地践行‘健康所系，性命相托’的医者使命。”也正因如此，在泌尿外科的道路上，李宁忱不断拓展自己的专业知识，磨练自己的技术水平。同时，作为团队的带头人，他注重团队的建设，培养年轻医生；作为北京大学吴阶平泌尿外科医学中心的主任，他有个目标——建设国内乃至世界一流的泌尿外科。

吴阶平泌尿外科中心在理念上弘扬吴阶平院士“精湛医术、高尚医德、艺术服务”的精神，致力于推进中国泌尿外科健康、平衡发展，全面提升中国泌尿外科的整体水平。

在设备和技术上，泌尿外科的特点之一就是微创技术比如各类腔镜技术的发展较强较快，吴阶平泌尿外科中心注重引进泌尿外科最先进的设备、最前沿的技术，为了培养年轻一代的医师，还建立了“腔镜计算机模拟培训中心”，包含各种腹腔镜、膀胱镜、输尿管镜、肾镜等的模拟器。

“比如膀胱镜，现在都是纤维的，质地较软，但以前都是硬的，治疗过程中给病人带来不小痛苦，尤其是男病人，医生如果手法不熟练，会给病人带来更大的痛苦。以前是师傅带徒弟，新手医生总有头一回，不可避免地在病人身上开始第一次。现在有条件了，在吴阶平泌尿外科的新手医生可以先在模拟器上练习，这些模拟器仿真程度高，在上面操作就像进行真实的手术，医生的熟练程度高了病人痛苦相对就会减少。”李宁忱向记者介绍道。

模拟器在很多医院都有，但是种类比较单一，像吴阶平泌尿外科医学中心这样种类齐全，国内国外都比较少。

李宁忱时常感到，“为医不易，做一名合格的医者更要付出更多的心血与汗水”，他在把这种勤奋与执着践行于日常工作中时，也注重对青年医生的培养。

“对于青年医生的培养，我认为教会他们方法，调动他们的主观能动性更重要。”基于此，李宁忱在学生培养上，一直秉承着“授人以鱼不如授人以渔”的原则，除了要求他们夯实自己的学科基础外，更注重培养他们的临床思维和科研思维，以及对患者的高度责任心。

北京大学首钢医院泌尿外科具有一流的就医环境、医疗设施与医生团队。作为目前的科室主任，李宁忱不仅要思考团队发展的方向，还要拿出更多的精力不断提高整个团队“协同作战”的力量。在他的精心培养和悉心带领以及整个团队的共同努力下，科室在包括泌尿系肿瘤、结石、前列腺疾病、尿控、男科等各类泌尿系统疾病的诊断治疗上，尤其在微创治疗方面取得了长足进展。

（跟诊记者：李　倩）

# 医病、医人、医心——王学义

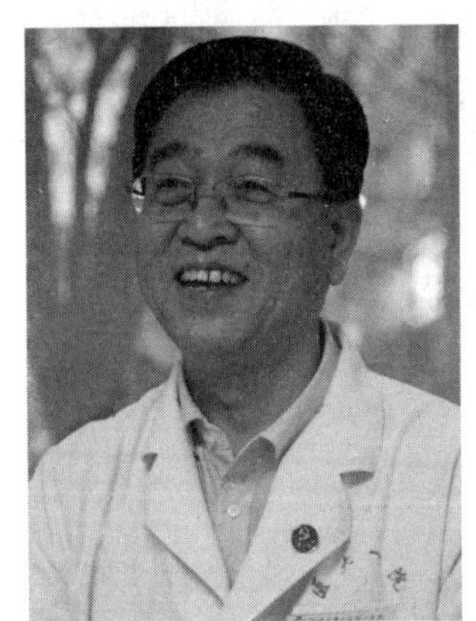

## 专家简介

**王学义**，河北医科大学第一医院精神卫生科主任，主任医师，二级教授，博士生导师，河北省精神疾病司法鉴定中心主任。任中国心理卫生协会理事、河北省心理卫生学会理事长；河北省精神科分会候任主任委员等职。在国内首家创建了森田疗法病房和省内第一家神经症病房。先后被评为河北省有突出贡献的中青技术专家、享受国务院政府津贴专家、全国卫生系统先进工作者、全国优秀科技工作者、河北省五一劳动奖章等。

**专长：**精神分裂症、双相障碍、抑郁症、焦虑障碍、心理咨询、心理治疗、精神康复训练。

**出诊时间：**周一下午，周三上午。



河北医科大学第一医院东南角一栋九层楼高的大厦是医院精神卫生科的所在地。楼门左侧，还挂着两块牌子——河北省精神卫生研究所、河北医科大学精神卫生研究所。这里不仅是精神卫生疾病的治疗中心、康复中心，还是精神卫生领域的研究中心，精神卫生人才的培养中心。

主任医师王学义是中心的“掌门人”。今年63岁的他一头黑发、精神矍铄，每天都会步行上下楼，照看精神卫生科六个病区的二百多名患者。每逢出门诊，他更是要坚持6个多小时，从太阳当头一直到夜幕降临。王学义的诊室由两间互相连通的房间构成，出诊时，两间诊室同时叫号，王学义总会穿梭其间，争取多看一些患者。

## 要治躯体，也要治心灵

精神疾病患者是社会中一个特殊的群体。他们不仅自己承受着痛苦，还会带来家庭的痛苦，甚至是社会的问题。面对复杂的精神疾病，王学义认为，精神疾病的治疗，也得从多方面着手，“多数疾病的治疗，往往只需要从生理层面考虑，而一名精神科的医生，要从生理、心理、社会三个层面进行考量。我们的治病，是治躯体，治心灵。”

这一治疗理念，在问诊医治过程中，其实就是多方考量、实事求是、对症下药。年近60岁的丁女士患有抑郁症，是这里的一名老患者。经过王学义的治疗，她的抑郁、焦虑症状得到了很好控制。但最近一段时间以来，丁女士又开始感到眼睛憋胀、头痛心慌，这天，她特地挂了王学义的号。经过悉心询问和对相关检查的分析，王学义得出结论，造成丁女士头痛的罪魁祸首其实是高血压，一番解释，丁女士如释重负。

“抑郁症患者往往心思缜密，凡事爱从消极的方面去认识问题，本来高血压症状可能没那么明显，一担心、一焦虑，反而症状加剧，”王学义又对记者说道，“这位患者，是家族性的抑郁症，家里先后有五个人都来我这里看过病，这些老患者，一旦建立起了对医生的信任，就总愿意来复诊，见了医生，心里就踏实了。”

一名20岁出头的小姑娘在父母的陪同下来到诊室。正在读大学的她，近半年来，常感到情绪低落，学习上提不起劲头，整个人的精神状态也特别差，自卑、自责感增强。王学义和善地同小姑娘进行交谈，不时询问学习、生活状态，又向父母了解家族状况，以及孩子成长过程中的一些情况，再通过一些心理测量等，王学义最终确诊小姑娘得了抑郁症。问诊过程中，王学义了解到小姑娘经常夜里两三点才睡觉，所以在设计治疗方案时，除了开一些抗抑郁的药，还专门注意对睡眠时间进行调整，并鼓励小姑娘多参加体育运动。在起身送走这一家三口时，王学义微笑着说，“小姑娘个高又漂亮，一定会好的！这不是坏事，我们这么早就发现了问题，趁调理的机会把好的作息时间也调整回来，把身体锻炼好，坏事变好事。”

一下午的跟诊，记者发现，王学义不单单是用药物治疗精神疾病本身，更用详细的治疗方案以及健康教育，全面关注患者的各个方面的问题。对丁女士进行高血压常识讲解，为小姑娘作息调整设计方案，还有面对更多患者时的鼓励家庭陪伴、提倡体育锻炼、普及呼吸放松训练、如何认识和解决烦恼，等等，都在践行他长期以来的医治理念——治躯体、治心灵。

## 进门就是治疗，问诊就是治病

对于精神疾病都要治疗些什么，王学义认为要从生理、心理、社会等多方面进行考虑，而对于如何治疗，王学义也总结出了自己的规律，“一名精神科的医生，一定要把握主要矛盾，做到早期识别、正确诊断、合理医治”，早期识别和正确诊断是合理医治的基础，因而王学义对于出门诊特别看重，“患者进门就是治疗，问诊本身就是治病。”

50多岁的刘女士情绪低落，精神状态特别差，她此前曾被诊断为抑郁症。一进诊室门，王学义就招呼刘女士坐下，询问了基本情况后，王学义和刘女士攀谈起来，从最近有没有心情看电视到是否经常参加社区的广场舞，从家里的夫妻关系到孩子学习工作情况，在王学义一步步的引导下，刘女士慢慢恢复了情绪并打开了心扉。原来，刘女士和自己的婆婆一直生活在一起，婆媳关系特别和谐，两年前，婆婆突然去世，从那时起，她就时常感觉空落落的，尤其是逢年过节，又加重了对婆婆的思念。就在对话的过程中，王学义找到了刘女士的“心结”所在。找准了病因，王学义一面设计治疗方案，一面有针对性地对刘女士进行心理疏导。

胡先生在妻子的陪伴下来到王学义的诊室，他进门的时候，情绪依然处在比较亢奋的状态，坐在椅子上也不能安静。在交谈过程中，时不时情绪激动甚至有敌意。王学义寻摸着他的状态，顺势和他聊了起来，在断断续续的交谈及家属的配合下，王学义摸清楚了胡先生的情况。胡先生情绪亢奋、话多，行为有时不受控制，曾经有半夜起床去马路上拦车的行为。为了更科学准确掌握胡先生情况，并对病情进行控制治理，王学义建议办理住院并接受综合治疗。“他一进门，和他一说话，并观察他的行为，就能看出这是典型的躁狂发作，他们特别容易对医生反感并出现激惹情绪，这个时候问诊更要注意方式方法，要顺着他们的脾气和话进行问诊，全面了解情况。”

王学义特别擅长说话的艺术，他接诊的患者虽然很多都是抑郁症，但他诊室的氛围却从不压抑，反而常常传出笑声。王女士曾患有抑郁症，她来到诊室时情绪低落，尤其担心自己血压、血糖状况，经过检查，并无大碍，王学义主要对她进行了疏导开解。离开诊室时，王女士的精神状态明显好了很多，还笑着和王学义开起了玩笑，“你这个医生，嘴真厉害，我总觉得我嘴快，你比我还快，找机会和你比试比试!”

一下午的出诊，王学义的嘴几乎没有停下来过，“当医生，不仅要说得多，还要说的到位，沟通交流不到位，就会导致摩擦，沟通到位，很多问题迎刃而解，所以说，问诊本身就是治病”，王学义又说，“沟通不仅仅是话语，还要关注一个人的眼神、态度、动作甚至穿着打扮，从患者进诊室开始，就开始了治疗。”



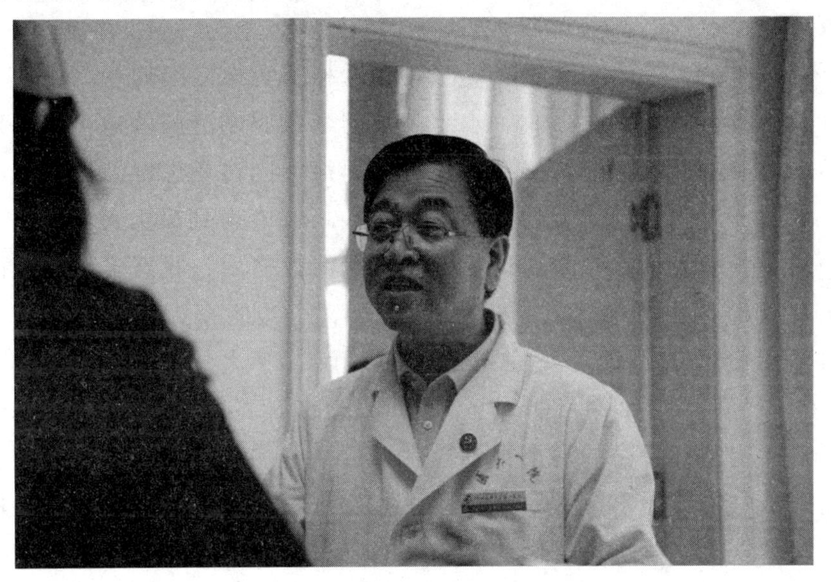

## 病人首先是人

王学义能够在问诊和开解病人的过程中运用沟通的艺术，能够在面对疾病时从方方面面寻求治疗的方法，用他自己的话说，得益于对“病人”二字的理解，“面对病人，必须把握病和人的辩证关系，要把它们分开来看，病人是来看病的，但他首先是个人。作为医生，既要看到病所带来的症状、痛苦层面，更要看到痛苦背后的人。”

年近80岁的屈大爷是位老革命，做事较真，追求完美，前些年因患椎管狭窄导致行动不便，视力也逐渐下降，去年年初开始情绪低落，总认为自己病治不好了，并出现轻生念头，后来经过治疗，情况得到好转。最近一段时间以来，屈大爷情绪又出现了波动。儿女等一家人陪屈大爷来到医院。经过全面的身体检查，屈大爷各项指标一切正常，王学义知道，屈大爷抑郁情绪已经得到了较好控制，心理上的疏解和情感上的陪伴才是屈大爷需要的，人老了就像孩子一样，这是人之常情。找到了问题关键所在，王学义和屈大爷聊了起来，“我得表扬您啊，快80岁了，你看看这检查报告，身体这么好”。屈大爷的话匣子一下子被打开了，“我70岁的时候还上篮球场打球呢！”在你一言我一语的交谈中，屈大爷讲起了自己的“英勇事迹”，全家人听到老爷子敞开心扉，也很开心。送屈大爷出诊室时，王学义不忘再三叮嘱，“您锻炼可千万要适量、适度，身体情绪什么的我一点儿都不担心，就怕您不小心摔一跤。”

很多病人就在这样交谈中，建立起了和王学义之间的互相信任，也让自己的病情得到有效控制。六十多岁的李大妈刚进门就迫不及待地向王学义汇报最近的情况。李大妈患有抑郁症，同时还患有高血压和糖尿病，经过王学义的药物治疗和情绪疏导，病情得到极大改善，“王主任，我要在网上给您写表扬信，在您这里治疗之后，我好多了，这两天过年有点累，赶紧再找您看一看。”王学义一边听李大妈的倾诉，一边不时给出自己的建议。听完王学义的建议，李大妈双手竖起大拇指，“王主任，我必须给你点赞。”李大妈发自肺腑的感谢，不仅仅是因为在王学义这里，自己的病情得到控制，更在于在这里治疗的过程中，她感受到了一份尊重和关爱，“我因为还患有高血压、糖尿病，血小板减少（2.8万），有时候开药很麻烦，王主任和他的助手，就帮我一个一个找，费了很大力气，最终帮我找到了合适的药物。”

在王学义的每一位患者的病历记录中，谁陪伴病人来看病，永远写在最前面。“儿子伴诊、妻子伴诊、父亲伴诊”，王学义说，“精神疾病患者是病人，但也是普通的人，他们有家庭，有父母，有孩子，我们需要通过伴诊亲人的叙述，对一个病人的病情进行准确了解和评估，更需要家庭的支持和我们医生一道，构建起一个‘医生—病人—家人’的合作联盟关系，共同应对疾病挑战”。正因如此，王学义仍在推广并坚持，15年来无论多忙，每月举办一次“精神疾病患者家属健康教育讲座。”解决了许多患者和家属的对精神心理疾病的疑惑，增进了良好的医患关系。

出诊间隙，王学义接听了一位云南患者的电话，电话中，患者向他汇报最近的身体状态和精神状况。据了解，这位病人曾辗转多地，最终是在王学义这里让自己的双相情感障碍病情得到有效控制。面对千里之外的感谢，王学义笑着说，“你病好了我就高兴，我们当医生的，能治好一个病人，可比吃一顿大餐还高兴！”

王学义介绍，目前双相情感障碍的患病率大概为2%到3%，抑郁症的患病率也在2%到5%之间，广义的精神卫生不仅仅是精神疾病症状的控制和药物治疗，还有心理健康的维护和心理行为治疗的保障，即积极倡导的整合治疗。王学义团队一直在做的是将预防放在第一位，“最好做到未病先防、未病先治。预防为主，是保护患病的人，也是保护他们的家庭，更是维护我们的社会的稳定，这就是我们精神科医生的责任！”

（跟诊记者：罗　辉　祁嘉润）

## 25. 北京清华长庚医院

# 业精德诚的“碎石”能手——李建兴

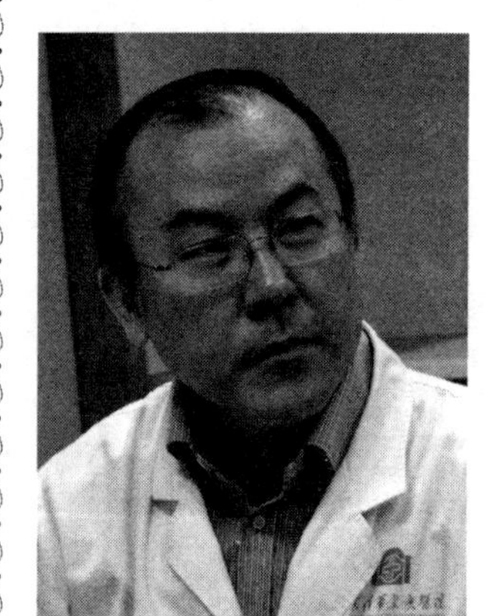

### 专家简介

**李建兴，** 北京清华长庚医院泌尿外科主任、外科部副部长、主任医师，中国医学装备协会第六届理事会理事，中国医学装备协会医用激光装备与技术委员会常委，卫计委内镜诊疗技术管理规范专家组成员，中国研究型医院学会泌尿外科专业委员会常委，中国医师协会泌尿外科分会委员，中华医学会泌尿外科分会结石学组委员，北京市医学会泌尿外科分会委员，北京医学会泌尿外科分会感染与结石学组副组长，中国北方地区结石病防治培训基地委员，中国华北结石病防治基地主任委员，中国泌尿外科创新联盟副秘书长。2014年10月由北京大学人民医院调入北京清华长庚医院。

**专长：** 擅长泌尿系结石的微创治疗，尤其擅长利用经皮肾镜、输尿管软镜治疗孤立肾、海绵肾、多囊肾、异位肾脏、瘢痕肾脏、婴幼儿、脊柱畸形等高危、复杂、疑难肾结石、输尿管结石；采用输尿管软镜、肾镜联合治疗疑难输尿管狭窄、复杂回肠膀胱吻合口狭窄、肾盂输尿管交界处狭窄等高难度手术；腹腔镜肾癌根治术、保留肾单位的腹腔镜肾部分切除术、腹腔镜前列腺癌根治术及膀胱癌根治术、腔静脉癌栓取出术等多种腹腔镜疑难、高危手术。

**出诊时间：** 每周一、周四上午。

拿着新疆一家医院开具的转院证明和写有“北京清华长庚医院李建兴教授”字样的字条，68岁的喀边尔在女儿的陪同下，从新疆老家辗转来到北京，一大早就来到北京清华长庚医院泌尿外科主任李建兴的诊室门口等候，他希望自己的肾结石能够通过手术取出，彻底解决腰疼毛病。

像喀边尔这样从外地来找李建兴看病的患者有很多。“都说李建兴教授治肾结石很厉害，医生也让我来北京找李教授。”喀边尔说。口口相传，李建兴“碎石能手”的名号几乎传遍全国各地。

## 深得患者信赖

“您好，请坐！您哪儿不舒服啊？”李建兴对喀边尔说。

“我这左侧腰疼得厉害啊，都好多年了！”喀边尔一边用手撩起外套指着疼痛的位置，一边向李建兴介绍自己的情况，刚开始他还慢慢地讲普通话，可后来语速极快地说起了新疆话。

在旁的记者和护士一句也没听懂他说的内容，但李建兴却听懂了，并给记者当起了“翻译”：喀边尔说他4年前切除了右肾，现在是左肾有结石、积水，引起腰疼，在新疆医院看了，但是治不了，当地医生帮他转院到这里。

原来，从七八年前起，李建兴几乎每年就要去一次新疆，进行结石微创手术推广，并开展义诊。“难怪在新疆给我治病的医生说，您是他老师的老师！”喀边尔惊喜地说。

“新疆的结石治疗都是我带起来的，好多地方我都去过，像南北疆、伊犁、喀什等。”李建兴说。听到李建兴说起这些地名，喀边尔和他的女儿都顿时感觉特别亲切，笑着交谈起来。由于喀边尔的病情符合手术指征，李建兴给他预约了住院床位，但目前科室床位紧张，考虑到他来京不便且腰疼难耐，李建兴特地嘱咐护士在住院单上标明“加急”，以便他能尽早入院进行手术。

“终于见到您了！”一进诊室，张女士激动的还没等李建兴开口，就连忙自我介绍：“李主任您好，我就是前几天在微信上跟您咨询的，想让您帮忙看看我这术后感染的问题……”听她这一说，李建兴立刻记起来了。

今年47岁的张女士是黑龙江鹤岗市人，左肾结石严重，右肾下盏有小结石，最近在当地医院做了3次左肾的排石手术，术后发生感染。由于她几年前曾找李建兴做过结石手术，效果很理想，便再次赶来就诊。“这医生真的信得过！好多人都说这治得好。”张女士感叹地对记者说。

“现在你身体里的结石不碍事，只有1厘米可以考虑先不处理，最要紧的是把感染控制好，”李建兴看完最新的CT检查报告后告诉张女士，“建议你去找肾内科的大夫看看，回头把他的意见告诉我，这样比较稳妥。”“谢谢大夫！也谢谢您百忙之中在微信上给我回复。”张女士说完便心满意足地走出了诊室。

李建兴告诉记者，平时通过微信、互联网向他咨询结石问题的患者并不少，他只要有时间就会给患者解答。“我的手机号码也不保密，很多患者都知道，他们也很理解人，不会在晚上给我打电话。”

临近中午时，李建兴又接诊了一位外地患者，神色比较忧愁。这位患者右肾发现结石10余年了，在青岛做微创手术取了3块小的，现在肾里仍有残余结石，合并积水。“你这结石比较复杂，比较散，还有的钙化了，都取干净不容易，但我们会尽量把对肾脏功能有影响的取出来，现在你的右肾有梗阻和积水，它们与结石三者是相互影响的，取了结石就好了。”李建兴对着CT分析道。

“这是海绵肾吗？”“不是，海绵肾是先天的变异造成的，你这从CT看应是多发结石，形态的变化与之前的手术干预有关。”“别的医生怀疑是海绵肾，吓坏了。”患者听了李建兴的话，大大地松了一口气，也为这个诊断感到高兴。

“来找您就是相信您，我爱人的朋友也说您这治得好。”正如这位患者所言，无论是亲戚朋友介绍，还是当地医生推荐到李建兴这里看病的患者，都对他的技术充满信心，他们都相信这位“碎石”能手，一定能够把自己从痛苦中解救出来。

## 微创碎石“神之手”

在行业内，李建兴的名字几乎与泌尿系结石病绑在了一起。找到李建兴看病的患者，大多都是听闻他在治疗泌尿结石方面的“特长”，冲着好口碑来的；还有不少曾是李建兴在北京大学人民医院就职时接诊的患者，如今也随着李建兴而转移就医“阵地”。

“全国各地转院过来的结石患者，大都是些病情疑难复杂的、在当地没有做成功的，或者是当地医生认为比较困难的、风险比较高的病例，”李建兴说，“我们科室在结石治疗这方面，接手的案例多、经验比较丰富。目前我们科室进行的结石微创手术案例可以说是全国、甚至国际上都是非常疑难复杂的。”

谈到结石治疗，还不得不提李建兴在2008年的“三鹿奶粉事件”中救助了百余名三聚氰胺结石患儿的功绩：3分钟快速建立通道，一天内完成28台手术，平均每台手术二三十分钟，一次性清除患儿体内的结石并无一失手，他也因此被业内尊称为“神之手”。

1991年，李建兴就开始探索泌尿系结石的微创治疗。经过反复尝试，他成功将超声定位技术应用到经皮肾镜手术中，并率先提出超声定位两步法建立标准通道经皮肾镜技术。

“目前结石的经皮肾镜微创手术在国内推广、应用比较广泛，得益于超声定位。”李建兴解释说，相较于过去采用的射线定位，超声定位没有影像重叠，可以有效地避开大血管，减少对邻近组织的损伤，同时能够精准穿刺，无射线辐射。

“B超定位的经皮肾镜不仅在国内推广，日本、欧美国家的一些同行都陆续来跟我们交流、学习，这是非常难得的。”李建兴自豪地告诉记者，泌尿外科的结石微创治疗已经得到国际认可。

2014年12月，北京清华长庚医院泌尿外科正式开科，李建兴担任学科带头人，主攻泌尿系疾病微创治疗。3年时间里，他带领团队不断开拓创新，打造国内知名的泌尿系疾病综合性微创治疗中心的目标已经越来越近。

“除了结石的治疗，我们科室对其他泌尿系统疾病的微创治疗也是非常擅长的，比如泌尿系肿瘤相关疾病的微创手术，只是结石微创治疗案例相对比较多，所以在这方面名气较大。”李建兴说。

在技术创新上，李建兴带领团队研发了国内首个软硬质电子经皮肾镜——以他名字命名的“建兴镜”。微创经皮肾镜术需要从患者腰间打孔建立手术通道，将手术器械伸入肾内操作。由于肾内“房间”（肾盏）多达十二三个，传统的经皮肾镜是硬镜，虽然清石更快，却够不到一些部位比如“死角”肾盏里的结石，需要一次建立多个通道，甚至多期手术。这给病人带来较大痛苦、增加经济负担，也加大了手术难度和风险。

而软硬质电子经皮肾镜，一根镜子既能当硬镜，迅速清石，又能当软镜，可弯致270度转弯寻找结石，在肾内无障碍碎石，同时进行活检、切除肿瘤等操作。一镜二用，这一研发成果有效地减轻患者的痛苦和经济负担，将创伤降到最低。“建兴镜”因此一举拿下了多项国内外发明专利，打破了目前医疗器械行业外科电子镜长期被外企垄断的格局。

由于李建兴在泌尿系结石诊治工作的贡献，2016年，他荣获年度中华医学会泌尿外科学分会尿路结石领域专项奖“钻石奖”，该奖项是国内尿路结石诊治领域的最高荣誉。



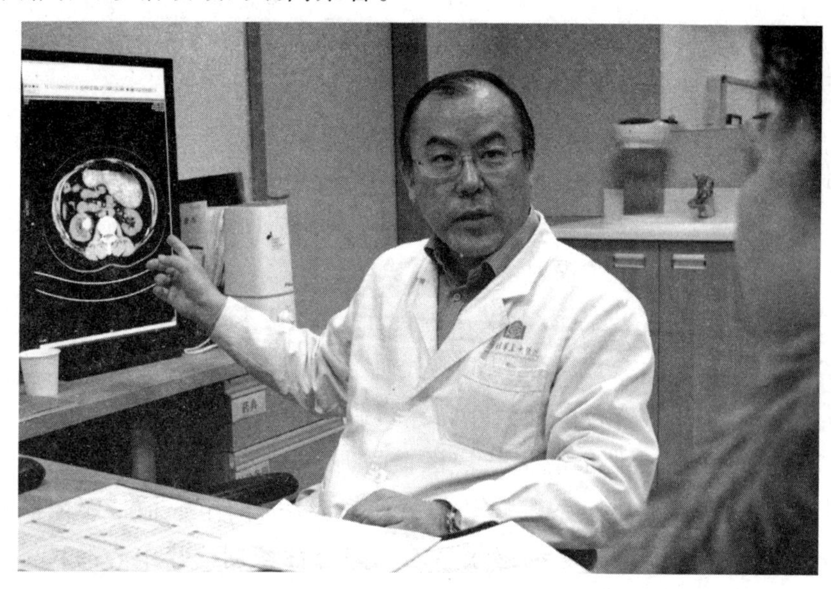

## 赤诚之心待患者

身着一袭白大褂，戴着一副半黑框眼镜，耳鬓可见一些稀疏的白发；时常保持微笑、温文尔雅……李建兴给人以谦恭、亲和、坦诚的印象，他对患者也如家人般亲切，总是能耐心、细致地帮助患者分析病情，消除患者疑虑。

54岁的张女士坐在李建兴跟前，看着自己的CT检查结果愁容不展：右侧肾结石、肾积水，之前做的体外碎石还是没能把结石清除干净。

“李主任，您看我这病严重吗？还能不能治？”张女士焦急地问。

“您看，这里就是肾积水，”李建兴指着CT影像对她说，“肾积水对肾脏功能影响比较大，需要及时地取出结石、放出积水，才能解除梗阻。”李建兴告诉张女士需要住院做经皮肾镜手术，看她似乎不解，李建兴便拿出一张白纸，边画出草图边给她解释：“这是我们的肾和输尿管，肾内都是积水，输尿管这里有一块石头，堵住了。”

“哦，所以就是要把石头取出来，这样积水就排出来了。”

“对！我们就从腰这里打一个孔，大小与毛线的粗细差不多，建立通道，把石头打碎、取出，这是最适合您的办法。”

“是非做不可吗？”张女士对手术似乎还有疑虑。“是的，对您来说是必须要做的，”李建兴告诉她，能靠药物治疗的患者都不会手术治疗，但是目前她的肾积水严重，只有手术。同时，微创手术不会有大的创伤，术后四五天即可恢复，不会有太大影响。听完李建兴的解释，张女士终于放心了，连声向李建兴致谢，“大家都说您人特别好，您真是不仅医术好，对我们还都这么有耐心。”

在30年的行医经历中，李建兴遇到过各样的患者：面对疾病，或能保持乐观心态，或时刻焦虑忧心。他特别能够理解患者的心理，问诊中总是尽量开导患者，悉心为患者答疑解惑，处处替患者着想。

今年25岁的洪先生是一名公司职员，最近前列腺炎的“老毛病”又犯了，工作、生活都受到影响，心情也很低落，便找到李建兴看病。

“前列腺炎就跟鼻炎一样，是一种很常见的慢性病，治好之后遇到诱发因素复发也是很正常的。”李建兴告诉他，“生活饮食要注意，不喝酒、少辛辣，多运动锻炼，尽量减少复发的因素。”

“您说的这些我也明白，我之前在网上也了解过这方面的知识，前列腺炎好像还分为细菌性和非细菌性，您看我这是哪一种？”洪先生继续问道。

听到这儿，李建兴语重心长地对他说：“导致前列腺炎的因素很多，具体情况也有很多种，您别对这个病过度关注，这样容易纠结、紧张，甚至引起神经衰弱。”李建兴谈到，对于这样的慢性病，有时候患者在网上查阅很多，“对号入座”，没有依据，过于片面，反而不好。听医嘱、放松心情，就能康复得很好。虽然前列腺炎在李建兴这儿属于“小儿科”的病，但他还是很耐心地对待，一番开导也让洪先生的“纠结”有所缓解。

有的患者异地就医，医保手续尚未办理好，李建兴便将入院的时间适当往后安排；结石微创手术费用大概三四万，这对于自费患者还是一笔不少的费用，李建兴在用药时会仔细斟酌，能少用的尽量少用，能不用的尽量不用，帮助患者减轻负担……这些细节，足以看出李建兴对患者的关注，时刻为患者着想。

他说，他要“用仁心仁术，来帮助到更多的患者”，这就是他的职业目标。

（跟诊记者：敖阳利）

# 走在慢病管理的“前线”——肖建中

## 专家简介

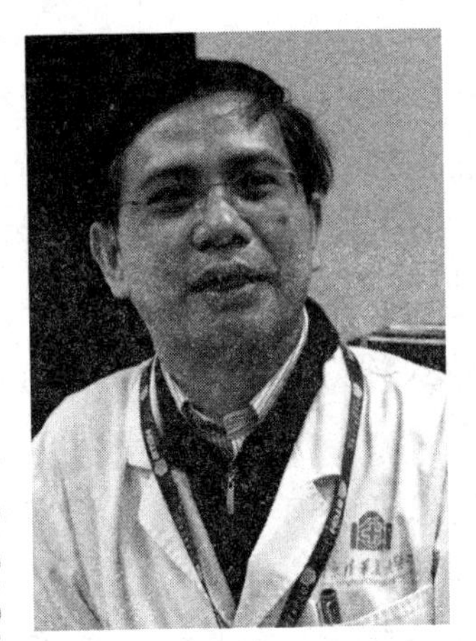

**肖建中**，北京清华长庚医院内分泌及代谢科主任、主任医师、教授、博士生导师，1984至2015年就职于中日友好医院，2015年3月转北京清华长庚医院工作。曾任中华医学会糖尿病学分会第5～7届委员及第7届糖尿病学分会流行病学学组组长。中华糖尿病杂志编委，中国糖尿病杂志编委，曾获多个国家及省部级课题资助。

**专长**：擅长内分泌和代谢疾病诊治，特别是在糖尿病、甲状腺疾病和高脂血症的诊治方面有较深的造诣，对妊娠合并甲状腺疾病及糖尿病、内分泌疑难疾病的诊治富有经验。

**出诊时间**：周二、周五上午，周三全天。



辛耕内分泌科临床一线，多次远赴国外学习，开展糖尿病遗传学等研究，将理论与实践结合……三十余年的医学生涯，肖建中教授用热爱与勤学在内分泌科上铸就了丰富的临床诊疗经验。

如今，作为北京清华长庚医院内分泌及代谢科主任，肖建中带领科室团队成员深耕糖尿病、甲状腺疾病等内分泌及代谢慢病的诊治，建立一体化糖尿病中心、提供个性化健康指导，力推北京天通苑社区糖尿病分级诊疗，并组建“清华长庚糖友会”，以精准的治疗、精细的管理，悉心呵护慢性疾病患者健康。

## 防治内分泌科“两大杀手”

54岁的王大妈一进诊室，就赶紧掏出自己的《血糖监测日记》——上面详细记录了她最近半月的血糖值，并给肖建中“汇报”：最近几天的空腹血糖值一直都在8mmol/L左右，吃药也降不下来。这让她有些焦急。

王大妈患糖尿病已经有20年，按理说8mmol/L的空腹血糖值不会有太大问题，但她在2013年被查出结肠癌，并进行了手术，三个月前又进行了化疗，目前还需要定期做检查。她怕自己服用的二甲双胍会影响肿瘤的预后。

“您现在所吃的二甲双胍等药物是不会有影响的，研究发现二甲双胍可能还能预防肿瘤。”听完王大妈的陈述，肖建中又仔细查看了她近期的检查报告，明确地告诉她不必担心，且化疗检查期间还要坚持服药，保持血糖稳定，以后再定期复查。听肖建中这么一说，王大妈心中的“石头”终于落地了，并让一旁的护士帮她预约肖建中一个月后的专家号。“我下回还是要找您看，心里才踏实。”

像王大妈一样，来找肖建中复诊的糖尿病患者还有很多，他们多是“老病号”了，在肖建中的治疗下，病情得到了有效的控制。“我们接诊的患者中，以糖尿病患者和甲状腺疾病患者居多。”肖建中告诉记者。的确，记者跟诊发现，陆陆续续进来就诊的大多是糖尿病患者，甲亢（甲状腺功能亢进）、甲减（甲状腺功能减退）以及甲状腺癌症患者。

对糖尿病“老病号”的诊治，肖建中先要仔细分析患者的血糖值，包括空腹血糖、餐后血糖、精化血糖蛋白等数值，并仔细询问饮食和活动情况，再给患者制订治疗方案：在调整好生活方式的情况下，若血糖控制正常，只需继续坚持原方用药；若血糖控制波动较大，则需要调整剂量、药物品种，甚至注射胰岛素；对于血糖值特别高的患者，则需要住院调控。

陈大爷今年已经78岁了，也是20年的糖尿病患者，同时还有高血压。近来感觉浑身乏力，而且血糖值也特别高——原来是他自己在家经常没有按时吃药，饮食也不规律。肖建中告诉陈大爷，他目前的情况不乐观，最好立即住院调理。可陈大爷又计划好与子女一起出国旅游，肖建中只得千叮万嘱："您在外旅游一定要备足药，按时服用，不要过度劳累，饮食也清淡。"并让护士帮他预约了回国后的住院时间。

"肖大夫态度好，解释很详细，有条有理，所以我喜欢在他这看病。"陈大爷对记者说。

对于甲状腺功能异常患者，肖建中主要是采取药物保守治疗。"这类慢性病通过使用药物，就能使游离甲状腺素等指标回归正常水平，在特殊情况下也可能需要手术治疗。"肖建中说。

30岁的何女士已经患有甲亢7年。甲亢是一种常见的内分泌疾病，系甲状腺激素分泌过多所致。去年，何女士怀孕了，妊娠合并甲亢，她也一直坚持吃药，后顺利产下一子，但是现在甲状腺肿大特别严重。对此，肖建中建议她尽快做手术。"甲亢反复发作是手术适应证之一，手术中进行大部分切除甚至全部切除甲状腺，即使出现甲减再采用药物治疗是可取的，两害相权取其轻嘛。"

妊娠35周的陈女士曾患有甲状腺癌症，手术后转变为甲减，她担心目前所吃的药物将来会对胎儿有影响。肖建中告诉她，治疗甲减的药物剂量合适时，是不会影响胎儿发育的，也不会影响哺乳，要坚持服药，产后6周再做一次甲状腺功能检查，根据检查结果调整剂量。

肖建中医生在一篇题为《妊娠与甲状腺功能》的文章中谈到，甲状腺疾病是影响围产期的健康问题之一，临床甲减对孕妇和胎儿影响最大，补充甲状腺素减少能围产期并发症，已经成为临床常规。

## 慢病精细管理与服务

今年32岁的张先生在单位近期组织的体检中，发现自己的血糖值偏高，怀疑自己可能患上了糖尿病，便带着体检报告到门诊找肖建中查看。肖建中仔细询问了张先生身体多项指标、糖尿病家族史、既往病史等情况后，建议他做OGTT检查，以确认是否患糖尿病。

肖建中谈到，目前我国糖尿病发病率高但诊断率和治疗率都很低，像张先生通过体检发现了自己血糖不正常多无症状，出现多尿、多饮、多食、体重下降等症状时，通常都有3～5年病史了。因此，有肥胖、高血压、糖尿病家族史的人，一定要有所警觉，定期检查血糖。"及早发现糖尿病前期，防止或延缓糖尿病发生；减少已发生的糖尿病并发症发生、保证患者生活质量，是糖尿病防治的两大目标。"

众所周知，糖尿病属于慢性疾病，目前还无法根治。据肖建中介绍，我国每10人中至少有1人是糖尿病，每2个人中就有1人是糖尿病前期，只有30%～40%的糖尿病患者得到了及时的诊断，许多患者在确诊时已出现了糖尿病肾病、视网膜病变和心脑血管疾病等并发症。糖尿病并发症的预防主要是血糖、血脂及血压等相关代谢因素的综合控制，但目前三个指标综合达标率不到10%。

围绕糖尿病慢病管理的目标，肖建中带领团队建立了“一体化”的糖尿病中心：患者可在中心完成糖尿病的并发症筛查，免去多科室奔波的辛苦。“对于糖尿病等慢性疾病，医生出诊只能从内分泌药理上解决患者的问题，但是很多慢性疾病往往有并发症，比如糖尿病患者可能出现视力下降、下肢水肿、血管闭塞等并发症，这需要看眼科、肾内科和血管外科等的大夫，而我们建立‘一体化’中心，筛查并发症，将出现并发症的患者转介到相关科室，尽量为患者提供便捷的全程式服务。”肖建中说。

由于门诊患者数量多，医生与患者交流的时间较短，这样一来，很多糖尿病患者需要注意的用药、护理等则可能指导不到位。为此，肖建中的科室给患者配备了专业的糖尿病管理师，由专业的糖尿病管理人员为患者提供个体化的健康指导，并长期跟踪随访。

在甲状腺疾病管理方面，肖建中带领团队较早开展了甲状腺癌细针穿刺和肿瘤基因检查，即是对甲状腺细针穿刺样本的细胞学检查结合基因检测，判断甲状腺肿瘤转移、复发的风险。

在继发性高血压的诊治方面，肖建中的科室针对发病年轻、多种药物治疗效果不佳、伴有低血钾、血压波动大、伴有糖代谢等异常的高血压患者，进行详细的内分泌学检查，排查有无内分泌疾病导致的高血压，制订符合患者发病机制的治疗方案。

## “试点”糖尿病分级诊疗

慢性疾病及前期患病率的迅速增长，已成为一个严重的公共卫生问题。30多年来，肖建中在糖尿病、甲状腺疾病和高脂血症等内分泌疑难疾病的诊治方面积累了丰富的临床经验，同时他也在积极开展糖尿病的分级诊疗的研究——分级诊疗显著提高我国糖尿病患者心血管风险因子的管理水平，综合达标率提高了100%以上，该项研究入选第76届美国糖尿病协会科学年会（ADA2016）壁报。

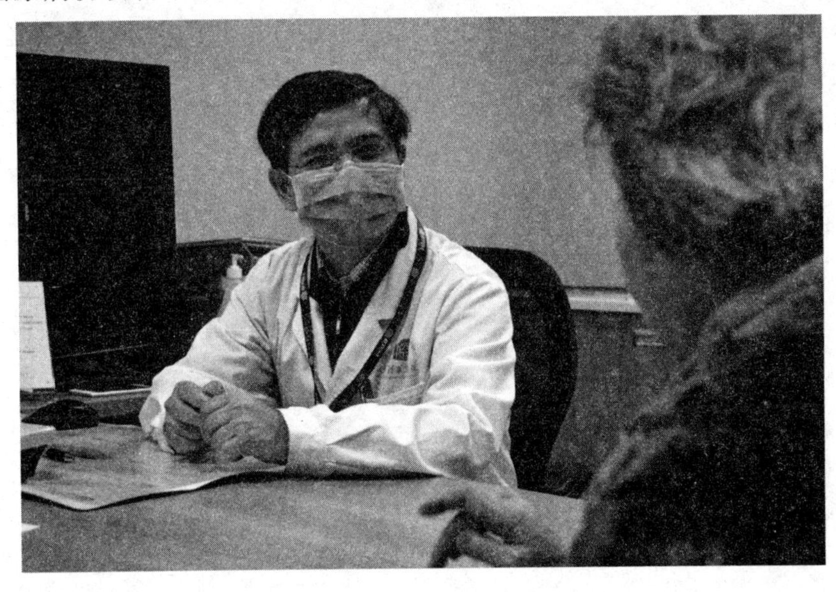



肖建中认为，开展分级诊疗需要几个条件：①是对社区医生进行规范化患者教育培训；②是制定相当于临床路径的诊疗流程软件；③是在患者管理过程中，不仅有基层全科医生的直接管理，还有三级医院专科医生的参与。

就在去年，由北京多家医院内分泌专家和北京大学经济学领域专家组成的糖尿病防治示范项目组，经过调研，最终确立北京市昌平区天通苑社区为“北京市糖尿病防治管理示范区”。由项目组筛选出易患糖尿病的高危居民，清华长庚负责天通苑社区慢病管理，构建起糖尿病前期患者系统识别、管理和干预的预防体系，建立糖尿病网络管理信息平台，实现糖尿病的分级诊疗。至此，肖建中关于糖尿病分级诊疗的“构想”部分也得以落实。

在肖建中的带领下，清华长庚内分泌科还与青岛菩提医院管理有限公司签约，合作开展糖尿病患者分级诊疗项目，与基层社区医疗机构组建联合服务体，对社区糖尿病患者进行长期管理；组建起了涵盖内分泌科、血管外科、心脏内科、肾脏内科、眼科的多学科糖尿病管理团队。自2015年起，管理团队每月策划一次糖尿病患者健康教育活动，包括主题讲座、免费体格检查、健步走、健康操学习及糖友联谊等，加强糖尿病患者之间及与医护人员的交流。

目前，肖建中还组建了一支包括70余位糖尿病患者的“清华长庚糖友会”。“同伴支持教育是慢性病管理中的重要理念，”肖建中坚信，组建病友团体能够有效地推动对糖尿病患者的教育与治疗。

（跟诊记者：敖阳利）

## 26. 中国人民解放军第三〇二医院

# 打好传染病守卫战——秦恩强

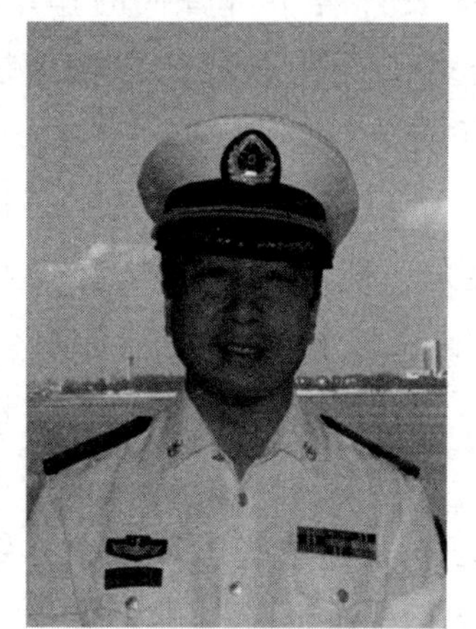

**专家简介**

**秦恩强，**中国人民解放军第三〇二医院感染性疾病诊疗与研究中心二科主任，传染病博士。担任中华医学会热带病分会肝炎组副组长、中国医院协会艾滋病综合诊治组副组长，中国老年医学学会感染病管理和控制分会委员，北京医师协会感染分会理事，中央军委后勤保障部疫情处置专家。从医20多年来，参与完成国家重大课题10余项，发表论文100余篇，主编、参编专著10余部，成功处置10余起突发传染病疫情，3次赴国外执行多样化军事任务，破解了多个传染病疑难复杂病例，创造了我国传染病防治史上多项奇迹，曾被原总后勤部评为“优秀共产党员”“抗震救灾先进个人”。荣立二等功、三等功各1次。

**专长：**对各种病因所致肝炎、不明原因发热、中枢神经系统感染、感染性腹泻、艾滋病及机会性感染等的诊治有丰富的临床经验。

**出诊时间：**周一上午。

临近岁末，中国人民解放军第三〇二医院的门诊大楼人来人往，依旧繁忙。三楼西侧的第一间诊室，感染性疾病诊疗与研究中心二科秦恩强主任正在接诊患者。“细菌”“病毒”这些可怕的字眼，普通人也许避犹不及，但对秦恩强而言，与传染病顽强对抗，保卫患者健康，是他生命中最重要的战役。他曾多次参与国内外突发传染病疫情处置，破解了多个传染病防治史上疑难复杂病例，创造了我国传染病防治史上的多项奇迹，用漂亮的成绩打好传染病守卫战。

## 将心比心，医患共筑抗病信心

“秦医生，我这项指标有一段时间降到70多，现在突然又升到400了。”一位患者拿着最新的肝功能化验单，紧张地向秦恩强描述病情。秦恩强耐心倾听，不时翻看患者的化验报告和病历记录，“不要紧张，指标控制得很不错。不过也存在反弹的可能”，先是贴心的安抚，再是严谨、专业的解释，短短几句话纾解了患者的焦虑。

在秦恩强眼里，患者良好的心态在治疗中发挥着不可替代的作用。当天接诊中，乙肝患者和乙肝病毒携带者居多。这些患者往往较为敏感，而秦恩强用坦诚和真心换来了患者的信任与依赖。

一名外地来的患者看到秦恩强开具的检查单犯了难——“医生，这些检查做完需要多长时间？检查回来后，大夫还能抽出时间给看吗？”“你安心做检查，拿到检查报告，下午直接到病区找我，我给你看。”秦恩强一边安抚患者，一边写下上班的地点，对方这才放心离开。“诊治必须以化验结果作为依据，所以我上午早一点出诊，尽量给患者留下检查时间，再利用下午在病区上班的时段，为早上的这些患者做更详细的诊断。”秦恩强每周只有周一上午出诊，为了不让患者错过医院上午的检查时间，他习惯性地提前出诊，下午再用额外的时间为患者制订治疗方案，极大地方便了患者就医。

不论是初次就诊的患者，还是前来复查的老病号，替患者着想已经成为秦恩强的一种习惯。接诊间隙，秦恩强还接到几位病患打来的电话，询问病情和相关治疗信息，他都做了细致的回复。

设身处地的换位思考，让秦恩强与患者一道，共同建立起了对抗传染性疾病的友谊与信心。当记者问起为何能如此无私付出，他说“医者仁心，就是要做到用心、尽心，全力以赴”。

## 细处着手，全力以赴揪出“真凶”

“不明原因发热是临床经常遇到的问题，很简单的一个症状，背后的原因却千差万别”，秦恩强简单一句话，向记者道出了传染性疾病尤其是各种罕见病诊治的难点。秦恩强收治的人群中，不乏罕见病患者，每一次的病因分析和病情治疗，都是对他医疗技术、医治经验等的多重考验，也是他医学生涯中的一次次胜利。

几个月前，当刘先生来到三〇二医院找到秦恩强时，已经处于求医生涯中濒临绝望的边缘。从2012年开始，间断性发热和右上腹疼痛就一直困扰着他，体温最高时达40℃，精神、食欲、睡眠质量都大不如前，体重下降了10千克。突然的发病让他的生活一下跌入了低谷，然而，这只是梦魇的开始，在接下来4年的求医过程中，他的病因始终无法被准确判断，治疗效果也差强人意。

“像这种发病时间这么长，全球相关病例报告都很少，我们只能自己寻找发病原因和治疗方案，”秦恩强带领团队，从症状入手，结合之前就诊经历，一项一项排查病因。为了让刘先生早日脱离病痛，他甚至动用了自己所有的医学资源，不同的医院，不同的科室，数不清的探讨。最后，秦恩强终于确定了病因——木糖氧化产碱杆菌感染。揪出“元凶”，难题自然迎刃而解。在出院回家的列车上，刘先生给秦恩强发短信：“感谢您对我无微不至的关心与帮助，更感谢您在我的病因查找、病情诊断以及疾病治疗上付出的艰辛与努力。谢谢您！您的敬业、执着与钻研精神令人钦佩、让人敬仰！”并用耐心、细心、热心、诚信、信心这“五心”，勾画他心目中的秦恩强。

秦恩强就是凭着这股全力以赴、在细节上下功夫的韧劲儿，以及丰富的临床经验，解决了许多疑难杂症。

“作为医生，不能完全依赖检查报告，要善于从病史资料中发现蛛丝马迹，在诊治疾病过程中不能放过任何一个细节，因为这些容易被忽略的细节往往就是打开疾病诊断难题的‘钥匙’。”秦恩强总结了经验，他也在这样的医治救人过程中，寻找到了自己的幸福，“很多人体会不到做医生的成就感，诊断出一个病因、救治了一位病人，这份成就就是我的幸福。”

秦恩强扎实的理论功底和“刨根问底”的精神，影响着科室的每一位医生。在他的科室，问病史、找线索、研判指标，这些细节上的“基本功”是每个人必须扎实掌握的硬功夫，遇到疑难杂症迎难而上更成为每个人的追求。

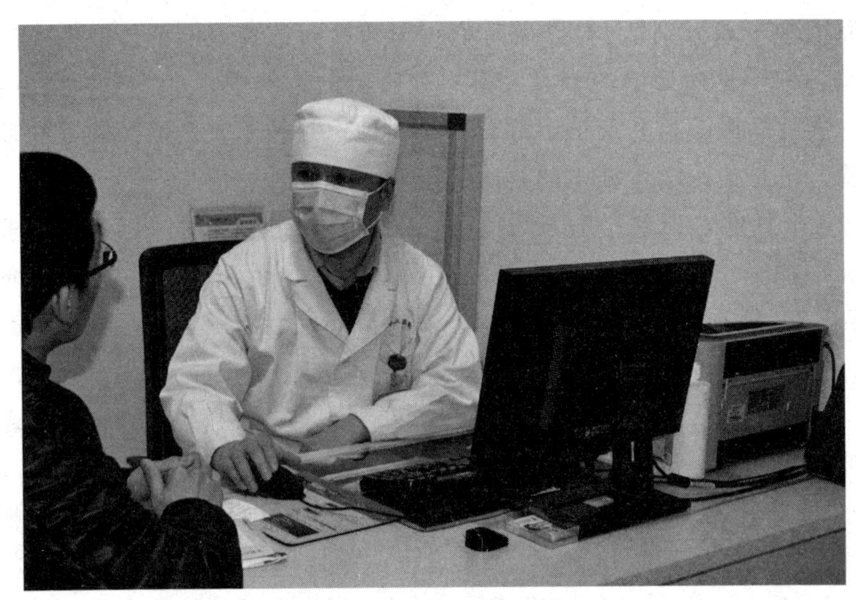

## 身先士卒，敢为防控急先锋

三〇二医院作为全军唯一的三级甲等传染病专科医院，承担着对内、对外的各项急、险、难疫情防控和医疗支援任务。而身处三〇二医院，身着戎装，秦恩强的使命就注定不平凡。从非典型肺炎患者救治到甲型H1N1流感防控，从亚丁湾护航编队的医疗支持到支援非洲抗击埃博拉，这其中的每一次，秦恩强都是冲在第一线，成为当之无愧的排头兵。“传染病疫情没有国界，赴外执行防控任务是义务，更是责任。”秦恩强说道。

2009年，秦恩强第一次走出国门，前往非洲马达加斯加和坦桑尼亚，执行对外医疗任务。到达非洲不久，秦恩强就发现了当地防止疟疾工作中存在的许多误区，“他们把一些常见的非特异症状考虑为疟疾，而且过度诊断问题非常突出。”找准问题所在，秦恩强有的放矢，白天在医疗第一线为非洲人民诊治看病，晚上加班加点撰写疟疾规范治疗的相关资料，有针对性地为当地医务工作者、中资机构和大使馆相关人员开展讲座。第一次援外，秦恩强就打了一场漂亮的胜仗，得到受援国人民和医务工作者的赞扬。

2014年，埃博拉疫情肆虐非洲，秦恩强再次奔赴非洲，走上抗击埃博拉最前线。

9月16日，作为三〇二医院首批援塞医疗队医疗组组长的秦恩强与医疗队员一起抵达塞拉利昂。改建医院、培训医生，仅仅两周时间，医疗队就开始接诊、留观埃博拉病人，并迅速创造了日均收治病人最多、在院病人最多的纪录。短短40天的时间，他们所在的中塞友好医院收治病人总数就跃居塞拉利昂各家医院的第二位。

作为队里的医疗组组长、突发公共卫生事件处置专家，秦恩强负责整个医院的改造和防治规程的制定。为避免交叉感染，他们对病人实行单间隔离，病房和接诊大厅拆掉了空调和电风扇。在塞拉利昂的两个月里，秦恩强与队友一天至少3次进出病房，在满是病毒的呕吐物和排泄物中穿行，与尸体近距离接触，有时还要到院落里、大树下寻找不服管理的病人，逐个询问病情、测量体温、发放药品，在这样简陋的条件下，由于科学严格的操作规程，医疗队没有一人感染埃博拉病毒。秦恩强与战友一起出色完成了援塞抗埃任务。

在这位身着白大褂、和善地同患者交流的医生身上，你很难想象多次与病毒战斗的惊心动魄，对此，秦恩强却只是笑笑，“这没什么，我是一名军人，既然组织信任我，我就必须冲在最前线，坚决完成任务！”

（跟诊记者：祁嘉润）

## 27. 中国人民解放军空军总医院

# 医者仁心，用心救“心”——侯迈

### 专家简介

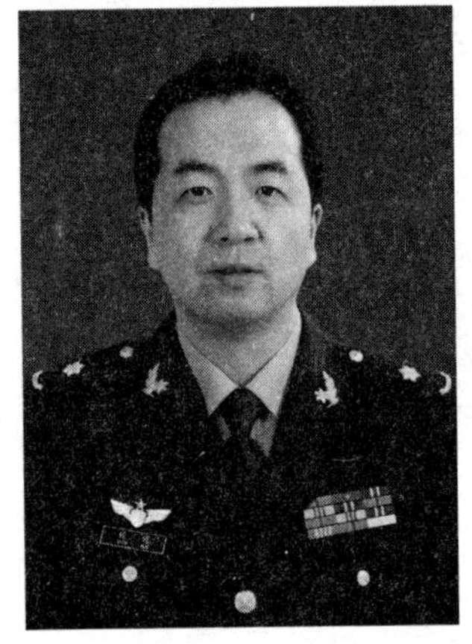

**侯迈，**中国人民解放军空军总医院心脏中心外科主任，博士。毕业于阜外心血管医院，师从著名的心血管外科专家、中国工程院院士、阜外心血管医院院长胡盛寿教授。曾在芬兰坦佩雷医学院学习工作一年，主修冠心病搭桥手术、心脏瓣膜手术、房颤手术。从事心血管外科工作二十多年，主刀和参加冠脉搭桥、心脏瓣膜置换、复杂先心病、大血管和心脏肿瘤等心血管外科手术2000多例，临床经验丰富；开展微创冠脉搭桥手术及瓣膜置管合并房颤同期手术等多项新技术、新业务；获军队医疗成果3项，发表统计源期刊论文30多篇。

现任北京医学会心血管外科专业委员会委员、中国医师协会心血管外科医生分委会委员、北京医学会医疗技术评审专家库委员。

**专长：**冠心病搭桥手术、小切口微创心脏手术、心脏瓣膜病合并房颤手术。

**出诊时间：**每周五上午。

“我只是一名普普通通的医生，做的都是平凡的事情，不值得报道”，在空军总医院门诊部四楼的外科诊室，心脏中心外科主任侯迈见到记者时一直在强调这句话。

事实上，侯迈师从阜外医院著名的心血管外科专家胡盛寿教授，从医二十余年来，不断攻克心血管外科手术技术难题，获得多项军队医疗成果。对待工作，他全身心投入，“5+2、白加黑”的工作节奏，每年几乎都不休假；对待患者如家人，认真监护患者术后恢复，细致、热心、耐心的服务让患者倍感温暖，也为他赢得了口碑；他带领的心外科和心内科介入团队协作，通过“心蕾工程”慈善活动成功救治了1000多名贫困家庭的先天性心脏病儿童……这一切，在侯迈看来都只是一名普通医生的职责。

## 术业专攻，打造外科手术特色

周五上午，侯迈诊室的患者陆陆续续来就诊。侯迈出诊主要是给术后复查的患者开处方、调整用药、察看患者的定期检查报告，或者是对初次就诊的患者进行检查、制定治疗方案等。尽管在出诊，他也不时会接到值班室或其他医生的电话，向他反映患者术后的病情。因为心血管疾病通常具有突发性，一旦危及生命即需立刻手术治疗，许多患者是直接收到病房里，因此手术室、值班室才是侯迈的“主阵地”。

空军总医院是国内较早开展心脏外科手术的医院之一，侯迈所带领的心脏中心外科团队在心血管疾病等的外科治疗上，处于先进水平。“微创小切口治疗先天性心脏病，冠心病搭桥手术，心脏瓣膜置换手术以及血管病治疗，都是我们的专业特色。”侯迈告诉记者，早些年接治的患者中心脏瓣膜置换的较多，这些年随着社会经济的发展、生活水平的提高，冠心病、血管疾病等“富贵病”的患者越来越多。“管住嘴、迈开腿，健康的生活方式很重要。”为了让患者得到有效的救治，侯迈也在不断探索与引入行业的先进技术。

在冠心病的手术治疗方面，冠状搭桥手术的风险大、难度大，在欧洲研修期间，侯迈就重点学习了该技术。搭桥手术常规采用体外循环的办法（用人工心肺机器代替心脏泵血功能和肺的氧气交换），但体外循环毕竟是非生理性的手段，全身血液导出到人工心肺机器再输回体内，这会对患者血液成分、身体器官功能带来负面影响，造成并发症，不利于术后恢复。侯迈告诉记者，如今他们已经掌握了不用体外循环在心脏跳动的情况下实施冠脉搭桥手术。这就更具有难度和挑战性，技术层面也更上了一个台阶。

工作20多年来，侯迈主刀、参与了2000多例心血管外科手术，也碰到不少高难度、病情复杂的案例。去年9月，侯迈给曾在二十世纪六七十年代为毛主席等国家领导人开过专机的空军英雄级飞行员蔡演威老人实施的冠状动脉搭桥手术就是其中之一。“在搭桥手术中，年龄越大手术风险也越大，70岁就已经算是‘高龄’了，而这例手术最大的挑战就是患者已经91岁了，目前国内仅有3例90岁以上进行搭桥手术的报道。”侯迈介绍道。一边是手术风险高，一边是蔡老先生的病情已到了不得不做手术的地步，为了让蔡老先生能够继续安享晚年，侯迈毅然承担起风险。当时手术进行了6个多小时，最后顺利完成，手术效果非常好，蔡老先生还亲自写了感谢信，向侯迈表达感激之情。



接近中午时分，一对父母走进了诊室，侯迈一眼就认出了他们。25年前，侯迈给他们患有先天性心脏病合并感染性心内膜炎的儿子做了手术。他们今天过来是请侯迈查看儿子最近的检查报告。据母亲介绍，13岁那年，孩子病情加重危及性命，当时去了北京好几家医院，都不敢接收。后来来到空军总医院，侯迈主刀给孩子进行了手术，脱离了生命危险，术后也再没有复发，孩子如今也能够像常人一样生活。

记者在门诊中采访了一些患者，都不住地夸赞“侯医生医术好、医德高”，他们的手术多是由侯迈主刀，自身对手术治疗效果十分满意。

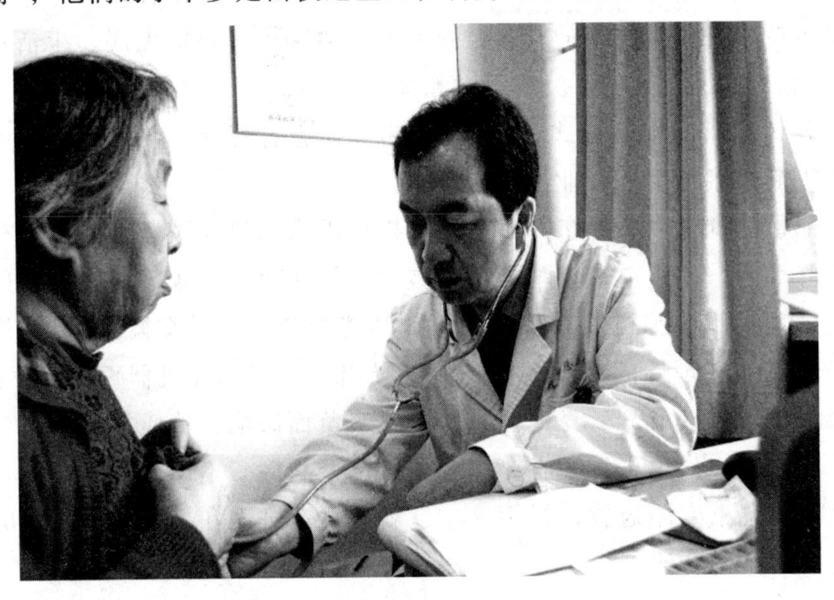

## 贴心服务，建立和谐医患关系

像对待家人一样对待患者，这是侯迈对待患者的原则。无论是在问诊中，还是关照术后患者，他都以热心、真诚的态度为患者排忧解难，处处为患者考虑，赢得了患者的信赖。

作为一名外科医生，侯迈在做手术前经常会收到来自患者或家属的红包。考虑到他们的心理——给了医生红包会对手术更有信心，为了让家属安心，通常他会先把红包收下，然后在手术结束后直接返还给患者，或者是把钱用于抵扣患者的住院费用。

完成手术后，侯迈还要“跟踪”监护患者数日。通过每天查房，了解患者恢复情况，及时调整用药；对患者进行术后“科普教育”，告诉患者生活饮食等注意事项。这就增加了医患之间的信任，有利于和谐医患关系的建立。

“那天我手术后当天晚上清醒过来，睁开眼就看到了侯主任，知道自己手术成功了，心里那个高兴呐！侯主任真是太好了，手术后那几天一直关心、询问我的病情，我心里特别温暖、特别感动”。说这话的是一位49岁的患者，他3个月前在这做了心脏搭桥手术，当时血管造影发现左主干等血管重度狭窄，无法行支架介入治疗，心绞痛发作频繁，药物不能缓解，病情危重，随时有突发心肌梗死猝死的可能。侯迈及时给他做了3根搭桥手术，脱离了险情。现在他的身体康复已经正常。今天该患者到门诊复查，让侯迈指导心脏搭桥手术后注意事项，说起当时住院的情况也特别高兴。

## 献身事业，继续奋战最前线

尽管医院每年有30天的年假，但侯迈几乎没有休过假；他把多数时间和精力都给了患者，没有太多时间陪家人；在手术一线，他无数次与死神“过招”，赢回患者的性命；他多次参与“心蕾工程”爱心活动，带给贫困群众、儿童新的希望。

由于科室里外地的医生比较多，逢节假日侯迈常常留守单位值班。“5+2、白加黑，这是我们的工作常态”，侯迈向记者调侃道，作为外科手术医师，他们随时“待命”，随时准备上“战场”，“有的时候是在晚上，有突发急症患者送到医院，就直奔手术室去了。”

工作抽不开身，父母又在老家，侯迈很少回去看望老人。而就在前几年，他80多岁的老父亲突发脑梗抢救无效离世。侯迈当时由于抢救重症患者无法立即赶回救治父亲的生命，也没能见上父亲最后一面，留下了无限的遗憾。

繁忙工作之余，侯迈还积极投身公益、奉献爱心。他多次参加“心蕾工程”项目活动，进行儿童先天性心脏病的筛查、手术等。“心蕾工程”是空军总医院与中华慈善总会开展的专门救治贫困地区先心病儿童的慈善项目，自2009年援助项目启动以来，已经救治了全国多省1000多名贫困家庭先心病儿童。

“我们救治的儿童大多来自西藏、甘肃、青海、新疆、内蒙古、广西等贫困地区，这也是我们空军总医院等部队医院拥政爱民、进行精准扶贫的实际行动。毕竟先天性心脏病的治疗费用还是比较高的，很多家庭因病致贫、因病返贫。治好了一个先心病儿童，就是挽救了一个家庭。”侯迈谈道。

在与记者的交谈中，侯迈几次提到自己只是一位很普通、很平凡的医生——在他看来，孜孜以求、精益求精地提升医术，时刻为患者着想、真诚为患者服务，把工作、患者始终放在第一位，是一名医生的分内职责。用心救“心”、以心铸爱，侯迈将继续坚守、奋战在医务最前线，履行自己平凡的使命。

（跟诊记者：敖阳利）

## 28. 国家康复辅具研究中心附属康复医院

# “内分泌”的中医力行者——刘红梅

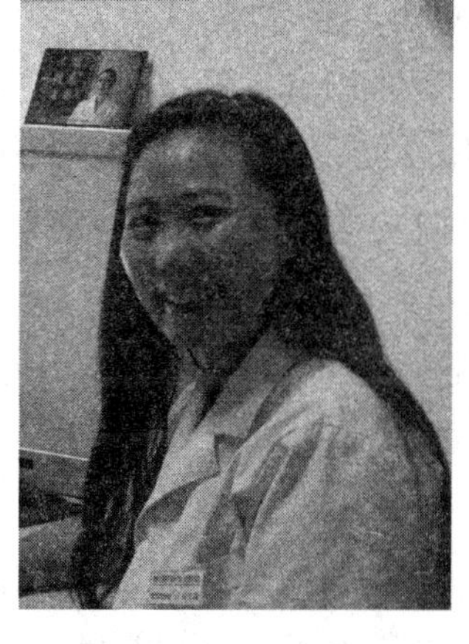

### 专家简介

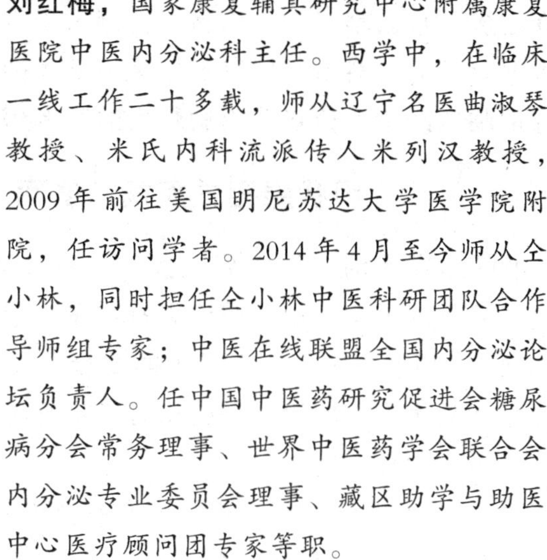

**刘红梅**，国家康复辅具研究中心附属康复医院中医内分泌科主任。西学中，在临床一线工作二十多载，师从辽宁名医曲淑琴教授、米氏内科流派传人米列汉教授，2009年前往美国明尼苏达大学医学院附院，任访问学者。2014年4月至今师从仝小林，同时担任仝小林中医科研团队合作导师组专家；中医在线联盟全国内分泌论坛负责人。任中国中医药研究促进会糖尿病分会常务理事、世界中医药学会联合会内分泌专业委员会理事、藏区助学与助医中心医疗顾问团专家等职。

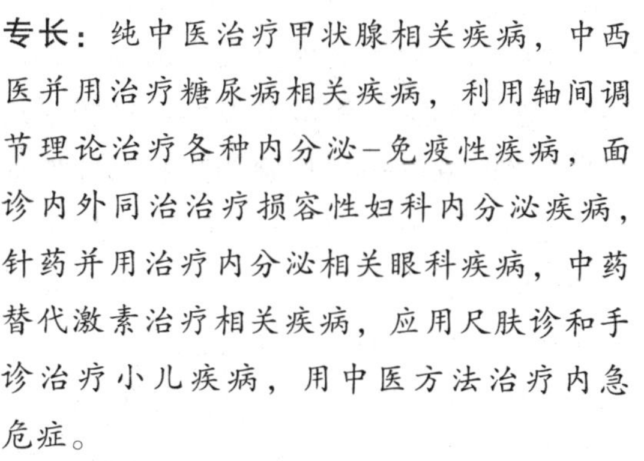

**专长**：纯中医治疗甲状腺相关疾病，中西医并用治疗糖尿病相关疾病，利用轴间调节理论治疗各种内分泌-免疫性疾病，面诊内外同治治疗损容性妇科内分泌疾病，针药并用治疗内分泌相关眼科疾病，中药替代激素治疗相关疾病，应用尺肤诊和手诊治疗小儿疾病，用中医方法治疗内急危症。

**出诊时间**：星期一、星期四、星期五上午。

走进北京国家康复辅具研究中心附属康复医院中医内分泌科，在科室主任刘红梅的诊室前，首先映入记者眼帘的是簇拥的锦旗，这都是被刘红梅医治康复的患者及患者家属赠送给她的。刘红梅以中医治疗甲状腺相关疾病、中西医并用治疗糖尿病相关疾病、治疗各种内分泌–免疫性疾病、内分泌相关损容性疾病见长。从医多年，她为无数的患者带去了康复的福音，尤其是因甲状腺疾病而影响生育的孕妇的成功治疗，被患者感激地称为“送子观音”。

刘红梅的患者很多，在记者跟诊的半天内，门诊量就超过了四十个。一般情况下，对于请求加号的患者，刘红梅都来者不拒，如果病号实在过多，自己难以一一诊治，就侧重于重症患者、老人和儿童。在这个专业化细分的科室，她以自己最为擅长的中医“望闻问切”结合西医诊疗的临床经验，诠释着治病救人的医者角色。



## 甲状腺相关疾病“多亏了刘大夫”

甲状腺在人的一生中分泌大约一口杯的激素，正常人一天需要50微克的甲状腺激素。甲状腺激素有“量小效大”的特点，是人体的“总发动机”，几乎决定一个人一生的质量。而刘红梅采用中医知识成功地治愈了无数患有甲状腺疾病的患者，提高了他们的生活质量，也获得了许多患者的信任与赞誉。

记者跟诊当天，进入诊室的第一位患者是一位60多岁的阿姨。她告诉记者，自己是患有10年甲减（甲状腺功能减退）的老病号了，经西医治疗后仍有脸肿、浑身乏力的症状，两个月前经朋友介绍来找刘红梅看病，被诊断为因甲减导致体内堆积了过多的黏蛋白，从而引发黏液性水肿。当时刘红梅根据她的症状与体质开了中药方子，经过两个月的治疗，这位阿姨服用了56副中药，非常有效，现在她脸部的水肿已经消退，身体功能恢复了正常。只是最近睡眠有些问题，出于对刘红梅的信任与依赖，今天再次前来就诊。

门诊中另一位来自辽宁盘锦的男性患者，患有甲减和哮喘，表现为四肢无力、心跳加快和盗汗。他告诉记者，从2003年刘红梅还在辽宁盘锦从医时到现在，自己一直跟随刘红梅诊治看病，病情持续平稳未复发，平时得了感冒发烧时，不敢在当地用药，以免引起甲减病症的反复，一般都会和刘红梅联系，咨询她的意见。这次就是因为感冒，特地来北京让刘红梅开中药服用。“这么多年病情能得到特别好的控制，多亏了刘大夫。”患者感慨地说。

因甲亢、甲减等病症引起的抑郁症，也是刘红梅治疗的重点。因为甲状腺激素是神经系统的稳定剂，一旦出现问题，容易出现抑郁症。跟诊当日，有一位50岁的男患者，他先前因甲亢前来就诊，当时刘红梅在问诊中了解到他的情绪有些抑郁，诊断这是由于甲亢引起的抑郁症，遂开具了药方。现在患者的病情已有好转，这次来复诊时很感激刘红梅让自己的心情变得开朗起来，临走时不停地道谢。

对于因甲亢、甲减引起内分泌疾病的孕妇，刘红梅也有许多成功的救治病例。患有甲状腺功能减退疾病的孕妇，生的胎儿很容易患上呆小症，成功的治疗无疑解救了一个家庭的未来。刘红梅为记者介绍，自己从2016年2月至现在，已经医治了大约五六十位患有甲状腺疾病的孕妇，既保证了孕妇健康，也保证了胎儿的健康。刘红梅最为骄傲的是，目前为止自己治疗的孕妇产儿没有一位出意外的，都十分成功。其中有一个病例，患者患有亚临床甲减合并脓疱病，这种病难以健康顺利地生育，一般都以流产告终。患者在北京其他医院的全力治疗下，将孩子保到了怀孕的第七个月，但此时甲减和皮肤病变已经严重影响了她的身体功能，一般的处理办法是打胎保大人。因为这是她人生唯一的一次生育机会，便和家人抱着最后的希望，找到刘红梅求诊，“我们只能相信您了”。刘红梅根据她的病情采取了中医治疗的方式，保住了胎儿。胎儿产出后，又将身上布满水疱的新生儿放入调制好的中药中，三天水疱就结痂，七天后就恢复得比较好了。现在母婴都十分健康，一家人其乐融融。

刘红梅打趣说，很多医生同行及患者都很奇怪，自己身在中医内分泌科，为什么会解决了许多患病孕妇的生育问题？其实关键在于对孕妇的甲状腺疾病的成功治疗，刘红梅说，“我的任务不仅帮产妇保住孩子，更要保住一个健康的孩子。”

## 巧治风湿疾病

刘红梅不仅在内分泌疾病的医治上效果显著，对风湿疾病的诊治也颇有心得。

一位60岁的女患者在女儿的陪同下来到诊室，请刘红梅复诊。这位患者手指患有类风湿病已经有五六年的时间，严重到手指已经不能弯曲。在刘红梅的诊治下，一周就见效，手指的疼痛感消失，三周过后就基本药到病除。患者的女儿说，现在患者都能自己洗手绢，手指不疼了，基本恢复正常了。刘红梅听了说：“这个病能恢复得这么快，也要感谢老天爷，因为风湿病的治疗讲究‘冬病夏治’，夏天阳气足，见效快。”她介绍，中医讲究因时因地因人的“三因治宜”，按照季节变化治疗相关疾病，就包含着因时治病的特殊技巧。

门诊中一位60岁的女患者，同样手指患有类风湿，她说自己已经跑了好多家医院，治了很长一段时间都没有完全治好，甚至病急乱投医，相信街头小广告的宣传。后来在朋友的推荐下，找到了刘红梅。经过刘红梅的问诊，了解到这位患者的症状表现为：早上起床后，手指十几分钟的时间打不开；脚底特别干，有严重的脚癣。刘红梅针对脚癣给患者开了外用的药，建议她回家把中药加花椒泡脚，等脚癣治好后，再集中精力治好手的类风湿病，并安慰患者不要着急担心，夏天最适合治疗类风湿疾病。最后，刘红梅一如既往地强调，夏天是治疗类风湿疾病、哮喘和脾胃等疾病的最佳季节，此时的治疗往往是事半功倍。

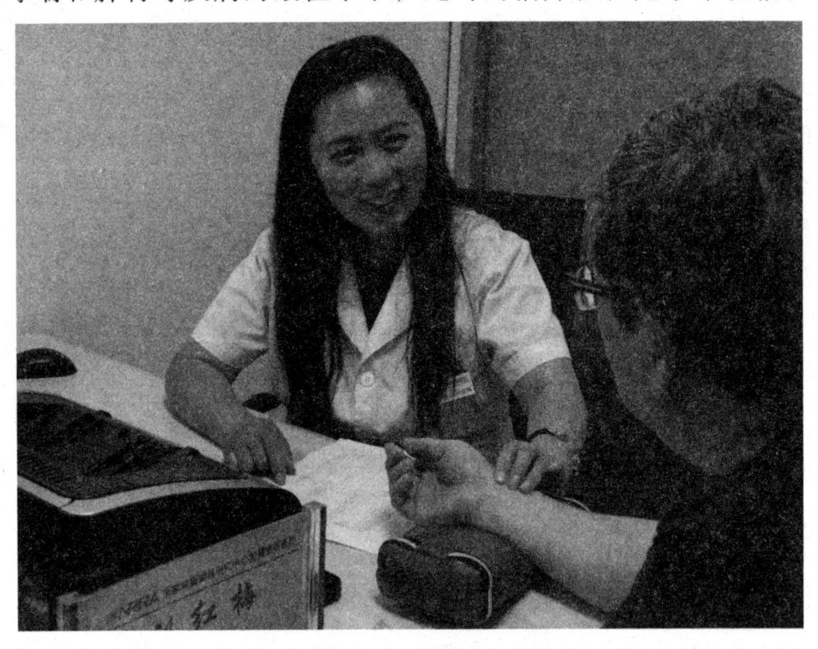

## 中西医并用治疗糖尿病并发症

刘红梅以中西医并用的治疗手段，成功地为众多被糖尿病并发症所折磨的患者解除了痛苦，得到了患者极大的赞赏。“病人负责得病，我负责治病。只要病人信任我，我就会为我的病人冲锋陷阵。”刘红梅如是说。

一位60多岁的女性糖尿病患者，其糖尿病病情比较严重，表现为多起并发症，尤其是糖尿病引发的视网膜病变最为严重。刘红梅说，针对视网膜病变，西医三个月一个疗程，用中医治疗，能保证一周见效，时间和效果远超西医治疗手段。另外，刘红梅通过艾灸的手段及按摩穴位，把这位患者的血糖成功地降低，“最好的医生是不用药的医生，能不用药把病情治愈，这是我努力的方向”，刘红梅说。而对于刘红梅成功的医治，患者也由衷地跟记者说：“那时候吃西药已经不管用了，就慕名而来找到了刘大夫，吃刘大夫的中药一个月就十分管用。”

另一位60岁的女性糖尿病患者的并发症表现为肾脏损伤。她在2009年被诊断为糖尿病和痛风，一直没有得到正规治疗，导致今年并发了肝肾损伤，当时脸部肿胀十分严重。经过刘红梅一个月的治疗，现在血糖、尿酸和肾脏各项指标都已经正常，肝脏还在恢复中，更让她开心的是，食欲饭量也得以恢复正常，脸部的水肿消了一大半。刘红梅认为按照患者的身体状况和恢复速度，一个月后肝脏也能恢复正常。“刘大夫的治疗特别有效果，用药一个月感觉就特别好。”患者感慨地说。

记者跟诊时，得到一个有意思的“集体反馈”：刘红梅的“面子工程”满意度最高。无论治疗什么病，她都会捎带着把患者脸上的斑痘治好，使得人人都很开心，“以内养外，内外相应，这是中医的基本特点，不算什么啦。”刘红梅谦虚地说。

在记者跟诊当天，刘红梅还接诊了两位自己的邻居。其中一位60多岁的男患者患有糖尿病性胃轻瘫，症状表现为腹胀，在刘红梅的治疗下，患者的身体状况得到极大的改善。另一位患者述说胃部不适，她却开了治疗丹参饮，“这就是社区医生的优点，这个患者每次心绞痛发作都是表现为持久的胃部不适，只有长期熟悉彼此才能做到不放过一次意外，”刘红梅接着说，“一个好医生应该护佑一方百姓，远亲不如近邻，给邻居们看病也是我的职责。”

据刘红梅居住小区街道办孙主任的介绍，刘红梅在该街道的四个社区每年都举办十几场公益性、实用的医疗知识普及讲座，对社区居民的生活帮助很大，反响很热烈，深受居民的欢迎。为此，社区群众特地送锦旗给刘红梅，还亲切地称她为“济世良医，深情为民”的“亲民医生”，这个称号也完美地实践了刘红梅“病人哪里需要我，我就在哪里”的为医信条和准则。

（跟诊记者：王雪驹）

# 精神卫生事业的多面手——王汝展

## 专家简介

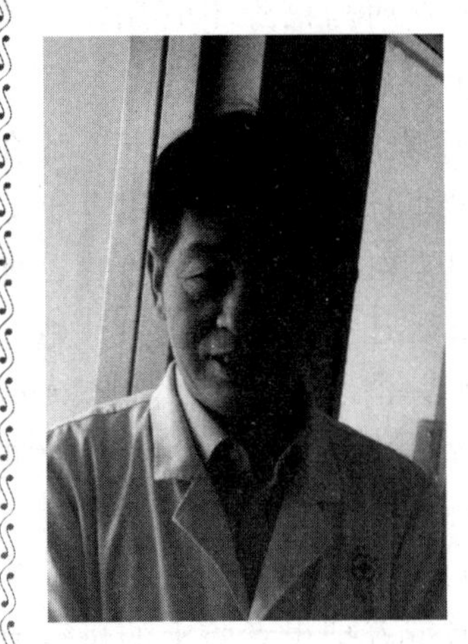

**王汝展**，山东省精神卫生中心理事长、党委书记、主任医师，《精神医学杂志》主编。任中国残疾人康复协会心理康复分会副主任委员，中国医院协会精神病医院管理分会常务委员，中国医师协会精神科医师分会常务委员，山东省心理卫生协会副会长，山东省预防医学会副会长，山东省抗癫痫协会副会长、山东省医学会医疗服务评价分会副主任委员等职。



还未走进山东省精神卫生中心的大门，先对大门右侧悬挂的心形四叶草造型的院徽产生了兴趣，在这座不足百亩的医院大院内，记者从理事长王汝展那里寻找到了院徽背后的意义——解除精神疾患的困扰，除了高超的艺术和高尚的医德，更应该有一颗爱心。

王汝展从1988年毕业分配至今，近三十年里，他从来没有离开过这个大院。中心见证了他从学生成长为主任医师所踏出的每一步，他也在院长、书记、理事长等管理岗位上，为中心的建设发展尽心尽力。

王汝展这样评价自己，“比较早地离开了临床从事管理，并没有收治过很多具有代表性的特殊病例，算不上是一位好医生。”可在同事和旁人看来，王汝展做得了临床、做得了管理，尤其是能以临床为着眼点，把有利于临床医治患者贯穿管理工作始终。

## 抓好医疗与科研能力建设

并没有脱离临床的王汝展深知，医疗技术和科研能力，是一个医生的核心素养，也是一个医院的实力支撑。

在他的带领下，山东省精神卫生中心承担了全国精神病学学术会议、山东省精神康复学术会等多个省内外学术研讨会。很多医疗新技术的应用，他们也走在了前列。“药物基因组学检测技术的应用，我们是全国精神卫生机构最早开展的一家，”王汝展自豪地说，“通过基因位点检测，了解患者某种酶的代谢水平是快还是慢，帮助医生合理选择抗精神病药物与剂量，实施个体化用药和规避药物不良反应，这也是精准医疗的一个方面。”

除了医疗与科研，如何调动医护工作者在本职工作上创先争优，同样是王汝展思考较多的一个问题。去年十月，山东省精神卫生中心组织举办了全省的“精神卫生工作岗位技能竞赛。”之所以组织策划这样的竞赛，王汝展有多方面的考虑，“过去我们精神卫生领域不被大家熟悉和重视，想给职工争取个出人头地的机会较难，但这次比赛最高奖项是‘富民兴鲁劳动奖章’，这相当于我们山东省劳模，对行业士气的提振起到了很好的作用！同时，比赛中我们既有理论考试，又有实际操作，还有现场的模拟、竞答，真正让我们精神卫生工作者有所收获、有所提高。当然，通过比赛，我们不仅向全社会展现了行业职工的风采，也极大地提升了精神卫生行业的形象。通过媒体的宣传，让社会知道，我们这个行业还挺像那么回事儿！”去年的比赛也让王汝展感到很满意，“我们省精神卫生中心牵头策划组织，全省的精神卫生工作者都被动员了起来，县级办初赛，市级办复赛，最后的省级决赛由我们承办，取得圆满成功，由此我们中心还获得了省卫计委、省总工会颁发的‘突出贡献奖’”。

## 悉心改善就医硬件条件

“我们理事长，不仅是医疗专家还是建筑专家，医学上楼房的使用、精神科门诊楼、病房，都是他挑头在做。”王汝展的同事这样评价他。作为医院的管理工作者，不仅要抓软件建设，也需要在硬件建设上下功夫，为患者、也为医务人员提供良好的环境。“南侧病房楼的改造，北侧的开放式病房减少，特别是门诊医技综合楼从论证、施工，到验收、使用，每一个环节我都参与了。”王汝展说。

在实际探访过程中，记者也发现了病房中很多有趣的细节。封闭式管理的病房区设立在住院楼南侧，一走进病区内，就发现所有的房间都没有门，而且每间病房靠近走廊一侧的墙壁上，都有数平方米的区域是透明玻璃，站在过道，就能看见病房内整齐摆放的床上用品和干净的地面。王汝展介绍，“封闭管理的病区所有病室的门在装修改造时都去掉了，这和综合性医院完全不一样。包括墙壁上加装的防暴的观察窗，主要是为了能够方便有效地观察到病人活动情况。”

封闭式病区的大门在王汝展的改造计划中，也经过了专门的设计，由一道门变成了两道门，就像平时在银行看到的那样。“原来病区出入的地方是一个拐角，只有一道门，不安心住院的病人很容易逃脱，而且是个观察盲区，病人容易在这个地方出问题，”王汝展说，“现在设置了两道门，中间的区域也能很好地发挥作用，病人入住前医护人员在这里检查危险物品，跟病人家属接触接洽等等，相当于成了一个缓冲区。”

开放病区和封闭式病区虽然结构相似，但风格完全不同。春节期间留下的春联、窗花等装饰品，更增添了这一病区的温暖。因为不是全封闭管理，开放式病区进门处设有东功能室，在这里成了患者与家属娱乐休闲的地方。王汝展说：“这是他们集中活动的一个地方，在这里可以进行健康教育、放松训练、娱乐活动。”病区的护士长就是一位瑜伽高手，每周两次，她会在这里带着病人做放松训练，护士长表示，“病人都很配合，而且病人家属也会跟着做。”

儿童病区和老年病区的特征更为明显，儿童病区活动室的涂鸦和手工艺品，老年病区在走廊两侧安装的扶手，都让病区充满着人文关怀的气息，而每个病区根据自己的实际情况开展各种不同的活动，具有不同的特色，让患者和家属住在这里能有一种家的感觉。“很多病人住在这里，就不愿意走了！”王汝展说。

## 打造人性化的就医环境

如果说病区的硬件建设会让患者和家属感到一份安心，那么在康复科传达出的则是一份精神疾病患者回归社会的希望。王汝展向记者讲述曾收治过的印象深刻的病例：一位是抑郁木僵患者，从开始床上的蜡样屈曲、逐渐成为床下的木偶人，后来恢复正常活动，两个多月痊愈出院；另一位是躁狂症患者，发病期间情感爆发，伤人毁物。“20世纪80

年代末家电可是紧俏产品啊，凭票购买，这位患者说砸就砸了。”王汝展说，“后来经过系统治疗，病情很快好转，不久回归了家庭。”长期住院患者往往出现生活功能退化现象，康复科就是要通过认知康复治疗、音乐治疗、脑功能治疗、生活技能训练，最大限度帮助患者恢复功能，回归家庭，回归社会。

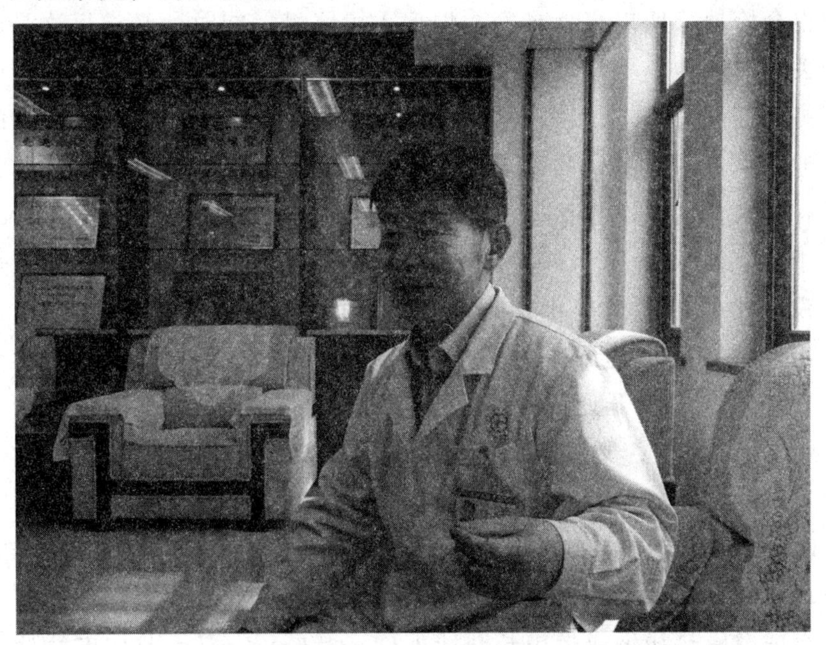

王汝展特地带记者来到康复科，一位在这里工作多年的医生向记者展示病人的作品，“你看这是病人用圆珠笔作的画，刚完成了一半，画的多好，很有功底。还有很多病人会做一些手工艺品，他们有的能力很强。”为了能让更多的社会资源帮助患者康复，医院还与山东的媒体联手合作，开展公益项目，医生介绍，“比如建立的心灵天使艺术团，定期给康复的病人做一些表演，我们职工和病人也能参与进去。”

## 坚持做好公益事业

山东省精神卫生中心挂了不止一块牌子，作为山东省的心理咨询中心，这些年，医院在心理咨询师培养和心理咨询与治疗方面做了不少工作。心理健康热线的公益活动，坚持的最久，效果最好，也最让王汝展满意，用他自己的话说，“二十多年了，我们在热线里就是看不见的心理医生！”

1995年，山东省精神卫生中心开通心理健康热线，当时还是一名普通医生的王汝展，作为首批志愿者，参加了义务咨询活动。王汝展讲述了刚参与活动时遇到一个案例，“20世纪90年代中期，刚开通电话咨询那个时候，一个中学生忐忑不安地打来了电话，咨询关于手淫的问题。那个时候性知识缺乏，这个孩子听人说如果手淫了，将来不能生育，整个人也会垮掉，所以寝食难安，惶惶不可终日。同时，又觉得这是一件十分丢人的事情，不敢告诉父母，想当面见医生，也难以启齿，所以就试着打来了电话。经过两三次咨询，他就如释重负，恢复了往日的活泼，他认识到了这是一种正常的生理现象。”虽然这种问题很普通，但很具有代表，这个案例让王汝展意识到了电话咨询存在的必要性，也正是基于此，从1995年到2017年，山东省精神卫生中心的心理健康热线从来没有中断过。这些年，每天晚上，热线都会开通三个小时。2016年全年热线咨询量达到两千多个。热线的开通，产生了很好的社会效应，1997年，仅仅开通两年，心理健康热线就被共青团中央授予“青年文明号”，去年，又被国家卫计委树立为典型，在全国大会上做经验介绍。



对于心理健康热线的发展，王汝展还有进一步的打算，“免费咨询，为公众服务，这个我们一定要继续坚持做下去，而且我们正在沟通，希望把心理健康热线做成像市长热线那样，既好记，又不收取电话费，一直当好老百姓看不见的心理医生。”

## 理事长的精神卫生观

作为一名精神卫生领域的专家，一名精神卫生机构的管理者，王汝展对精神卫生健康工作有着这样的看法，“这两年，世界精神健康日的我们国家的宣传主题一直是‘心理健康、社会和谐’。实际上，心理健康确实对社会和谐起着至关重要的作用。一个人躯体的健康只是硬件，心理健康是软件，只有软件好才能发挥硬件的作用。和电脑一样，你设备再先进，配置再好，没有软件的支撑也是没有用的，而好的软件可以发挥事半功倍的作用。”

王汝展也对山东省的精神卫生事业发展格外上心，“山东是一个人口大省。从精神卫生领域工作来看，不论是机构还是人员，在全国能占到十分之几的份额，全国精神科医生大概有两万多名，山东就有两千多。我们县以上精神卫生机构就有149家，所占比重也很大。”但精神卫生事业的发展情况，王汝展并不满意，“虽然我们的专业机构多、从业人员多，但我省人口多，平均下来每十万人口拥有精神科医生比例在全国处于中等水平，明显落后于北京、上海、广东和浙江等经济较发达的省市，与山东省国民经济和社会发展水平在全国所处的位置并不相称。”

对未来的精神卫生工作，王汝展充满期待，“作为一个人，精神状态好了，身残可以志坚，但精神有问题，身体强壮，有时可能成为祸害，影响社会和谐稳定，所以精神健康是至关重要的，甚至应该说是处于灵魂的地位。所以我们也要继续用爱心、耐心、细心、责任心，做好精神卫生事业，为人们的身心健康保驾护航！”

（跟诊记者：祁嘉润）

# 帮精神疾病患者回归社会——贾福军

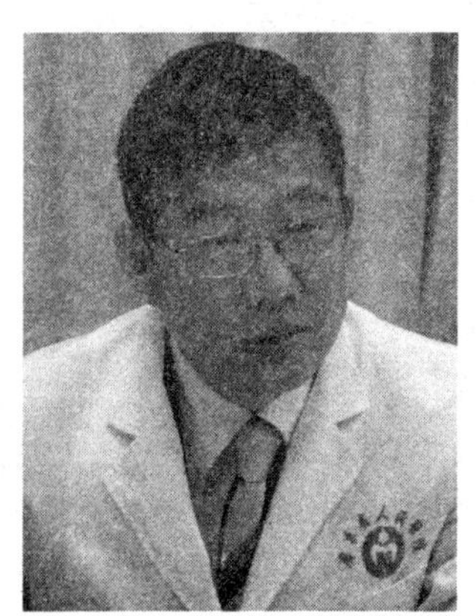

**专家简介**

**贾福军，**广东省人民医院精神卫生研究所所长，广东省精神卫生中心主任，主任医师，教授，博士生导师。全国睡眠与心理卫生科学首席科学传播专家，中央保健委会诊专家，中国睡眠研究会前任副理事长，中国医师协会精神科医师分会睡眠医学专业委员会主任委员，广东省心理健康协会会长，广东省医学会精神医学分会前任主任委员，广东省医师协会精神科医师分会名誉主任委员，广东省司法鉴定协会副会长、法医精神病鉴定专业委员会主任委员。获省级科技成果三等奖2项，获中国医师协会精神科医师分会授予的“杰出精神科医师奖”。

**专长：**睡眠障碍、抑郁症等精神心理疾患的诊治，心理咨询及精神疾病鉴定。

**出诊时间：**周三上午。

一股不期而至的冷风，吹走了持续多日的回南天，广州也迎来了三四月少有的干爽。从2004年受聘广东省精神卫生研究所所长起，贾福军已经在这座城市生活了13年，虽然乡音未改，但他早已将生活融入了这座城市。

在广东省人民医院，贾福军的诊室挂着失眠门诊的招牌，很多人也许会对失眠二字见多不怪，但懂行的人都知道，造成失眠的原因千差万别，很多失眠症状的背后是精神方面的疾病。就像贾福军说的，“名义上是失眠门诊，但失眠是症状，真正来看病的各种情况都会有。”

## “不能光会算小账，不会算大账”

对于精神卫生领域疾病的诊断与治疗，要从生理、心理以及社会三方面着手，这恰恰说明了精神疾病的复杂性。而很多精神疾病患者，因为症状不显著，或者还没有给家庭、社会带来直接的负面影响，受到忽视。可一旦病情发展，给患者本人、家庭以及社会带来的可能是永远无法磨灭的痛苦。所以在贾福军的诊室，让患者及其家庭真正意识到科学医治精神疾病的必要性，是他面对很多患者时需要做的工作。当天门诊刚开始，第一位前来就诊的患者就是这种情况。

走进诊室的是一家三口，从广西远道而来，要看病的是他们的孩子。小伙子还不到二十岁，正在复读准备再战高考。贾福军从他们带来的病历和父母口中，了解到了一些基本情况。这位患者从四年前读初三时开始出现症状，发病时总会控制不住地拔自己的头发，虽然不会因拔头发产生快感，但这种强迫的习惯却总是抑制不住。渐渐的，病情对他的情绪、睡眠甚至读书、写字、人际交往产生了影响。眼看就要第二次参加高考，自己的状态却越来越差，他的父母只得请假带他从广西老家来到广州，希望从根上把病治好。

在进一步的问诊过程中，贾福军却发现了比疾病本身更棘手的问题——没有建立起对疾病的足够重视。当贾福军想要了解患者之前的服药情况时，这名已经成年的高中生却对吃的什么药，服用多大剂量，什么时间服用，一问三不知。转而问其父母才发现，从第一次出现病情到此次来广州看病，虽然也看过一些医生，但都是时断时续，从来没有进行过持续性、系统性的治疗。

贾福军向一家人叮嘱，“不管是来我这儿，还是别的医生那儿，吃什么药，怎么吃的，这个很重要，一定要记清楚。”一边嘱托，贾福军一边为患者制定了治疗方案。当提到需要三周之后再来复诊时，患者的母亲面露难色，“孩子马上要高考了，我们再过来还得请假，会耽误学习。”贾福军语重心长地说：“不能光会算小账，不会算大账，孩子现在的情况，在学校也学不进去，把病治好，把问题解决了，才是目前最重要的事情。而且看病开药，不会一劳永逸，要根据治疗情况，及时调整用药，调整剂量。”听了贾福军的解释，患者的母亲渐渐想明白了其中的道理，“作为父母，我们也是很担心，那这次就希望医生你能把他看好。”贾福军根据实际情况，又给了这一家三口一些建议，“怎么用药我会给你写清楚，如果病情控制得不错，就继续服药。周末我们有医生在，可以开，这样就不耽误时间。如果挂我的号，提前一周网上、电话预约；实在不行，我给你个‘特殊通道’，给你加号。”

贾福军让这一家三口算的账，不仅仅是时间、精力、金钱上的成本账，更是一笔健康账。“很多时候，病本身不是什么大病，但不管是在哪里，都得坚持看。”贾福军说。



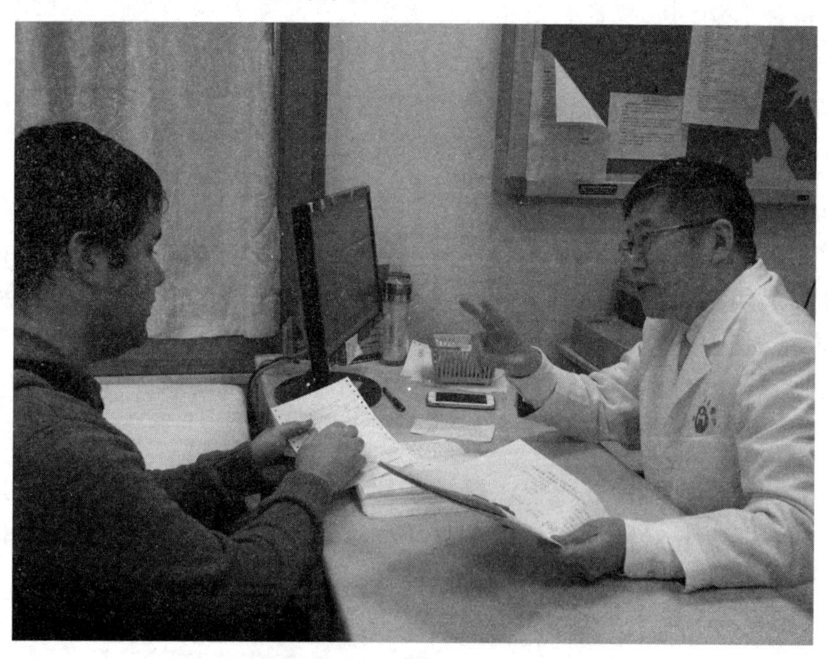

## “看病开药，没有锦囊妙方”

有不少患者，虽然能够对自己的疾病给予足够重视，愿意主动从医生这里寻求帮助，但对于医治的过程还存在认识误区，特别是一些精神疾病患者，本身情绪方面的问题，也会让他们产生错误的认识甚至更大的偏见。在贾福军的诊室里，就会碰到不少这样的患者，每每此时，他总会用充分的解释来实现有效的沟通。

37岁的胡女士是一名典型的抑郁症患者，她非常重视自己病情的发展情况，并希望从贾福军这里找到解决方案。一进诊室门，胡女士就翻开自己的病历本，向贾福军详细地介绍起自己的情况。胡女士从2008年产后出现抑郁症状并被确诊为重度抑郁症讲起，讲到了2013年和2016年两次病情加重的情况，并从成长环境、家庭境况、工作情况等方面自我剖析了原因。胡女士曾两次住院接受治疗，尝试过心理咨询、中医理疗等多种手段，虽然她作为一名抑郁症患者，能够认识病情并非常积极主动寻找帮助，调节情绪，但每当病情复发，还是十分痛苦。作为一名医生，贾福军一面耐心听胡女士叙述，一面步步引导，从胡女士的话中总结关键信息。贾福军从胡女士的叙述中发现，她目前存在的最大问题是不想吃药。“我吃药之后状态特别不好，医院给我的药都是一粒一粒的，吃了之后记忆力、理解力都下降，特别痛苦，整个人都崩溃了。”

“你这是一朝被蛇咬，十年怕井绳。”贾福军向胡女士详细解释起药物治疗在抑郁症方面的不可替代作用，“心理咨询、中医针灸你感觉有效果，这很好，但从全球范围而言，所有治疗方法都有轻重缓急，你是重度的抑郁症，必须依靠药物治疗，千万不能因为一带点小瑕疵，就把这一种手段给彻底否定了。”为了照顾胡女士的情绪，并让她能够放心接受治疗，贾福军继续说道，“药物并不是只有一种，吃了这种药，觉得有问题，咱们会调整，但不能排斥所有药物。你也应该明白，治疗是综合的，各种手段相互间不可完全替代。”经过详细的解释，胡女士情绪渐渐平复，并表示愿意尝试进行药物治疗，“我之前在很多场合见过您，知道您很厉害，所以我信任您！”

李女士今年35岁，失眠问题已经困扰了她两年多的时间。李女士表示，自己每晚的睡眠时间也就三四个小时，而且睡眠很浅。李女士向贾福军讲述了自己治疗睡眠的经历，“我试过很多方法，喝中药，喝酒，有人还说，酒要多喝，要喝醉了才有效。”贾福军赶忙回应，“喝酒会早醒，喝醉还伤身体，得不偿失。”另一位40多岁的中年妇女也面临睡眠问题，她困扰于自己的夫妻感情不和和精神出轨，并希望能从这里找到解决的手段和治疗睡眠问题的灵丹妙药。贾福军说，“药只是促眠，根本上是要帮助你恢复正常的睡眠生物节律。”

有些人排斥药物，有些人过分依赖药物，这都是对药物和治疗的误区。贾福军说："看病开药，没有锦囊妙方，不会一劳永逸。"他以失眠为例，向记者解释了药物的作用究竟是什么，"很多人说药到病除，把治疗失眠这件事情想得很简单，实际上没有治疗失眠的药，这些药品只是帮助你入睡，帮助你恢复原来的睡眠和觉醒周期，慢慢把正常的生物节律建立起来，然后把药撤掉。不会说药物就把失眠这病给治了，这是一个误区。"

## "You are welcome"

广州是中国对外开放的窗口，有很多年轻人远道而来，在这里追寻自己的梦想。从当天的跟诊记录中就能看到，贾福军的患者来自五湖四海，而其中最特殊的一位，是来自美国的Nick。

Nick来自美国纽约，在广州的一家公司工作，他患有抑郁症，并一直坚持药物治疗。这是他第一次来找贾福军看病，希望贾福军对他的病情进行评估并开一些药物。

贾福军用英语询问Nick的病情，并了解了患者之前治疗以及服用药物的情况。从Nick随身携带的字条和中英对照的笔记上可以看出，在来看病之前，他心里对能不能顺利看成病是没有底的，但贾福军一张嘴，英语脱口而出，他心里有了底。除了帮Nick复查了病情，贾福军还帮了Nick两个大忙。

处方系统里，对单次开药，尤其是精神类药品单次开药的剂量有着严格的限制，Nick想要一次开出一个多月的药成了问题。贾福军详细地向患者解释了情况，并通过对患者药方中药物的调整，尽可能满足了Nick少跑路的需求。

看完了病，调整了药方，Nick却还没有要走的意思。原来，因为办理保险的需要，他还想要医生出具一份病情的说明材料，Nick口中的保险说明材料，就是我们平时看病都会用到的病历，贾福军展开病历本，用中英双文分别在左右两页对Nick的病情以及就诊情况进行了详细的说明。如此贴心，外国友人都不由地竖起大拇指并连连道谢，贾福军则微笑答复："You are welcome。"

## "最高目标是让患者回归社会"

提起对精神疾病患者的治疗，贾福军认为，回归社会是救治的最高目标。在当天的跟诊过程中，记者有幸见到了这样一位在贾福军治疗下病情得到有效控制并回归社会的患者。

白先生今年49岁，他一推开诊室的大门，就迫不及待地向贾福军汇报起最近的情况，“贾所长，好久不见，你是我的大恩人啊，我现在也找到工作了，工作岗位还挺重要的。”贾福军和白先生聊了聊最近的情况，特别询问了服药情况以及最新的体检报告，了解到一切都非常好，贾福军也非常高兴。原来，白先生是贾福军的一名老病号，患有精神分裂症，经过贾福军的治疗，病情得到了很好的控制，贾福军介绍，“这位患者独身一人生活，但他经过治疗之后，真的可以说是回归了社会，他对哪种药怎么吃，如何办理特殊门诊特别清楚，他会记得定期来看医生，并能够记录下自己病情的变化情况，更可贵的是他自己会调节，比如之前他失业了一年半，现在又找到了工作，这就是他适应能力变强了，我很为他感到高兴！”

浙江来的一对父子也算是贾福军的老朋友。老人家白发苍苍，他的孩子20多岁，是一名精神分裂症患者。虽然他的治疗周期还比较短，还不能像白先生那样完全回归社会，但恢复情况也非常好。老人家也是一进门就开心地向贾福军唠叨起来，“我高兴得不得了，他现在开始做事了，能主动找我们聊天、说事，能够干家务，对外交往也比以前好多了，活跃了一些，有进步。”贾福军根据父子二人的反馈，调整了药品的服用剂量和服用时间。开完药，贾福军也不忘鼓励起老父亲，“让他多干干活，丰富一下生活，多和外界交往，买东西啊什么的，可以让他自己去。”二人临走时，老人家一再向贾福军表达感谢，“谢谢谢谢，我就要找您，半个月之后来复查，约不上您的好，您一定要给我加号！”

在精神卫生科的诊室，病人或抑郁、或焦虑，睡眠、情绪上的问题让他们痛不欲生，但这里的医生问得多，看得细，说得详，让这个外人看来或许压抑的诊室最温暖，最阳光。就像贾福军所说，“我们不能看很多病人，不得不要控制数量，我们一定要保证看病的质量！”

（跟诊记者：祁嘉润）

## 31．泰康仙林鼓楼医院

# 腹有诗书气自华——吴升华

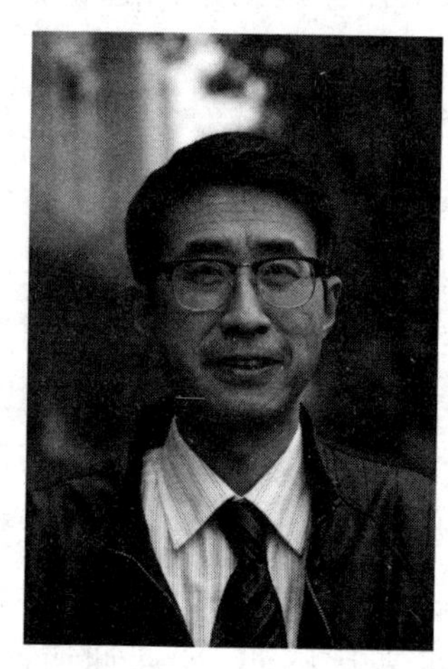

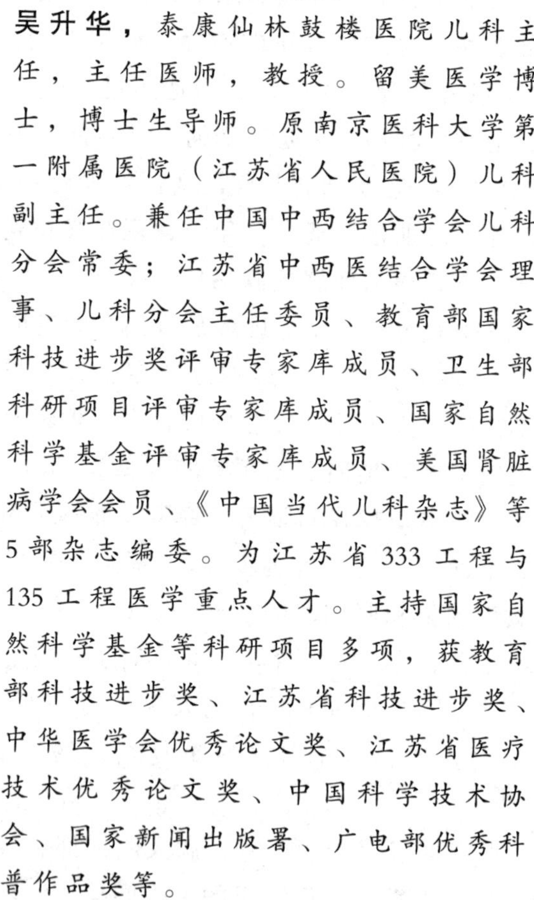

### 专家简介

**吴升华**，泰康仙林鼓楼医院儿科主任，主任医师，教授。留美医学博士，博士生导师。原南京医科大学第一附属医院（江苏省人民医院）儿科副主任。兼任中国中西结合学会儿科分会常委；江苏省中西医结合学会理事、儿科分会主任委员、教育部国家科技进步奖评审专家库成员、卫生部科研项目评审专家库成员、国家自然科学基金评审专家库成员、美国肾脏病学会会员、《中国当代儿科杂志》等5部杂志编委。为江苏省333工程与135工程医学重点人才。主持国家自然科学基金等科研项目多项，获教育部科技进步奖、江苏省科技进步奖、中华医学会优秀论文奖、江苏省医疗技术优秀论文奖、中国科学技术协会、国家新闻出版署、广电部优秀科普作品奖等。

**专长**：感染性疾病、肾脏病、儿童营养。

**出诊时间**：周一全天，周二至周四上午，周五至周日全天。

寻着孩子的哭声，记者来到泰康仙林鼓楼医院儿科门诊区。推开大门，绿色的墙壁点缀着可爱的动物图案，儿童输液床、亲子马桶等设施一应俱全。如此温馨的环境，儿科主任吴升华的工作却并不轻松。2017年1月，南京的冬季，正是呼吸道疾病高发期，吴升华当天的出诊时间从上午到下午，整整一天。

“之前的十多年中，每周工作六天，每年15天的公休假从来没休过，大部分春节期间也要值班。遇到流感季节，从早上7点半到晚上7点半，中午只有十几分钟的吃饭时间，每天接诊100多名孩子，最忙的一天看180多个孩子。受罪受习惯了，现在到这家医院工作，地势较为偏僻，病人少，已经够幸福了。”提起一整天的出诊，吴升华笑着说。他去年从江苏省人民医院退休，返聘到这医院参加工作。

## 向母亲请教，“神农尝百草”

当天看病的患者，最小的只有47天，最大的也才10岁。正值流感季，不少小朋友咳嗽、痰多，用压舌板查看喉咙情况，几乎是对每一个小病号的例行检查动作。吴升华一手拿着手电筒，另一只手握着压舌棒，轻轻探入小朋友嘴中，只要一秒钟，就能对喉咙部位的情况做出判断。而这短短的一秒钟，也很讲究技巧。

“用压舌板的时候稍微往舌边上压一压，孩子疼痛感受不那么强烈，也就不会反应那么激烈。如果压在舌根中间，会引起疼痛，甚至呕吐。”吴升华说，“还有一些给孩子看病的细节，比如冬天用听诊器的时候，一定要用手先暖一暖听诊器头，哈两口气，不然冷冰冰直接贴到孩子身上，虽然隔着内衣，也容易让他们受惊和着凉。”一个小小的压舌板，一个不起眼的听诊器，竟然也有这样的使用学问。而这些学问早已经成为吴升华的查体习惯。

这些给儿童看病的经验，有一部分，来自他的母亲。吴升华的母亲也是一名儿科医生，从抗美援朝医护团队回国之后，一直从事的就是儿科工作，在南京儿童医院工作了三十多年。吴升华走上从医的道路，和从小的耳濡目染不无关系。“文革”期间，吴升华随全家下放的父母从南京来到淮阴农村，再到连云港，曾经在墟沟卫生院放射科工作。1977年，恢复高考的第一年，他考入当时的徐州医学院，毕业后分配工作到江苏省人民医院，“最初想进内科，后来迟到了，内科人都分配满了，只能去了儿科。”就这样，吴升华阴差阳错，当上了和母亲一样的儿科医生，一干也是三十多年。

“我母亲以前说过，儿科医师要知道每种口服药的味道，要尝一尝”，吴升华回忆道，“年龄越小，越不能喝苦的药，3岁以上孩子，才可喝下较苦的药”。一名两岁的小朋友咳嗽、流鼻涕，而且伴有发烧的症状。吴升华很快做出呼吸道感染的诊断：“吃些退烧、化痰止咳和感冒的药，回家按时服用。一般孩子不喘的话，不用做雾化”，孩子父亲有些着急，“孩子对喝药很排斥，这个药会不会不好喝?”“放心，这个药味道偏甜，挺好喝的。”吴升华一句话解答了父亲的疑虑。工作这些年，吴升华尝遍了儿科门诊常见的三十多类药品，哪种药品什么口味，他能够如数家珍。“给小孩子开药，特别是一两岁的孩子，一定要考虑的药的口味，不然太苦的药，孩子不喝，喝了就吐，疗效再好也没有用。”

除了从母亲那里获取经验，吴升华在从医过程中，也开始总结自己的临床经验。“儿科看病，有腹痛时首先问大便，这是最基本的问题，有些小朋友捂着肚子进来，家长干着急，医生也摸不着头脑。很多时候，就是最简单的大便问题，平时粪便硬结像羊屎蛋，几天不解大便，导致肠痉挛，一瓶开塞露，问题迎刃而解。”

在吴升华看来，儿科医生的经验非常重要。他讲起了一个一直记在心里的病例。“有的缺钙或甲状旁腺功能减退症的患儿容易发喉痉挛，而喉痉挛又极易导致死亡。曾经有一名儿童在医院突发喉痉挛，当时门诊没有气管插管用具，儿科医师也不是每人都会气管插管，值班医生立即呼叫麻醉科来气管插管抢救，虽然麻醉科大夫第一时间赶来，但这名孩子还是不幸死亡。”吴升华说，“如果值班医生有足够丰富的经验，虽然没有气管插管用具，但可以直接用粗的空心针如腰穿针，刺向孩子的甲状软骨下方的环甲膜，让气管与外部连通，这名孩子很有可能会被抢救成功。”

## 书本化解难题，经验也能救命

吴升华戴一副半黑框眼镜，梳一个整齐的分头，话不多，休息的时候爱看书，俨然一名五十岁左右的大学教授模样，殊不知是一位年已六十的儿科医生。但他的确可以称之为一名学者型儿科专家。

1990年至1993年，吴升华停薪留职，远赴大洋彼岸的美国，在威斯康星医学院攻读肾脏病学的博士学位。1997他再度被公派至美国进行博士后研修学习。“美国的医疗更多地会依赖机器检查，而且医生的专业细分程度高，但不全面，我们中国医生更全面。”吴升华这样评价中美医疗的差异。就在不断的学习过程中，吴升华养成了阅读的习惯。很多疑难病症的诊治，正得益于他的这一爱好。

几年前，吴升华被派往江苏淮安医院去上专家门诊和查房，遇到了这样一个病例。一名八九岁的小女孩全身水肿，食欲好，血浆蛋白很低，辗转七八家医院病情都得不到好转，病因也一直无法确定，情况十分危急。“血浆蛋白低，又不是营养不足导致的，而且尿检查、肝肾功能、心脏检查都正常，那这些血浆蛋白究竟到哪里去了呢？”最初吴升华对小女孩的病情也感到十分困惑。但很快，他回想起之前在书中看到过类似的症状描述，有可能是“小肠淋巴管扩张症”，大量蛋白从肠道排出去了。查房时他叫当地医师安排小肠镜或胶囊镜检查，可试用椰子油治疗，结果小女孩的病症被成功确认。

还有一次，一位来自安徽的两三岁的孩子来看病，生后一直嘴唇、手指发紫，没有呼吸困难等其他异常，仅智力稍差些，在多家医院进行了反复检查，心脏正常无杂音，二维超声检查多次正常，其他各项指标也都基本正常。吴升华又回想起了之前在书中看到过一种名为“高铁血红蛋白血症”的疾病，临床表现会有嘴唇发紫的症状。遂开了“血红蛋白电泳”的检查单，排除了血红蛋白M病后，考虑高铁血红蛋白还原酶缺乏，给予维生素C治疗，不久患儿的青紫就消失了。

“我母亲曾经对我说，见到一个病人，如果搞不清楚什么病，不要推走或叫他去其他医院看，要留下电话或叫他明天再来，回去翻书，考虑哪些疾病，看看需要进行哪些检查，再检查后随访，这样才能学到东西。”吴升华的阅读习惯，不仅深受母亲影响，也深受毕业实习以及刚工作时一批儿科老前辈的影响。

“我刚工作的时候，在急诊室遇到一个七八岁的小男孩，大口喘气并伴有昏迷症状，刚开始怀疑是脑炎，做了腰穿刺，看到脑脊液除了糖的数值高，其他都正常，心想糖高可能是一直在挂葡萄糖液的关系，收治进病房抢救室。抢救室是玻璃墙，外边能看见里面，正好一名老医生路过抢救室，隔了很远，看见孩子大口喘气和昏迷，就对我们说，‘这是糖尿病’。结果，正是糖尿病酮症酸中毒。”老医生对病症的判断，深深影响了刚参加工作的吴升华，他也意识到，做医生一定不要先入为主，要多思考，见多识广，不论是书本中还是临床上，见的多了，经验丰富了，自然就能做出更准确的判断。

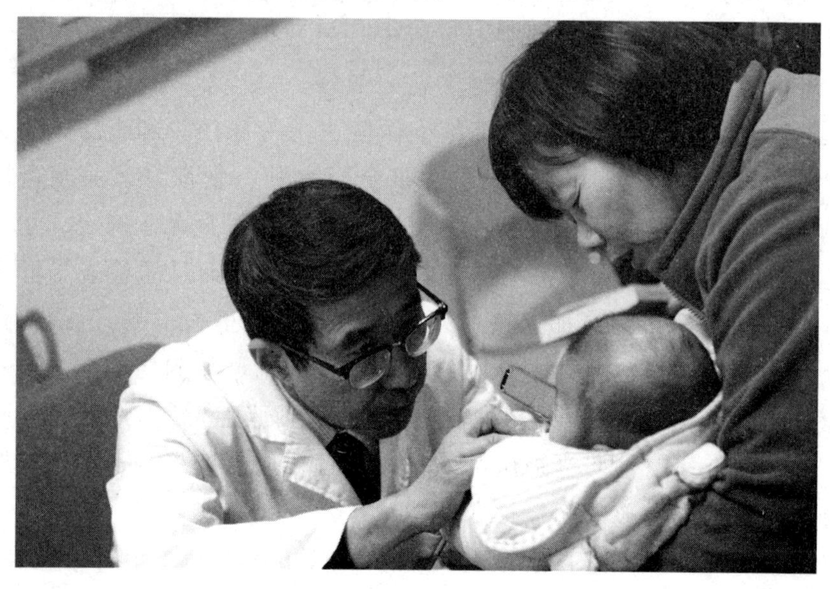



## 超级耐心，育儿专家

很多患儿年龄太小，只能够用哭来表达身体上的不舒服，可问题究竟出在哪里，则必须依靠医生的细心观察和丰富的经验积累来判断。吴升华出诊时不善言辞，可微笑一直都挂在脸上，对待患儿很有耐心。

一名3岁左右的男孩儿活泼好动，不停地拨弄着吴升华的听诊器，又不停地拿着自己的挂号单，一遍又一遍往扫描器下塞，听扫描器发出的滴滴声。吴升华丝毫没有厌烦，抓紧孩子情绪高兴的阶段，为这名男孩进行了检查。对于年龄更小一些的患儿，吴升华有时也会用手中的压舌板或听诊器逗一逗孩子，争取小朋友的配合。“这家医院患儿少，还可以逗孩子玩，过去没退休在省人民医院上门诊，病人超多，每个病人的看病时间仅3～4分钟，没时间与家长沟通。诊室中哭闹声从未断过，婴儿呕吐时吐在自己腿上、小便时尿在自己身上等是常有的事。但这都不能责怪，只能忍受。”吴升华笑道，几十年磨炼，形成了他的“超级耐心”。

由于患者年龄尚小，多数情况下，都是家长代替孩子向医生陈述病情，有的时候甚至是几代人齐上阵。“最常见的情况，是一个小孩，四个家属，每人问一句，回答这个问题再回答那个。往往这个孩子还没看完，上一个孩子的家长又回过头来问服药或饮食的事。”对此，吴升华都一一耐心回答，同时要边写病历边注意处方的打印情况。“我记得有一位医生说过，儿科医生要有三头六臂，真是这样！”吴升华这样描述。

当天下午，老老少少一行四人带着23个月大的孩子来求助吴升华。孩子的妈妈一进门，就翻开手机向吴升华展示照片，“医生您看，孩子最近一周以来排便不太正常，是颗粒状的不消化食物，进食也不太好”，吴升华向孩子的家长解释道，“进食不太好，消化不好，这可能是缺锌导致的，开一些补锌和促进消化的口服液回去让孩子服用。”还没走出诊室大门，孩子的爷爷又回过头来问饮食注意事项，吴升华又一一予以解释。

送走这几位家长，吴升华向记者说，“你看，我们儿科医生就是既要当专家，又要当知识库，涉及的面非常的广，不仅仅是医疗方面，育儿啊，穿衣啊等都要涉及。”当天不少问诊的孩子家长，总愿意翻出照片，向吴升华多唠叨几句孩子的排便、睡眠问题，还要请教孩子的喂养问题。

“许多年前，是父母带着自己的孩子来我这里看病，现在又带着自己孩子的孩子找到了我。”说到这点，吴升华脸上带着被认可的幸福，而他每天的工作就是在创造一个家庭的幸福。

## 中西医结合治腹泻，著书立说传经验

吴升华一直学的是西医，近十多年却阴差阳错，一直担任着江苏省中西医结合学会儿科分会的主任委员，办了多次江苏省和华东地区中西医结合儿科学术会议，这使他多年来与中医儿科同道有密切接触，学到了中医治疗儿科疾病的几个“绝活”。

曾经有个婴儿一直流口水，又无口腔疾病，西医起不了作用，吴升华从中医儿科医生那儿学到了治疗方法：益智仁或糯稻根，水煎代茶饮，服用后效果很好。他还学到用推拿治疗慢性腹泻，捏脊、揉腹、推三关，对于腹泻半个月或一个月以上，尤其是用各种西医方法治疗无效的小儿，推拿治疗有奇效。有一个腹泻一个月的婴儿住院，经过各种口服药物治疗，仍然一直腹泻。吴升华给他推拿了半小时，第二天又推拿一次，第三天就明显好转，大便渐渐地变干了。从此之后，在门诊遇到迁延性或慢性腹泻，他就推荐去中医院推拿治疗。

由于吴升华多年行医经验丰富，多个出版社找到他，编写儿科专著。他主编了我国儿科第一部感染性疾病专著——《小儿感染病学》，以及《实用儿科诊疗规范》《儿科住院医师手册》《儿科治疗指南》等多部广受好评的专著。其中《儿科住院医师手册》突出权威性、强调规范性，介绍经验又是一大亮点，使得许多儿科医师受益。在一次江苏省儿科继续教育学习班上，许多儿科医师拿着《儿科住院医师手册》找到了在该学习班上讲课的吴升华签名，说："看了几版《儿科住院医师手册》，今天终于看见作者真人了!"。

除了学术专著，吴升华还将其本人和他母亲对儿童营养方面的知识，用大众化的通俗语言，写了《儿童饮食营养问答》《缺钙与补钙》等科普书籍。《儿童饮食营养问答》这本书凝聚了吴升华和他母亲几十年对儿童饮食营养的研究心得和宣教体会，由于该书内容全面，回答问题有理有据，第一版就销售五万多本，并荣获多个奖项。

（跟诊记者：祁嘉润）

# 诊病全在细微处——耿同超

### 专家简介

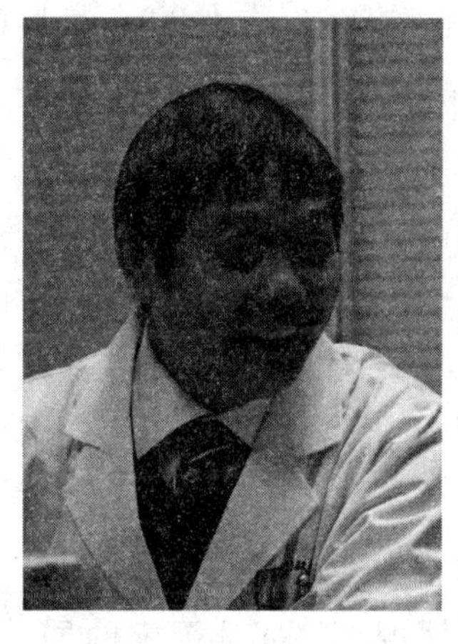

**耿同超**，泰康仙林鼓楼医院神经内科主任医师。中国医师协会神经修复学会常务委员。毕业于中国医学科学院中国协和医科大学研究生院，获协和医院临床神经病学硕士学位。曾在卫生部中日友好医院工作，任神经科主任医师，科副主任，北京大学副教授，硕士研究生导师。在中日友好医院工作期间，曾两次赴日本国立神经研究所学习工作。2004年6月，作为学科带头人被引进到清华大学医学院工作，任神经科主任，清华大学副研究员，硕士生导师。

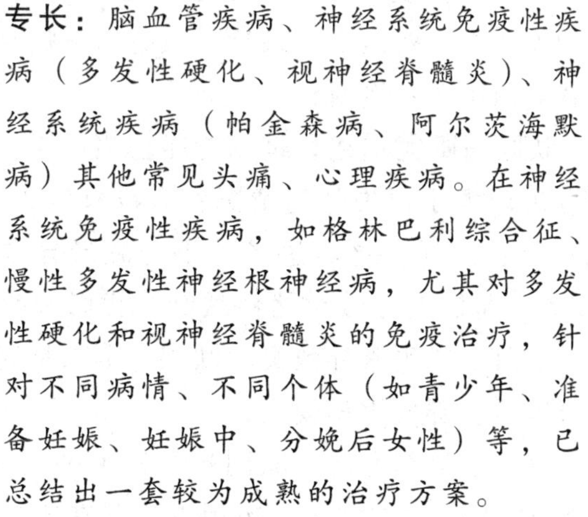

**专长**：脑血管疾病、神经系统免疫性疾病（多发性硬化、视神经脊髓炎）、神经系统疾病（帕金森病、阿尔茨海默病）其他常见头痛、心理疾病。在神经系统免疫性疾病，如格林巴利综合征、慢性多发性神经根神经病，尤其对多发性硬化和视神经脊髓炎的免疫治疗，针对不同病情、不同个体（如青少年、准备妊娠、妊娠中、分娩后女性）等，已总结出一套较为成熟的治疗方案。

**出诊时间**：周一至周五的上午。



“神经”二字，对于常人而言，看不见摸不着，只是停留在我们头脑中一个神秘的词汇。但从听、说、读、写，到衣、食、住、行，包括大脑思考问题、身体调节功能，神经系统都起到了绝对的主导作用，正是神经系统的控制与协调，人体才成为一个统一的整体。

泰康仙林鼓楼医院神经内科主任医师耿同超的工作，就是探寻隐藏在神经系统背后的奥秘，为每一个病症找到最准确的病因，为每一位病人制定最合理的治疗方案。同细小的神经打了几十年交道，耿同超感叹，“神经科的医生，看病一定要仔细”。而从细处着手的习惯，早已成为了他的秘密武器。

## 问得细——刨根问底找寻病因所在



询问病情是一名医生的必备技能，但想要问得好却并不容易。问什么，怎么问，什么时机问，这些都考验着一个医生的问诊水平。耿同超就特别注重问诊能力，他说：“医生要像小孩子一样，对待病人的主诉多问几个为什么，医生问得越多，病人才能吐得越多。”他也在长期的医疗实践中，积累了丰富的问诊经验，不少深藏的病因，就在他和病人的一问一答间，露出了端倪。

这天上班不久，一家三口来到耿同超的诊室。来看病的是孩子的妈妈，今年47岁，她头上缠着绷带，右手小心翼翼地护着自己的左臂。根据患者丈夫的描述，妻子从35岁开始患上了眩晕症，发病时会在很小的动作中突然跌倒，最近一段时间发病频率上升，头部受伤和左臂骨折就是前不久跌倒所致。

耿同超听完描述，询问起了患者，“你跌倒的时候看东西转吗？有没有出现大小便失禁的情况？有没有咬舌的情况？”面对否定的回答，耿同超意识到，这名患者并不是眩晕导致跌倒，不应诊断为眩晕症。“如果不是眩晕导致突然性跌倒，我们一般要考虑常见的三种情况。第一是心脏心律失常导致突然跌倒，第二是癫痫抽搐导致突然跌倒，第三是脊髓或脑部发生病变引起。”

找准了基本方向，耿同超开始了进一步询问。“以前有没有心脏病病史？”他一边询问，一边用听诊器查体，大约两分钟后，耿同超没有听到期前收缩等心脏异常情况，而且患者也表示，既往没有心脏病史，他果断排除了心律失常导致跌倒的可能性。“在每次跌倒的时候，有没有伴随着抽搐？”耿同超又一次发问，患者丈夫表示，历次跌倒中，从来没有出现过抽搐的症状，并且也没有过抽搐史，他又排除了癫痫病导致跌倒的可能性。此时，脊髓或脑部发生病变的可能性陡然增加，耿同超立即开始了更为深入的询问。“小时候几岁开始走路的？跑跳怎么样？”患者回答，“从小走路就慢，跑步也不行，上学跳绳、跳舞都跳不起来。七八岁的时候就发现，跑步跟不上同学，跳也跟不上同学。”耿同超对患者病情的掌握渐渐清晰起来。他又让患者做了一系列平衡性、肢体协调性能力的测试，并用小探针和叩诊锤对患者足部、腿部、腹部、背部等不同部位进行触碰、敲打，让患者描述感受差异。做完这一系列的检查，耿同超建议患者先做脑部核磁共振，等报告出来后他再做出最终诊断。

当一家三口走出诊室的时候，已经整整过去了27分钟。27分钟不间断的检查和询问，帮助耿同超明确了诊断方向，“脑部的一些病变，会导致人体的平衡性失调，根据刚刚患者对自己小时候情况的讲述，我高度怀疑是脑瘫，没有影响智力，但影响了身体的协调性，步子跟不上，小动作就会导致跌倒。中老年人诊断脑瘫一定要慎重，所以必须要参考核磁共振检查结果，做出最严谨的判断。”

神经内科疾病病因复杂，问得细考验的是医生的医术、态度、经验和方法。耿同超在诊断过程中，经常会用“是头皮疼还是头里面疼？是不是像戴一个大帽子，或像带子箍在脑袋上这样疼？会不会眼冒金星？看东西转不转？”等此类非常细节性和针对性的提问，引导头痛患者准确描述症状。

## 查得细——对各种问题逐一排查

在耿同超的门诊，记者见到了他对同一名患者量了四次血压，手把手地检查患者，这反映出的不仅是他的审慎态度，更是他在检查过程中细致入微的习惯。

五十岁的朱女士来到诊室的时候，整个人的精神状态非常不好。据她反映，最近几天经常感到头晕恶心，头重较轻，走路不稳，之前从来没有出现过这样的症状。耿同超首先为患者进行了血压测量，高压181毫米汞柱，低压119毫米汞柱。“血压这么高，很有可能是高血压引起的。”朱女士似乎不敢相信，“我刚从医院走进来，走了一路，可能不准。”“那休息一会儿，我们再测量一次。”耿同超说。几分钟后，他为朱女士进行了第二次血压测量，高压190毫米汞柱，低压139毫米汞柱，比第一次还高。朱女士表示，在单位组织的体检中，也发现血压偏高的情况，但从没这么高过，因为担心产生依赖性，所以一直未服用控制血压的药品。“对高血压的治疗，千万不能存在误区，一定要服用药物进行控制，并且坚持服用，药物能控制好血压，为什么总想着停药呢？”耿同超向朱女士解释道。

为了引起足够重视，耿同超在问诊快结束时，对朱女士的血压进行了第三次测量，检查结果为高压188毫米汞柱，低压114毫米汞柱，依然偏高，随后，他又做了神经系统检查，没发现异常。不一会儿，朱女士带着CT检查再次回到诊室，报告无异常。耿同超慎重地为朱女士进行了第四次血压测量。“你看，仍然高，头晕可能就是血压高引起的。现在的治疗方案分三部分同时进行，首先是行走要稳，防跌倒。第二是通过服药物降压，第三部分是你的生活习惯，要逐渐改变饮食口味，做到少盐少油。”经过这四次测量，朱女士也终于意识到自己的高血压需要接受治疗了。

41岁的陈先生，同样反映头晕恶心，但已经常年服用降压药进行了血压控制，这次来就诊是想了解自己的病情变化。耿同超将自己的手掌和患者的手掌放在一起，说：“你看咱们两个人的手掌颜色不一样，你的手发红，我的稍白。这就好比高速路上跑的车，体重越重，耗氧负担就越重，为了保证不缺氧，血液就需多增生，红细胞多了，手自然就更红。同时，血液黏稠度增加，容易引起心脑血管血栓。”耿同超建议陈先生继续控制血压，并控制好体重。

耿同超说：“当医生，就是要对各种想象不到的问题进行一一排查。”他也在细致的检查中练就了勘探病情的火眼金睛。

## 说得细——帮患者放下包袱

耿同超问得细、查得细，对病人说得也细。一上午的出诊时间，他几乎没有停下来过。不是在询问病情，就是在向患者解释情况。“许多患者各个医院来回跑，其实就是为了验证一个结果，所以我们当医生，有这个责任向患者说明情况，当然，说明情况也要以正面积极鼓励为主，不要给患者施加太大压力。而且往往我们面对的是一个家庭，所也要特别注意说什么，怎么说。”耿同超说。

年近70岁的张大妈走进诊室时忧心忡忡。时不时的头痛一直困扰着她，按压或揉揉就好些，“医生，我这会不会是脑萎缩引起的啊？”耿同超为张大妈测量了血压，数据正常。又教张大妈转动手，立正站，用手指指鼻尖，“您放宽心，没什么问题，您的头疼不是脑子的事，可能就是头皮的事，不然你头疼揉是揉不好的，”看着张大妈还不相信的样子，耿同超继续解释，“我们人上了年纪，脑部萎缩是正常情况，脸上的皱纹啊，这些就是萎缩的结果，您千万不要听到萎缩，就怕了，思想千万不要背包袱，指标都正常，没问题的！”听了耿同超的细致解释，张大妈如释重负，安心走出诊室。

“很多病人来医院其实是怀着矛盾的心理，既期待医生告诉他什么事都没有，又害怕真的查出什么问题，所以我们要通过交流让患者放宽心，首先解放他们的思想包袱。”送走张大妈，耿同超向记者解释，并讲述了前两天的一个病例。

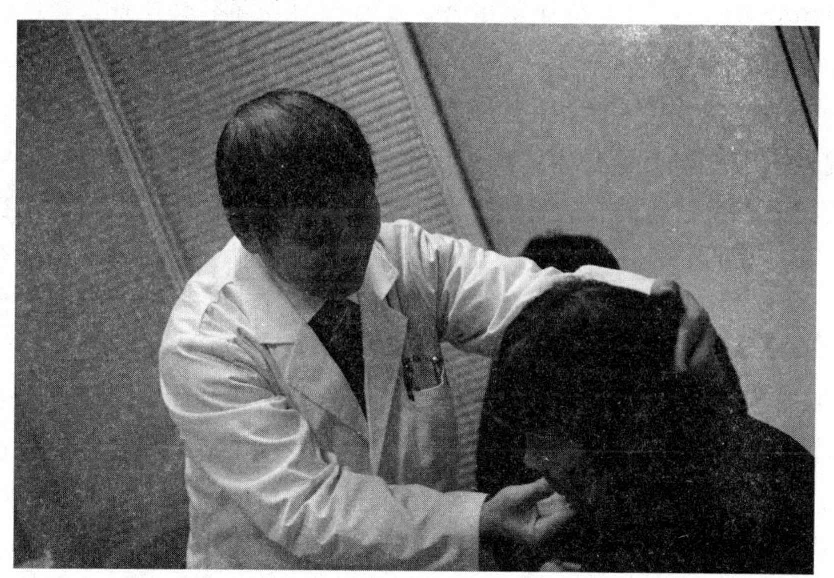

前天，有一位老大爷到耿同超这就诊，被诊断为运动神经元病，体内运动神经细胞会慢慢坏死，目前没有治愈的方法，生命也就只剩下了两年左右。考虑到老大爷不是乐观的性子，为免他知道病情后，内心的创伤比生理的更严重，耿同超选择了只对他的孩子说出真实的情况。

“有些时候来看病的，是一家几口一起来，很多病说出来的方式、时机不合适，就会影响家庭的稳定和家庭关系的和谐，但当医生的又得把病情说清楚，这个时候就要特别注意怎么去说。”耿同超对记者说。

## 管得细——神经内科也管怀孕生子

除了在自己专业领域内的问诊、检查、答复细致入微，耿同超还是个“热心肠”。他自己经常开玩笑说，“头疼脑热，如果拿不准怎么挂号，就挂神经内科！”俨然一副分诊专家的模样。而且这位神经内科专家还管起了生孩子。

视神经脊髓炎难以治愈，致残率较高，且在孕期和产后面临复发和病情加重的风险，因此往往不被建议怀孕生育，耿同超却不信这个邪。在他的帮助和关注之下，许多视神经脊髓炎患者实现了当妈妈的愿望。“做母亲是很多女性的愿望，孩子是一个家庭的希望，往往也是维系家庭关系的纽带，如果有可能，我希望每一个女性视神经脊髓炎患者都能实现做母亲的愿望。”

耿同超拿出自己的手机，翻开微信，给记者讲述起了他和这些患者之间的故事。“这是一位北京患者，第一次怀孕4个多月时，被建议引产了。几年过去，想要孩子，再次怀孕，经过我们的呵护，最后生下了健康的宝宝。这是深圳的一位妈妈，她生孩子的时候已经39岁了，孩子现在非常健康，她身体也很好。”耿同超的微信，几乎被探讨该病的对话记录占满，他们有的是患者本人，有的是患者的丈夫，有的是患者的妈妈。“北京的，成都的，西安的，黑龙江的，从南到北，从东到西，全国各地都有！”说到这里，耿同超很是自豪，“每次收到他们平安生下孩子的消息，我都特别高兴！”

耿同超帮助这些患者建立起的信心，既源自他扎实的专业基础和丰富的经验的积累，也源自于他的一份始终关心的态度。耿同超把自己的电话、邮箱、微信等联系方式都告诉了这些患者，以便随时沟通。他还让患者特别组建了“视神经脊髓炎患者妈妈群”，把来自不同地方，未曾谋面的患者联系起来，让她们可以互相沟通病情，交流经验。一次，一位河南患者在即将分娩时，以前随诊的产科医生怕担风险，拒绝接受她住院。耿同超得知情况之后，第一时间帮助患者联系医院，寻找医生，最终母子平安。耿同超说，“患者总在感谢我，甚至前两天还有人去我之前工作过的单位送锦旗，但其实，我应该感谢病人，是他们让我积累了经验，让我有足够的信心，去告诉其他视神经脊髓炎患者，她们完全可以实现做妈妈的愿望！”

耿同超的患者群中，很多人的头像已经换成了小宝宝的头像，她们已经实现了做母亲的愿望，并且每一个孩子都成长得十分健康。越来越多的患者，在耿同超的鼓励和帮助下，正在积极配合治疗，调理身体，准备实现她们的母亲梦。

一上午的出诊，几乎每一位走出诊室的患者，都会跟耿同超说一声谢谢，这发自肺腑的感谢，是患者对医生最高的褒奖。耿同超说："当医生时间长了，发现胆子越来越小。"可这不是坏事，胆子越来越小，心却越来越细。耿同超也在用他的这份心，实现自己"平民出身，服务平民"的朴素愿望。

（跟诊记者：祁嘉润）

## 32. 北京市崇文口腔医院

# 关爱患者，舒适治牙——张燕升

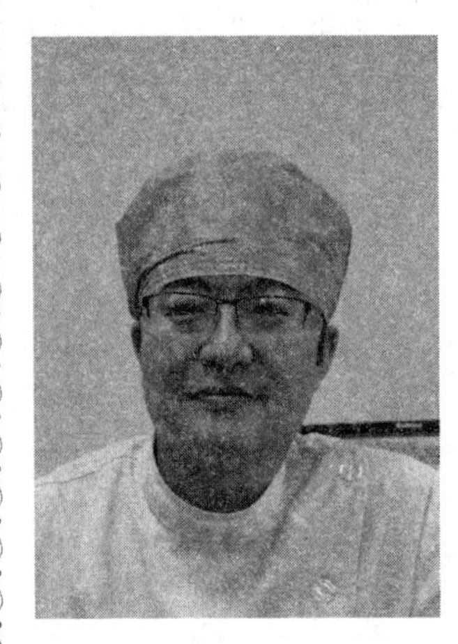

### 专家简介

**张燕升**，北京市崇文口腔医院综合治疗科主任，副主任医师。中华口腔医学会会员，北京市口腔医学会镇静镇痛专委会会员，北京市口腔医学会老年专委会委员。研究的主要方向是镇静下的口腔治疗原理及临床应用。

**专长：**复杂口腔疾病的综合治疗设计，无痛种植牙和笑气镇静下的口腔舒适化治疗。

**出诊时间:**周一、周三、周五、周六全天，周二上午。

“吱～吱～嘎～嘎……”在牙科门诊里，许多人听到这种声音内心都会不由地纠紧，尤其是回想起那冰冷的机器钻到牙齿里的感觉，更加生出几分恐惧，牙医似乎成了很多人心里恐怖的代名词。

周一上午，记者走进北京市崇文口腔医院综合治疗科主任张燕升的诊室，毫无疑问地听到了那电钻“吱吱”的声音，顿时庆幸自己不是治疗床上的人，但环视室外候诊的患者，他们似乎并没过多紧张的神色。当张燕升完成手头治疗，迎来两位刚到的患者时，爽朗地跟他们打起招呼：“您来拿药了？不疼了吧？”“对了，您今天该拆线了，一会儿我看看您伤口长得怎么样。”……他们轻松寒暄的表情让记者生起疑惑，难道在这里治牙并不可怕？但在接下来的跟诊里，记者从张燕升对待患者的点滴中找到了答案。

## 最关心的是患者的感受

20多岁的芬芬，已经先后在张燕升这拔掉了两颗智齿，今天过来拆线。躺上治疗床后，张燕升开始轻声安抚她：“姑娘很勇敢，让我看看你拔牙的切口。”一边说着一边用戴着一次性手套的手轻轻按开她的下嘴唇，察看口腔的情况，“切口长得特别好。”之后不到几分钟，张燕升就熟练地拆除了线，芬芬起身漱了漱口，简单交谈几句后，满意地离开了诊室。

记者注意到，牙医惯用的口镜在张燕升这被冷落了起来。因为，在他眼中，那是没有温度的器具，“口镜触感硬，病人可能会觉得不太舒服，我比较喜欢用手指去扒开病人的嘴角，手指柔软一些而且有温度，医生就是要多去关心患者的感受，去关怀他们。”张燕升向记者解释道。而他对患者的关怀，远不止如此。

年近60岁的张阿姨，早些年长了两颗智齿，疼痛发作时寝食不安，但因为畏惧拔牙，一直不愿踏进牙科，直到不久前在张燕升的一番行为诱导与言语安慰下，才鼓起勇气来拔牙。出乎她意料的是，过程并没有想象中的痛苦，同时也认可了张燕升，今天又来拔第二颗。

开始拔牙前，张阿姨先咨询起了种植牙的事。她有一颗大牙缺损了不少，一直在镶牙与种牙中犹豫，镶牙需要先把旁边两只牙磨瘦，她舍不得，种牙又担心影响过安检。

“我听说出境安检时，身上的金属要拿下来，种了牙不影响吗？”“不用担心，种植体的材质一般用纯钛，钛是目前所知生物相容性最好的金属，属于无磁金属，而且你的口腔里已经有金属了。”张燕升从金属的性质与过安检的要求出发，详细地做了分析，期间张阿姨还是担忧，他都耐心地继续讲解。

“那会不会影响我以后做磁共振啊？”一个问题解决，张阿姨又升起新的顾虑。“种植体本身对磁共振检查是没有影响的，对核磁共振检查造成影响的是种植体上面的牙冠，目前牙冠材料有全瓷和金属烤瓷两大类。如果选择全瓷材料，不会影响磁共振的清晰度。”张燕升对所有问题都做了细致的分析，但看到张阿姨仍拿不定主意，遂安慰她：“这件事咱们可以再沟通，您也可以咨询别的医生，下次您来时，不用挂号，咱们商量好决定做了，再挂号就不浪费钱。种牙保证不痛，比拔牙感觉还轻。”

进入治疗后，张燕升又开始“承诺”：“咱们拔过一次了，保证不疼，不怕不怕哦。”安抚好张阿姨的情绪，他用手指轻轻扒开阿姨的嘴角，轻弹着牙龈，慢慢地将麻药打入。看到张阿姨紧握着双手，他立即叫助理护士拿来一个形状可爱的减压球，塞到她手中，以防把手掐紫。然后他拿着钳子，慢慢活动张阿姨的牙齿，并不停地安抚道：“不动、不紧张，稍微有点揪拽的感觉。”过程中，张阿姨出现了一个轻微的闪躲动作，他马上问“是不是有点痛了，不紧张，我再加点麻药”。几分钟过后，没有任何的喊叫与挣扎，张阿姨发黑的智齿就被钳出了铁盘上。“你要不要留着。”张燕升又习惯性地发出爽朗笑声，并叮嘱了一些注意事项。

事后张燕升对记者解释道：“针头都有一个锐面，打麻药的时候轻弹牙龈，利用牙龈的回弹，让牙龈找针头，扎入后，轻轻地一点点推进麻药，这样针头所到之处都被麻醉了，患者就不会感觉疼痛。这些细节都是对患者的一种人文关怀，我觉得医学就是人文的，我们应该这样去做。只要有这个心思，就会去寻求很多的手段与技术让患者感觉舒适。”

记者趁着空闲间隙，递给张燕升一瓶水，他谢绝了，但接诊下一位患者时却细心地提醒：“你的嘴都起皮了，平时要喝点水，北京冬天干燥。”他的一颗心只关注患者的感受。

## 笑气镇静治口腔

笑气镇静是缓解患者焦虑情绪的一种麻醉方式，目前在国外已广泛应用于牙科治疗。作为北京市口腔医学会镇静镇痛专委会委员的张燕升，为了让患者获得更舒适的治疗体验，有效地解决“牙科畏惧症”，从2013年起他就深入学习并把笑气镇静引进崇文口腔医院，在临床应用上获得了众多患者的肯定。

“笑气是一种无色有甜味的气体，患者吸入后能够快速产生镇痛和缓解焦虑情绪作用，从而在整个治疗过程中保持清醒、放松和舒适，对医生的语言指令有反应，能够很好地配合治疗，这种气体在适量用药和操作正确的情况下几乎没有任何副作用，避免患者的医源性心理创伤，也降低了医生的压力与治疗时间。”张燕升向记者介绍，吸了笑气会让患者的感觉变得迟钝，譬如锐利的麻醉针头扎进去就像一根小棍子在戳着，对牙病患儿以及具有牙科畏惧症患者的治疗尤为适用。

有位40岁的患者李女士，对牙科医疗器械特别敏感，也即医学上所称的“咽反射敏感”，器械放进嘴里就犯恶心、呕吐，每年洗牙时都要不断的起身吐口水，自己感觉非常痛苦，也给医生带来了很大的压力。自从在张燕升这使用笑气镇静后，每次洗牙只要戴着一个“大鼻子”，用鼻子吸进笑气，她就能够轻松、安静地躺在治疗椅上，再也不会犯恶心，护士也能顺利地把她嘴里的口水吸走，使得洗牙过程能够正常的结束。“原来洗牙可以这么轻松”，这是李女士从来不敢想的。

“现在她每年都会来找我洗牙，而且主动要求使用笑气镇静，对我们的服务也很满意。”张燕升欣慰地对记者说。

笑气镇静对解决临床上的医疗风险也有很大的帮助。61岁的李大爷，上了年纪后牙齿不好使了，特别是嘴里那两颗松动的牙简直成了他的心病，希望尽快拔除后镶上假牙。然而，问题出现了，每次他在家测量正常的血压一到医院就飙升到170/110mmHg，这种情况下拔牙风险很大，张燕升也跟他详细作了分析。但李大爷不高兴了，认为自己身体无恙，医护人员是成心刁难他。

后来，张燕升给李大爷使用了笑气镇静，他吸入几分钟后，血压马上就下降到140/90mmHg，牙齿也顺利地拔掉了。“他这种现象叫‘白大衣高血压’，面对医护人员时虽然自己觉得不紧张，但潜意识里却不是。”张燕升笑着解释，现在李大爷很快就能镶好牙齿，安心吃顿香饭了，他和家人也因此特别高兴和感激。



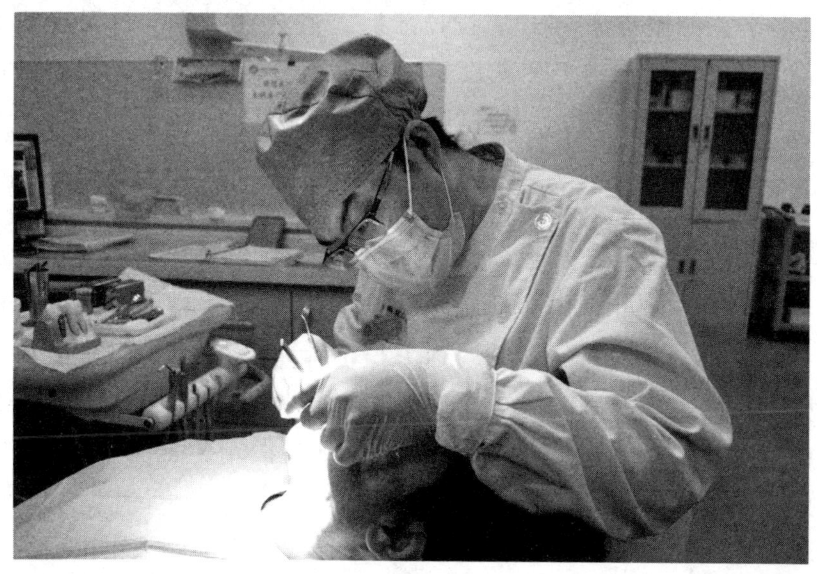

“无痛、微创、舒适是患者的合理要求，我也特别希望能为他们做到，所以一直在专业上琢磨。作为一名牙医，在治疗中，除了微笑、问

候、肢体动作等日常的人文关怀，还需要技术与硬件，才能解决临床上遇到的各种问题。像笑气镇静就是一种技术，我们医院的设备也挺先进的。”张燕升说。目前他的科室已经用笑气镇静治疗了400余名患者，取得了颇为理想的临床效果。

## 提供“一站式”的服务

相对于一些口腔医院，张燕升的科室属于综合型的，有洗牙、补牙、镶牙的患者，也有儿童、青年与老人，并没有在年龄与疾病种类上进行细分与选择。对此，张燕升表示综合治疗科设立的初衷就是希望为患者“一站式”解决口腔里的问题。而记者在跟诊中看到，张燕升的“一站式”服务不但综合而且细致入微。

临近中午，诊室走进一位头发花白的老人，张开嘴巴，嘴里只剩下几颗牙齿，即便如此他仍然遭了罪。原来老大爷不久之前在这拔了一颗牙，回去后牙龈老犯疼，以为是伤口长得不好。但张燕升在检查时觉得并无大碍，一番交流后，他推测可能是假牙的问题。

“您的假牙带了吗？我帮你看看。”张燕升问道，老人听了赶紧掏出假牙，他以为只是牙床不适，差点将假牙留在家里。张燕升接过来，认真地用器械修整了一会，老大爷再戴上时觉得果然舒适了，连声笑道：“舒服多了，舒服多了。”“您拔掉牙后，假牙在对应的位置有些磨牙龈，满3个月后给您镶上牙就没事了。”张燕升给他分析，接着一边轻轻地按摩老大爷的牙龈，一边叮嘱：“您平时多揉一下这里，要像我这样按摩，让它吸收的快一些，好得快点也能早点镶新的假牙。平时不吃饭的时候就把假牙拿下来，会舒服些，牙龈长的也快。”

老大爷离开后，又走进一位大妈，今天过来补牙。张燕升先帮她检查口腔：“这颗牙也要用牙钻清理清理，有露神经的可能性，不过还好，只是离神经比较近，待会给你上保护神经的药。”娴熟地完成治疗后，张燕升的工作并未就此结束，拿口镜在她的口腔里做着示范，教授起正确刷牙的方法，“您要是保护得好，牙齿能用到80多岁。”一番话把大妈说乐了。

张燕升介绍，想拥有健康、洁白的牙齿，日常的刷牙很重要。正确的刷牙方法是先刷上、下排牙齿的外侧面，把牙刷摆放在牙龈边缘的位置，以两至三颗牙齿为一组，用适中力度来回移动牙刷；刷门牙内侧面的时候，牙刷要直立放置，用适中的力度从牙龈刷向牙冠，然后再刷牙齿的内侧面，重复以上动作；最后要刷咀嚼面，把牙刷放在咀嚼面上前后移动。此外，刷牙时间应在3分钟以上，不能老用一个牙膏牌子，晚上刷牙前先用牙线等都是要注意的事项。“大家都认真爱护牙齿了，我们也就轻松了。”

综合治疗科从开设至今，已获得院里与患者的认可，张燕升表示，这个科室的运行会考虑医患双方，一是医生有综合治疗能力，譬如洗牙、拔牙、补牙这种常规治疗都要掌握；二是患者有接受“一站式”服务的意愿。“经过这几年的发展，我们的医生都有了综合治疗的理念与技术，患者也不用为看一颗牙跑很多个科，都觉得很方便。当然，遇到复杂的口腔问题我们也会往专科大夫那里转。”张燕升笑着说。

北京市崇文口腔医院建院数十年，期间几经迁址，但如今来这就医的仍有多年前的患者，他们不惜赶远路也要“回来看牙”。这个中缘由，记者今天从张燕升身上读懂了。

（跟诊记者：王　颖　庞书丽）

# 口腔健康的护航者——董颖韬

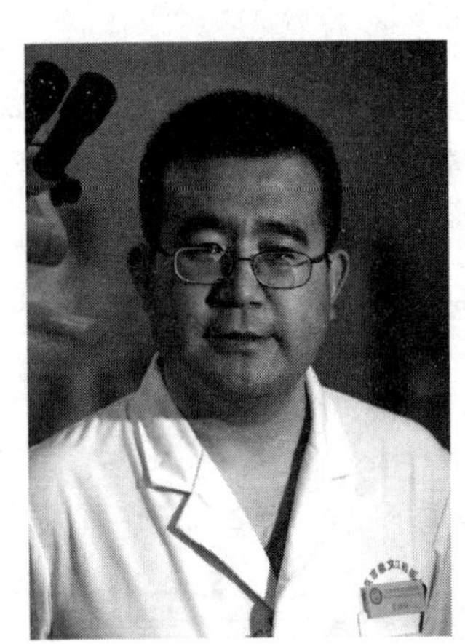

### 专家简介

**董颖韬**，北京市崇文口腔医院业务副院长、特需科主任，副主任医师。在疑难牙体牙髓病的诊断与治疗尤其显微根管治疗、牙体缺损微创保存治疗，前牙美学修复、纤维桩粘接修复技术、复合树脂及全瓷粘接修复技术、松牙粘接固定等方面有丰富的临床经验。

**专长**：显微镜下牙体牙髓病治疗，口腔树脂粘接修复技术。

**出诊时间**：周四上午，周日全天。



在北京市北花市大街，有一家门面不大却有着悠久历史的医院——北京市崇文口腔医院，它是全市三家公立口腔专科医院之一，担负着全区近百万人口及外区的口腔医疗及预防任务。在六十年的发展历史中，这家医院几经迁址，但始终牵动着老患者的心。作为该院的业务副院长、特需科主任，董颖韬长期从事牙体牙髓病的临床医疗与科研工作，承担着全院疑难病例的诊治，用一颗规范从医与真诚为患的心深得患者的信赖。

## 耐心、规范最重要

周一中午，记者来到董颖韬的诊室时，他正在给一名患者治疗，左手拿着口腔镜，右手拿着牙钻，眯眼透过一台显微镜的镜头认真打磨患者后槽牙的牙洞。这名患者得了龋齿，需要进行根管治疗。

根管治疗是目前应对严重龋齿导致的牙髓炎、根尖周炎的通用的解决办法，俗称“杀神经”，要先找到牙齿的几个主根管，把里面的神经取出来用碱性消毒材料消毒，再填充上材料封好。一般做一个牙齿的根管治疗要一个小时，但是碰上牙齿有钙化情况或者根管很难找的，甚至要做两个小时。牙齿的根管在牙齿最底部，弯弯曲曲且空间非常小，只能通过显微镜把画面放大，这对于一个医生的耐性考验非常大，而董颖韬全程都很专注。

记者通过连接着显微镜的电脑屏幕看到，这位患者的牙根根管内部有一个非常明显的水晶般的小石头。“这就是牙齿的钙化现象，钙化之后这块小石头非常硬，需要用超声震碎之后吸出来，才能找全根管，以便做进一步的治疗，这比一般的根管治疗多出来一个步骤。”董颖韬跟记者解释道，看来他正是遇上了“老难题”，凝视显微镜的时间也需比平常更长。

借助显微镜治疗根管并非每位牙医都能胜任，其中有着身心的考验。“显微镜的操作很麻烦，一是眼睛受不了。因为口腔的操作本身就是反向操作，从显微镜当中看又反了一次，这个都得练才能熟练操作。对视力的影响也很大，”董颖韬指指自己的厚镜片，接着说：“肉眼有时候因为角度等问题只能看到后牙三个根管，用了显微镜之后大部分能找全四个根管。牙齿内部就那么几毫米的空间，用显微镜放大40倍之后，牙体的各个组织都会看得十分清楚，能看得到才能做得好。”他的“做得好”也使患者免除了“翻工”的痛苦，因为假如根管神经没完全杀死或清理不彻底就封药，后期需要挑开材料重新治疗。

董颖韬认为成为一名好的牙医不需要多么高超的技能，重要的是规范。“谁想做好都可以，关键在于你有没有这个观念。牙科是非常细致的，要不怕麻烦，一点点走，用最严格的措施，就能达到最好的效果。全国有补牙和根管治疗的两个指南（复合树脂直接粘接牙体修复技术指南，根管治疗技术指南），规范和硬标准在那，按照规范来做，一般都不会出现大的问题。”董颖韬说。

规范也需具体到细节的把控上。在给每个患者做牙齿检查之前，董颖韬和他的助手都会一起把一块彩色橡胶布盖在患者嘴里，只露出要治疗的那颗牙，并把橡胶布用方形金属支架撑开，放在患者嘴外。这是为了防止口中其他细菌趁机钻到牙中，导致治疗失败。“你知道吗？人的嘴里有超过500种细菌。我们在牙中填满材料也是为了防止细菌再次进去作怪。”董颖韬对记者说，相对消灭细菌，防止出现任何继发感染也同等重要。

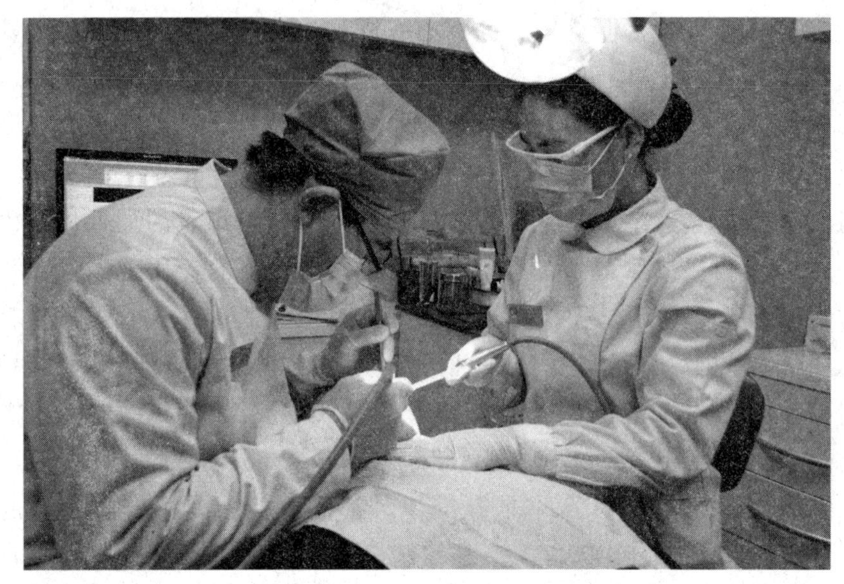



董颖韬的规范还体现在他写病历上。牙齿的治疗一般都分为好几步，给患者一个选择的时间弹性，但这样就要求有很详细的病历记录，方便下次治疗时查阅。每做完一个小手术，董颖韬都会非常认真的在患者的病历本上写下详细的治疗步骤，“要有病史、检查、诊断、治疗设计，再写上处置，一个都不能少。”

## 做好牙医这“良心活儿”

来崇文口腔医院看牙的不仅是区里的居民，还有“跟随”过来的老患者。在他们心中，这是从小就来治牙的医院，对其技术与服务深为信赖，董颖韬的预约日程更是排到了年后，因为他“做什么都得让自己心安”，患者也放心把自己的龋齿交给他。

董颖韬对患者非常热心，会听取患者的想法，并从专业的角度提一些意见。许阿姨龋齿严重，今天来做根管治疗，快结束的时候她问董颖韬能不能把另一边的智齿一起拔掉。“可以是可以，但是我怕你一起拔了两边牙都疼，就没法吃饭了。”董颖韬向她分析利害之处。这个牙医并不“好”医，他更关心的是患者的生活质量。最后许阿姨听从了，下次再来拔智齿。

治疗结束后，董颖韬还专门提醒许阿姨，下次来拔牙“一定要吃饱饭再来，不然整个过程太煎熬了。”并且嘱咐她相关注意事项，比如治疗完半小时以后才能喝水、刷牙，防止牙上的药被冲刷掉，回去后不能吃牛肉、芹菜等高纤维的食物，防止塞牙。

白阿姨则是很久之前在别处做过根管治疗的牙又坏了，包裹在牙冠里面隐隐作痛。董颖韬给出的诊断是，之前做根管治疗时留有缝隙，导致细菌的入侵，想要进行下一步的治疗，只能把原来的牙冠拆除，看牙齿的情况再作决定。白阿姨纠结的是要重新修复牙冠还是直接把牙拔了再镶一颗，她怕再做根管治疗还是会受感染，未来要面对同样的风险，但把牙拔了，她又有点舍不得。

“哪种方式比较便宜并且使用的时间会更长一些？”白阿姨被牙疼吓怕了，一直询问一直纠结着。“你自己的好牙也没法保证20年之后还在那儿待着，如果都这么想的话，这病就没法治了。”董颖韬说。患者普遍都想花最少的钱获得最好的治疗方式，但很多时候医生做出建议时要考虑很多因素，面对白阿姨的纠结，董颖韬从改变心理的角度去跟她分析，并且自信能把牙齿修复好。白阿姨想了想，决定采纳他的建议，等下次把牙冠扒开再决定怎么治疗。

董颖韬多次向记者强调，牙医是个良心活儿，“牙齿内填充得怎么样，细节、边缘，我如果不给你弄好你也感觉不出来，所以就看自己有没有这个追求。”

为了给患者更好的治疗效果，在出诊以外的时间，董颖韬主攻牙齿填充、修复类材料的研究。在他看来，材料的重要性是不言而喻的，“十多年前补牙用的就是银汞填充，现在用的主要都是树脂粘接，修复的理念改变了，要跟进吃透掌握新理念，才能把里面的腔体都补的更结实。”新材料也并非能直接应用于临床，还需要经过多次不同环境下的测试，才能把握好材料凝固的时间。“做了大量的实验之后我就对这个材料的特性比较清楚，知道它的粘接强度是多少，操作起来就会很娴熟，用起来也会放心。”

对材料的深入研究是董颖韬能做好“牙医活儿”的重要后盾，在面对临床治疗出现的突发情况时也能随机应变，譬如诊室的环境无法达到实验室的条件，本来牙齿里的材料粘补过程挺顺利，但口腔的水汽突然冒上来就使得黏度下降了，“这种情况下只能尽量地隔开哈气和牙齿，尽量创造出实验室的环境。”董颖韬从容地对记者说。

## 对患者认真负责

口腔工作是个精细活儿，董颖韬对待患者也有一颗精细的心。再小的治疗，他都不放过每个细节，譬如洗牙，他会一丝不苟地把每颗牙齿的几个面都要洗到。对于患者的治疗要求，也会尽量的满足。

在门诊快要结束的时候，一位患者赵大爷急急忙忙的进来。赵大爷刚才在这做了左前门牙的修复，董颖韬严格按照流程做了打磨抛光，外人根本看不出来赵大爷的牙齿是修补过的，赵大爷也很满意。但是他回到家刷了刷牙，对比一下右前门牙，舌头舔上去的感觉有些粗糙，总觉得有一些不平整。董颖韬听了大爷的陈述之后，安慰他，这并不是没有修补好，只是新补上去的材料肯定会比用久了的稍微粗糙。看赵大爷还是不放心，董颖韬又让他躺在了椅子上，重新打磨了一遍，让他能够安心地回家。

董颖韬对患者的负责还体现在复诊上。治疗过的牙齿需要三个月之后来复查，以了解病症的解决情况，董颖韬对此非常重视，每次治疗结束之后都要叮嘱患者定期来复查。

虽然口腔科的工作特别机械、精细，按照董颖韬的话来说，“就是跟泥瓦匠一样的活儿。”但董颖韬并没有在日复一日的工作中产生钝感，正相反，他认为口腔是一个变化极快的领域，很多新技术、新材料都在不断出现，需要医生不断更新自己的知识，促进临床治疗的进步。比如“笑气”在牙科中的应用，“笑气”是一种具有镇静作用的气体，成分是一氧化二氮，它的特别之处在于患者吸入了之后，感觉不到痛，心情舒适而且意识还是清醒的，能根据医生的指令摆出各种姿势，方便了牙医的口腔操作。目前董颖韬已应用在临床上。

谈到口腔病的预防，董颖韬介绍，牙齿问题也要从小抓起。“牙齿龋了是不可逆的，牙齿外面有一层硬壳，有一点龋齿是感觉不出来疼的，一旦有痛感，就要做根管杀神经了。所以不管是大人还是小孩子，都要注意日常的维护，好好刷牙，养成使用牙线的习惯。再一个就是要定期做检查、洗牙，这样才能尽早地发现问题进行防治。”

下午五点半，接待完最后一个患者，董颖韬终于可以歇会儿了，那在显微镜前绷紧的神经与眼睛也得以短暂的放松，只是那两片为了做好根管治疗而增厚的眼镜片，却再也不能减薄。

（跟诊记者：解旖媛）

## 33. 北京市丰台区铁营医院

# “心身医学”的践行者——孙培云

### 专家简介

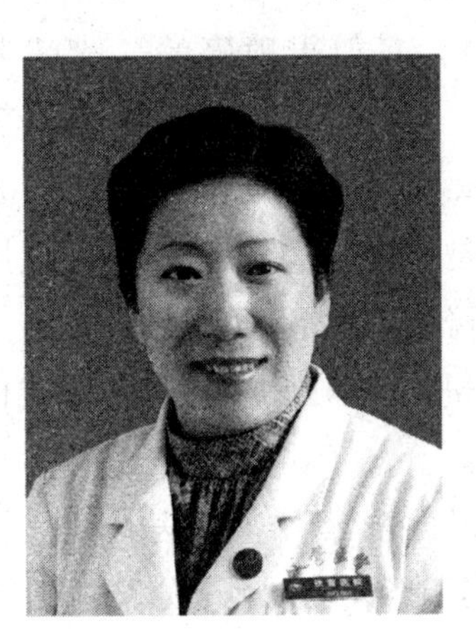

**孙培云**，北京市丰台区铁营医院院长、神经内科主任医师，毕业于白求恩医科大学。科技成果：医务社会工作服务模式探讨；心身医学科学普及；心身医学的诊疗模式探讨；脑卒中后与家庭链接的社区康复；急性呼吸窘迫综合征的治疗；慢性酒精中毒的戒断治疗。

**专长**：神经内科、脑血管疾病、心理治疗。

**出诊时间**：每周一上午。

在患者眼中，她既是一位和蔼可亲、值得信赖的聆听者，又是一位专业的神经科医生、心理治疗师，真诚、贴心的疏导总能让人摆脱内心的抑郁，找回对生活的乐趣和信心；在同行、员工眼中，她是一位富有眼光、管理民主的实干家，一手打造心身医学特色，创新开展心身医学联合会诊，招聘专业医务社工服务患者，提升康复医疗服务，施行既严谨又灵活的管理模式，全力推动医院特色发展。她就是北京市丰台区铁营医院院长孙培云。

## 真诚沟通把准脉

在铁营医院神经内科二诊室门口，孙培云刚送走一位患者，又连忙迎进来另一位患者——她拉着患者的手走到办公桌前坐下，与患者聊了起来：

“最近又梦到您的爱人、婆婆啦，您害怕吗？”

“不害怕，回忆的是跟他们在一起那些美好的事情。”

“那您醒来之后感觉怎么样呢？”

“醒来后神经还是有点跳，不过没有原来厉害了；血压也不会像以前那样突然升得很高了；心里那种特别难受的感觉消失了。”

……

孙培云与患者之间的“聊天”还在继续着，从询问现状到叮嘱用药再到建议患者培养兴趣爱好、多走出社区活动，似乎一切在拉家常中完成的问诊。切准了病况才能恰当地调整药物，看似很琐碎的“唠嗑”，却是孙培云诊疗的关键步骤。

孙培云告诉记者，6年前，这位家住北京丰台区的杨阿姨老伴突发高血压过世，这既给她带来很大的打击，总是做噩梦，也造成了心理阴影，时常担心自己也会遭遇同样的变故。孙培云在初诊的沟通中找准了引起杨阿姨病症的根源，针对性地开具药方和指导呼吸放松等，现在杨阿姨已经能够回到阳光的生活中。

这般细致、全面的沟通必定会耗时不少，孙培云看一位病人往往就要半小时左右，初诊患者的时间更长些。为了能够与患者充分交流，孙培云每次出诊都限号，但复诊的患者可加号。“很多患者一进来就跟我说，孙医生啊，我身体的毛病太多了，我都不知道该从哪儿说起，我的人生太多苦难了！”她谈到，很多患者的倾诉欲望特别强，尤其是初诊的患者，往往需要更多的时间来充分交流，“一开始有些患者不理解，觉得候诊的时间太久了，但是当他们进来与我交流之后，也就能理解了。”

一位抑郁症患者今天是第3次来找孙培云复诊。4年前，父亲去世给她造成沉重打击，很长一段时间陷入抑郁，不能正常上班，经过孙培云的药物治疗与心理疏导缓解了病情，能够回到了工作岗位上。但近期马上又到公公逝世一周年的日子，婆婆的情绪不太稳定，家里诸多事务需要她操心，这让她的病情重新出现了波动。

面对这位患者，孙培云并不急于对她的病情下结论，而是关心起她家里的近况，建议她给婆婆培养一些兴趣爱好，转移生活的注意力。“这样她就不会老惦记着你公公的事，你也少操点心。现在是春季，情绪也容易出现波动，不过你能够意识到是好事。”深入沟通后，孙培云让她继续保持原来的用药，焦虑的时候可以进行深呼吸自我调节，生怕她不掌握要领，又给她做示范："深度呼吸就是用腹腔呼吸，吸一口气后再补一下，这样腹部就鼓起来了，再呼气。这样来回几次，交感神经的兴奋性、焦虑的情绪能很快降低。"

孙培云真诚的态度、贴心的话语、眼神的关切，总是带给患者亲切的感觉，让患者能够像对家人朋友倾诉般敞开心扉、诉说自己的遭遇。

## 悉心关怀助患者

针对情绪障碍患者，孙培云很重视精神疏导，采用的基本方案是药物治疗加精神疏导，辅以行为干预，如深呼吸等，并建议患者培养一些兴趣爱好。

精神疏导即是在交流中对患者进行认知行为干预，解开患者的心结；培养兴趣爱好则可以激起患者对生活的乐趣，是支撑患者走出情绪阴影的有效方法。"尤其是老年精神障碍患者，在服药后跟亲人、朋友常常玩牌下棋、种花养草、四处旅游、听听评书等都是非常好的，既打发时间，又锻炼脑力。"

"孙院长给我精神上的安慰特别好！特别感谢她！"一位患者高兴地走进诊室，见到记者在旁便忍不住夸奖孙培云。"您今天都是自己一个人来的，都不用让您老公陪同了，这就说明有好转了。"孙培云笑着说道。

这位正处于更年期的恐惧症患者，总是不敢独自出门，最开始来找孙培云看病的时候愁苦满面，情绪特别低落，如今经过几个月的持续治疗，精神状况已经大有改善，由此引起的腹泻、头疼也减轻了。

孙培云还会根据患者的人格特征、特质给患者做出建议。比如对于脾气比较火爆、争强好胜、控制欲强的A型人格患者，她会建议做深呼吸；而对于总是愿意压抑自己的情绪、压抑愤怒等的C型人格患者，则建议要发泄出来，比如倾诉、书写出委屈愤怒，然后烧毁等。

很多患者的生活遭遇让孙培云非常同情，她也尽可能地想办法帮助患者。一位医院周边的人员就是其中之一，她今天来主要是因为女儿的病情，说起女儿的情况，这位母亲不禁落泪。

女儿因为种种原因已经休学，这位坚强的母亲，虽戴着帽子，却也遮不住她已经花白不少的短发，这些年谋生活的辛苦烙印留在了她蜡黄的脸庞、粗糙的双手上。

孙培云耐心地一边在纸上写、一边告诉她：女儿心理问题主要是因为目标定得太高，应该根据自己的能力做调整，其次对孩子的关注度要有弹性，过度关注她、纵容反而会让她更肆意。

除了“支招”解决小女儿的问题，孙培云对于这位母亲的苦难遭遇都看在眼里，也急在心里。为了尽自己所能去帮助这个家庭，孙培云会为她的女儿保留微信，了解她的学习、生活并进行疏导；得知大女儿是已经大学毕业，孙培云就把她的简历交给医院的社工，让医务社工利用社会资源帮助其寻找工作，以帮助这个家庭分担压力。

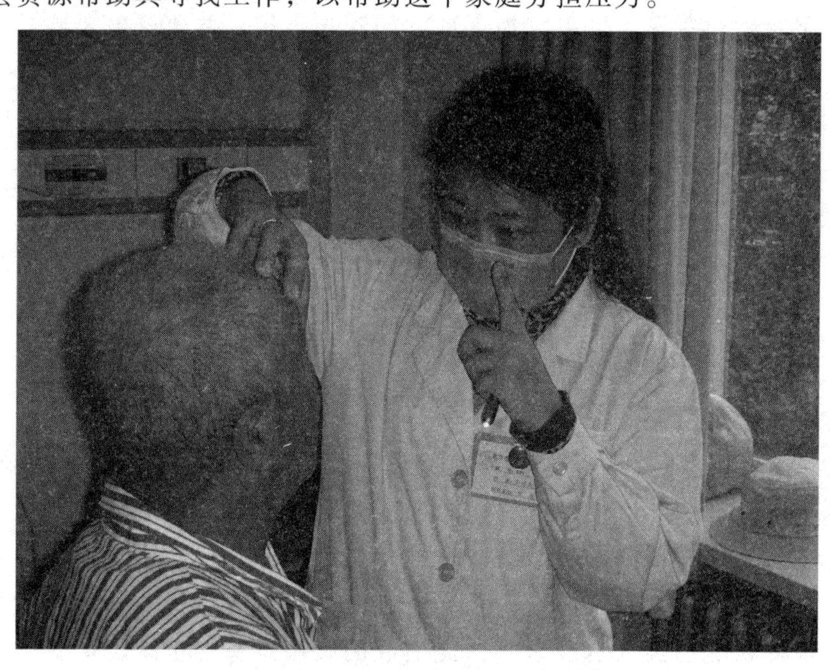



## 心身医学凸显人文关怀

“我给病人看病的时候，总是从‘全人’观念考虑，也就是心身医学，考察患者的健康和疾病问题是否与其心理、家庭、社会关系等有关；如果确实有关，那我们也要在这些方面多多帮助患者。”孙培云说。这也是以人为本、人本主义的回归，而且心理能影响生理，如果采取“头痛医头、脚痛医脚”的方式治标不治本，患者会反复、多次就医，也加重了医院的医疗负担，造成医疗资源的浪费。

孙培云告诉记者，据目前相关统计，国内门诊就诊的患者中，三分之一的都伴有情绪的问题。除神经科、精神科外，消化内科、心脑血管科、疼痛科等的患者有情绪问题的也非常多。对此，医院设计了专门的“焦虑抑郁量表”调查问卷，要求每位医生对初诊的患者都要评估，评估完成后医生才能通过电脑系统发送医嘱。

在神经内科诊室门口，有一台专门的电子问卷填答机，候诊的患者可以先行答题，拿到测试结果——以超过8分为标准，提示患者有“抑郁”或“焦虑”的情绪得分，待就诊时给医生分析。

孙培云不仅在自己的岗位职能中践行“全人”观念，并在全院努力推动这种观念普及——从医生到护士，再到社工，她始终坚持要在治疗患者生理病痛的基础上，关注患者的心理问题，还要尽可能减少患者走出医院后面临的家庭、社会关系等现实问题的困惑。

2008年，铁营医院开始招聘医务社会工作者，目前已有4名在职人员。在孙培云看来，很多患者的疾病是由心理、社会因素引发，治好身体病症后继续面对生活压力又会造成新的疾病，而社工在延伸医院医疗职能、帮助患者全面康复中扮演着重要角色。

“社工跟民政部门、街道办、居委会等联系非常紧密，他们能够积聚社会资源，帮助患者解决回到家后的困难。”孙培云告诉记者，医院曾收治一位老年患者，她与智障的儿子相依为命。儿子被查出肝癌晚期，这位老母亲承受不了即将到来的丧子之痛，也无法想象自己独自生活，就买了一瓶敌敌畏母子俩一起喝下，还好被邻居发现送到医院抢救过来，但是两人出院后生活照料成了问题。

“我们医院的社工联系居委会，找来了一对安徽的夫妇，让他们可以免费住在老人的家里，但是要承担起照顾这娘俩的责任，相当于是‘以房养老’。”孙培云说，在儿子临终前，社工了解到老母亲最大的心愿是给儿子过个生日，便在院内募集了爱心资金，在病房里给他庆祝了生日，并拍摄了视频记录下来，非常感人。过完生日两天后，儿子就去世了，但这位母亲的内心非常平静，在医院社工、心理治疗师的帮助下，她已经能够接受儿子走后一个人的生活。

在很多医疗卫生会议、活动场合，孙培云大力宣传“全人”观念，呼吁要多给医师、护士、医院管理者开展培训，强化认识。在全民健康的背景下，她认为“全人”观念的理解患者及其所患疾病对于今后卫生事业的发展方向有重要意义。

## 谋篇布局创特色

从2002年开始，孙培云出任铁营医院院长，作为领导者，她一直在思考着医院发展的定位，谋划着医院转型升级的路子，并以实际行动让发展的蓝图变成现实。孙培云认为，医院必须要打造出自己的特色，提升医疗服务能力。

作为一名神经内科医生，孙培云很早就涉及心理领域，她意识到心身医学和社会医学在国内医药事业中都还是“洼地”，有极大的空白需要填补，于是将心身医学和康复治疗拟为医院发展的着力点。

“心身疾病联合会诊是我们的传统特色，目前正打算申请专利。”孙培云告诉记者，2013年5月，医院首次进行心身疾病联合会诊，这是多机构、多学科、多专业的联合会诊，医师护士治疗病人的生理、身体疾病；康复师、精神科医生、心理咨询师关注患者的心理问题；而社工则关注、跟踪患者的家庭、社会问题，这是真正做到医学模式的转变。

铁营医院在每月最后一周周四按期开展联合会诊，会诊结束后进行总结、研讨、交流，对患者的治疗服务进行评估，提出建议，后续治疗师和社工还会继续跟进。因此，联合会诊也是医院广大医务工作者学习的机会，联合会诊还被纳入了医院管理中的继续教育，并设置了相应的学分。

“北京卫视《养生堂》节目组曾多次来医院实地考察，特别想以我们的联合会诊做一期专题节目，但是考虑到患者隐私方面，没能实现。”孙培云谈到，“不过，心身医学确实还需要加强宣传，引起人们的重视。”

康复转型也是医院发展的新方向。孙培云提出“大康复”理念，她认为是康复是每一个医学学科都要涉及的，无论是神经科，还是骨科、心血管科、妇产科、五官科、中医针灸科等，都需有康复治疗。

早在2007年，铁营医院就被市卫生局确定为以神经康复为特色的区域治疗中心，后又挂牌为丰台区神经治疗与康复中心、中华女子学院医务社会工作教学医院、中国医学会心理卫生协会心身医学临床基地和丰台区心身医学会诊中心。在今后的发展中，孙培云打算继续增加专科康复科室，增强薄弱康复项目，比如儿童康复、妇科康复等，以在医院现有大综合服务的基础上，提升医院康复治疗的综合能力。

作为医院管理者，孙培云灵活施策、民主管理，最大效度盘活医院活力：借助2004年50周年院庆契机，加强医院文化建设，确立院徽、院歌、院训；2009年，借助质量管理体系认证契机使医院各项制度得以“落地”。在人事管理方面，她积极鼓励年轻人参加干部竞选；改革薪酬制度，激发员工的积极性和创造性……孙培云带领全院医务工作者齐心协力，“撸起袖子加油干，今年力争再上新台阶！”

（跟诊记者：敖阳利）

# 播撒心理卫生的阳光——肖存利

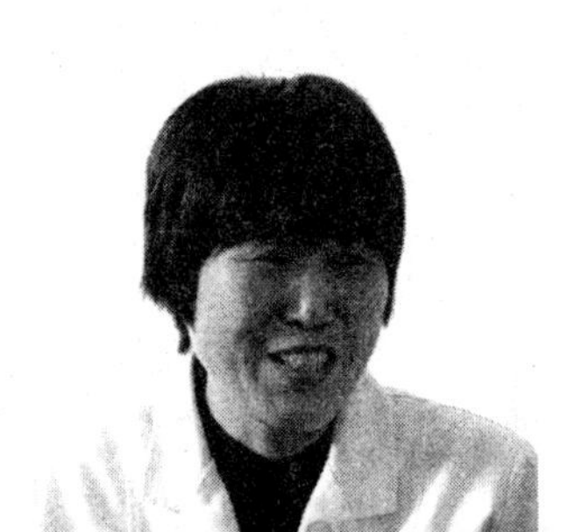

**专家简介**

**肖存利**，北京市西城区平安医院院长、西城区精神卫生保健所所长，主任医师。现任中国心理卫生协会特殊职业群体专业委员会委员，中国老年保健医学研究会老年认知心理疾病分会委员，北京健康管理协会华北地区精神卫生联盟委员会委员，北京市医学会精神卫生分会委员、北京心理卫生协会委员、北京市心理健康教育专业委员会委员、西城区医学会精神卫生学组副组长。发表论文10余篇，热心健康科普工作，著有心理科普书籍《事说心语》。

**专长**：精神科、心理学。

**出诊时间**：每周四下午。

在一个春冬交替的寒冷上午，记者来到北京市西城区平安医院，见到了院长肖存利。因为天气原因，前来就诊的患者不多，但肖存利依然一早就忙碌了起来，这也是她的工作常态。

1995年，肖存利从西安医科大学毕业后便投身精神卫生事业。二十多年来，她在精神卫生领域一直辛勤耕耘，奉献自己的青春和热血。从西安到北京，从精神卫生住院医师到主任医师、平安医院院长、西城区精神卫生保健所所长，对医生这一职业，肖存利始终保持赤子之心，胸怀敬畏与热爱。“让心理卫生的阳光洒向全社会，”是她最大的愿景。

# 一颗真心为患者

“不同于一般门诊患者，精神卫生疾病患者是特殊的群体，他们被抛弃、被侮辱，受到社会歧视、不公平待遇，这就要求精神科医生更要关心和爱护病人，首先建立起医患信任，下一步才能展开治疗。”肖存利说。

肖存利告诉记者，很多精神疾病患者往往都有不安全感，不相信身边的任何人，甚至家属也无法了解患者的想法。赢得患者信任，是打通通往患者内心通道的关键。肖存利曾经接治过一名女大学生，患有精神分裂症，被安排住院后始终不愿跟医护人员交流，问什么都闭口不言。对此，肖存利决定用真心去打动她，每天都到病房探望她，问一些诸如“晚上睡得好不好”“早饭吃的什么”等生活上的问题，并多次嘱咐她有任何需要都及时说。到第三天，患者终于开口说话了，第一句话便是“谢谢大夫，你对我真好”。

“我们一开始与精神疾病患者的沟通是有技巧的，从开放式的问题到封闭式问题，再到开放式问题——即要先让患者信任医生，再了解患者的内心想法，”肖存利谈到，“这考验着医生的沟通能力，只有通过交流，才能判断、把握患者的病情病因，进一步采用药物治疗。”而要让患者“乖乖地”听医嘱、按时吃药也需要患者对医生的信任——很多患者会偷偷地把药扔掉，或者认为自己压根儿没病坚决不吃药。

长期奋战在精神卫生事业一线，肖存利救治了许多遭受精神疾病折磨的患者，接触到许多遭受不幸的家庭。精神疾病的治疗和康复费用对不少家庭来说是不小的负担，因病致贫的情形也屡屡发生。“对某些家庭来说，一个家庭成员患上精神疾病，甚至可能造成毁灭性的打击，不仅仅是治疗上，更因长年累月看护、照料患者；还有些患者病情反复发作，也给家属造成精神上的折磨和无奈。”

胸怀悲天悯人的爱心，肖存利一方面全力救治患者，另一方面也尽自己所能帮助患者。几年前，她收治了一名患有精神分裂症的北京大学博士生，发病之前就职于某中央级媒体，但由于病情不稳定，他辞去了工作，放弃了自己热爱的写作，人也变得自卑内向。得知这个情况后，肖存利决心要“重用”这位优秀的写作能手——她让这位患者担任西城区社区精神卫生活动的“特约记者”，并颁发了聘用证书，参与西城区精神康复的大型活动报道。“他非常珍惜这份工作，经常熬夜写稿子，力求完美。”肖存利告诉记者，因为这个“私活儿”让他重新找回了人生的价值。

对于贫困家庭的患者，肖存利总是想方设法为他们减少开支，药费不能省就减免治疗费或是为他们申请政府救助，让患者能坚持治疗。

2014年，肖存利出任院长，医院上上下下各类事务都需要她付出时间和精力，但是她仍然坚持出门诊、查病房、跟踪复诊患者。为了方便患者看病，她在非出诊时间也会接待患者，这是她长年坚持的行医习惯。她说“患者的需求就是对我们服务的诉求。只要时间合适，患者提前跟我预约就能看上，我也会根据自己的安排通知他们就诊。”对于所热爱、专注的事业，肖存利无谓付出再多的辛苦。

## 扛起“精神维稳”重任

建于1949年的平安医院，是一所以精神卫生专业为特色，同时具有综合医疗服务功能的二级甲等医院，承担着精神卫生社区管理和社区康复等业务。作为医院院长，同时又是西城区精神卫生保健所所长，肖存利深知自己肩上的责任，时刻也不敢松懈。

面对西城区精神卫生服务与“精神卫生维稳”的重任，肖存利在发挥医院优势特长基础上，组建精神疾病防控队伍（精防队伍）创新开展工作。“西城区的位置，凸显了它在维稳工作大局中的重要性，任何一名精神疾病患者出现问题都会成为社会问题，政治问题，都有可能成为第二天的国际新闻。”肖存利告诉记者，在重大国内政治事件和重大节假日保障期间，如北京奥运会、九三大阅兵、全国两会，“精神维稳”是让她和她的团队神经紧绷的头等大事。

2014年，肖存利在西城区各社区精神卫生医务人员组建55名精防医生，建立起了区域精防队伍，负责对整个西城区7000多名精神疾病患者的监护、防控。为了提升精防队伍的战斗力，肖存利做了大量的工作。她经常以身垂范，给精防队伍成员指导业务工作，同时积极邀请其他大医院各科室、领域的专家学者到医院开展知识讲座，提升医务工作者的专业知识，以便更有效地开展工作。

为了让精神疾病患者尽快地融入社会，提升他们的自信心，肖存利经常指导精防队伍有针对性地组织、开展文体活动，丰富辖区精神疾病患者的生活：每年都会在西城区举办精神康复者联欢会，由患者自己进行主持、表演节目；开展超市“清单购物”比赛；坚持每年组织开展精神疾病患者趣味运动会、唱歌咏比赛等，并为他们准备丰富的礼品；在患者中建立“自助小组”，结对子相互帮扶。

系列活动取得了非常好的效果。肖存利告诉记者，患者参与到活动中，增加了彼此的关心和了解，在社会建立新的联系，也让患者感到发自内心的喜悦。“我有一次听到两名患者的对话，其中一位患者嘱咐另一位：‘你要好好吃药哦，不然下次就不能参加唱歌比赛了’，当时感到非常欣慰。”

肖存利带领她的团队共同努力，出色地完成了辖区“精神维稳”的险要重任，履行了对组织、对社会、对百姓的承诺，她的工作得到医护人员、患者及家属、各级领导同事的肯定和赞誉。最令她高兴与骄傲的是，精防队伍的医务人员在热心服务患者的交往中，让他们重新认识了这份工作的意义和价值，从而发自内心地喜欢上精神卫生健康这个专业，由此也收获更多的职业成就感。

在提升医院医疗服务质量、打造医院优势特长方面，肖存利着眼于西城区精神卫生建设长远发展，顺利完成平安医院与静安医院的整合工作，按时、按质完成卫生计生工委部署的整合任务，打造了精神科、精神康复科、心理科等一批亮点品牌科室。

“大专科、小综合，是我们的特色，我们把中、轻性精神卫生患者服务科室与其他专科进行融合，开设临床心理、糖尿病心理等综合项目，实现精神科、内科、心理科等的‘强强联合’。”肖存利告诉记者，平安医院曾接收一位病危的精神疾患者，同时也是糖尿病患者，当时其他几家大型医院都不敢接收，但在平安医院住院后，精神科医生和内科医生联手协作，成功实施了救治，让患者家属感动万分。

## 把医生职业当成生命

“我热爱医生这个职业，它就是我的生命。”

从踏入大学开始，肖存利就立志成为一名出色的医生。她说，医生看病就像福尔摩斯探案，问诊病人是探案的过程，遇到每个病人都是独特的个体，一步步挖掘的过程很有成就感。帮助患者找到病因，把病治好，既是医生的价值，也是医生的情怀。

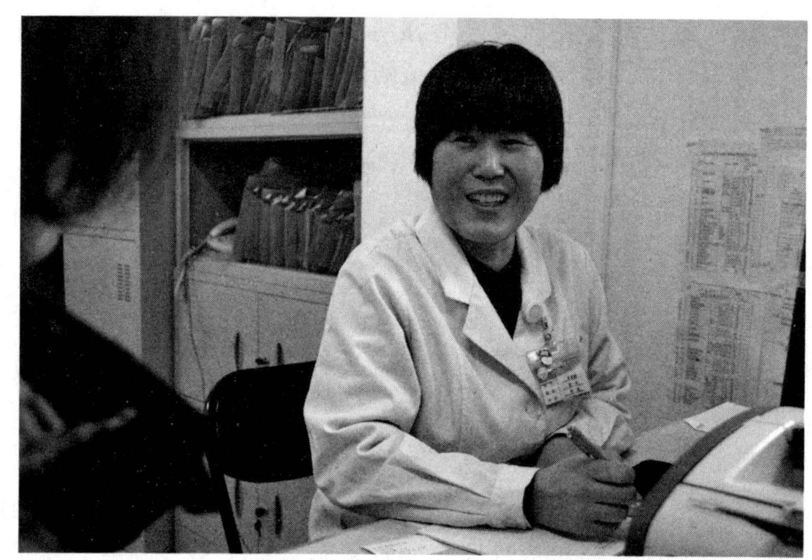

“从病人显露出症状的这片‘叶子’，医生要去探索背后的这根树木。”肖存利说，这让她乐此不疲，她也始终保持着对生命的敬畏之心。“每一位医生生涯中都会留下些遗憾，当不幸发生，我们常常假设‘如果当时我采取了另一种方式，或许就能挽回患者的性命’”，对服务的精益求精，激发着她不断学习，奋力前行。每天早上7点至8点，是她固定的自学时间，广泛研读专业书籍；一到周末，她会去听各种学术讲座，紧跟专业领域的前沿知识，努力拓展全科、心理学等知识。为了搞清楚一个问题，她还会反复研究、对比、分析病例。

肖存利认为，敢于质疑是自己的强项。她认为不能“迷信”专家，而是要以严谨细致的观察、思考作判断。她谈到，曾有一位精神分裂症患者突发癫痫症状，当时主治大夫使用癫痫药物治疗，病症仍反复发作、危及生命。后来肖存利发现，病人总是拿着水杯喝水，尿失禁且尿量特别大，她便开始怀疑之前的诊断，仔细回顾患者病历，确诊为水中毒，即饮水过多导致癫痫。当肖存利停用所有治疗癫痫的药物，控制患者饮水量后，患者病情终于稳定下来。

除了扎实的专业功底，爱、责任和奉献，在肖存利看来，也是一名卓越的医生必备的品质。她说，医生把病人当成“作品”，只是成就了医生个人的事业，而对病人真诚的关心和爱护，才是这个“作品”的亮点所在！2008年汶川地震后，肖存利跟随北京医疗队赴什邡市进行医疗救助。3个多月的时间里，肖存利深入到灾区群众中，提供心理健康方面的救助。

“大家可能都没想到，在灾区家园重建、恢复生活秩序中，还有那么多的矛盾：幸存的夫妻竟然想要离婚，家庭破碎也让很多人失去活下去的信心，想要自杀……”肖存利回忆说，她与医疗队成员一起走家串户开展心理疏导，帮助灾区群众重新找回活下去的意义，这次经历也让她深刻体会到精神服务工作的价值。

如今，只要有时间，肖存利也会积极参与各类精神卫生爱心志愿活动，还组织全院医生总结诊室鲜活的案例，出版科普类书籍。无论是救治病人还是出版著作，肖存利说，想尽自己最大的努力，把所学回馈社会，这是她不变的初心。

（跟诊记者：敖阳利）

## 35. 北京市丰台区南苑医院（丰台区精神病防治院）

# 守卫精神患者的心田——刘世红

### 专家简介

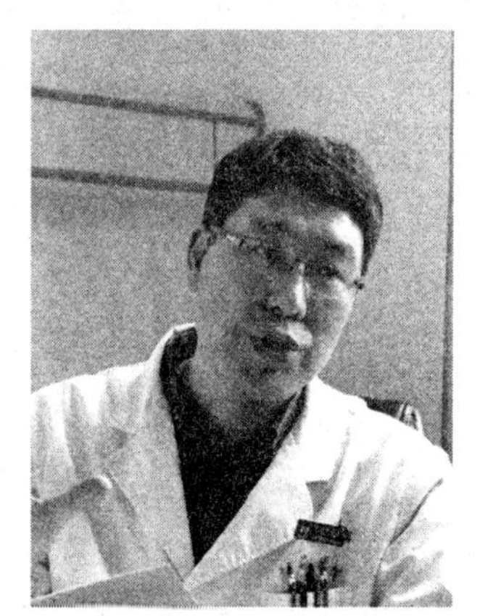

刘世红，北京丰台区南苑医院精神科主任、副主任医师。1997年7月毕业于河北医科大学，同年到南苑医院精神科工作至今。2002年晋升为主治医师，2005年在安定医院进修学习一年，2008年晋升副主任医师。2013年担任精神科主任职务。

**专长：**精神障碍治疗。有丰富的精神科常见疾病的诊疗经验，擅长精神分裂症、抑郁症、老年期疾病等疾病诊治。有一定的康复训练的经验。并从事心理咨询及心理治疗工作。

**出诊时间：**每周四上午。



20年的医学生涯，他在精神卫生疾病防控一线兢兢业业、治病救人，履行职责的同时也收获巨大的成就感与价值感；他带领精神科团队开拓思路，在院领导指导下创新引入中医、西医、心理三者整合医学疗法、开展各式康复训练，只为让患者能早日回归社会；他真诚地对待每一位患者，设身处地为患者着想，只要患者和家属能够理解自己的用心就心满意足……这位医生就是北京丰台区南苑医院（丰台区精神病防治院）精神科主任刘世红。

## 深知肩上重任

“20年前，我都不敢跟人家说我是精神科大夫！”

1997年，毕业于公共卫生专业的刘世红被分配到南苑医院精神科。

回想起最开始“入行”时的情形，刘世红感触颇深。他告诉记者，早些年，大家对精神疾病的认识还比较浅显，而且出于个人隐私——精神疾病是不能公开谈论的话题，甚至连精神科医生也会遭旁人异样的眼光，但他依然在这岗位上坚守了下来。

2000年后，国家愈加重视精神卫生健康，对精神疾病防控事业的资金投入和政策扶持力度也越来越大，人们对精神卫生健康的需求也愈加突出，对相关知识也了解更多。“精神疾病就医的人数逐步增多，周围的亲人朋友也乐于向我咨询精神疾患方面问题。”刘世红说，“帮助病人解除精神困扰，重新回归生活，我也就实现了精神科医生的价值。”

作为精神科主任，刘世红除了坐诊，更多的时间是查病房、做诊疗。他告诉记者，18岁至45岁是精神疾病高发期，目前整个丰台区实际在册管理的重性精神障碍患者5000余名，在接诊的精神疾病患者中，初次就诊的较少，而复诊或收治的较多，收治的病人往往情况比较紧急——都是直接由家属送诊或派出所等送到医院实行强制治疗，精神科13名医师担责大、任务重。而作为科室主任，刘世红更深知自己肩上的重任。

在病房里，刘世红要面对各种各样的精神疾病患者——精神分裂症、双相障碍、持久的妄想性障碍……他总是以极大的耐心跟患者及家属沟通，叮嘱家属监督患者按时吃药、出院后也要坚持进行康复训练等。“作为医生，挨打、挨骂也是常有的事，不过这也可以理解，毕竟患者有精神上的障碍。”刘世红谈到，曾有一次他查病房时，一位体格高壮的男性患者趁他不注意走到他身后，用双手紧紧勒住他的脖子，着实把他吓着了，旁边的医护人员费了很大的劲儿才把患者拉开。

在刘世红看来，这样的突发情况再正常不过了，患者的打骂都不要紧，只要他的付出能够得到患者及其家属的理解和认可，他就心满意足了。而为了这份理解，他无论有多忙、有多累，总是能以极大的热心、耐心及真心对待患者。

行医20载，刘世红见到太多患者忍受精神疾病的折磨，并失去了工作、失去了爱人，人生轨道被彻底改变；见到太多的家庭，因成员患上精神疾病而致贫；见到太多年迈的父母因长期照顾年轻的患病子女而心力交瘁，更担心将来自己走后孩子的生活……刘世红深知，治好一位患者，就能够拯救一个家庭，这就是他义不容辞的使命和责任！

## 严格把关鉴定工作

自2003年开始，北京市残疾人联合会委托南苑医院承担部分丰台区精神病残疾鉴定工作——根据南苑医院出具的精神残疾医学证明，患者才能办理残疾人证。刘世红作为精神科主任，担负起这一工作。

“在精神残疾鉴定上绝不能有丝毫马虎，一定要把该花的钱用到最需要的患者身上，我也尽力让符合要求的患者得到帮助。”刘世红谈到，过去有的单位精神鉴定把关不严，有人伪造材料冒领补助金，造成了恶劣影响。

在记者跟诊的这天，刘世红的办公室里一早就挤满了患者及家属——他们拿着厚厚的各种证明材料，找刘世红办理精神残疾鉴定手续。“我先跟大家说清楚，咱们做精神残疾鉴定的材料一定要齐全，必须要有最近一年患者在精神病专科医院（连续一年及以上）的门诊或住院病历才行，还要把患者带过来当面察看。”刘世红一再跟等候着的患者家属强调证明材料，生怕患者家属等太久却审核不通过，就浪费时间了。

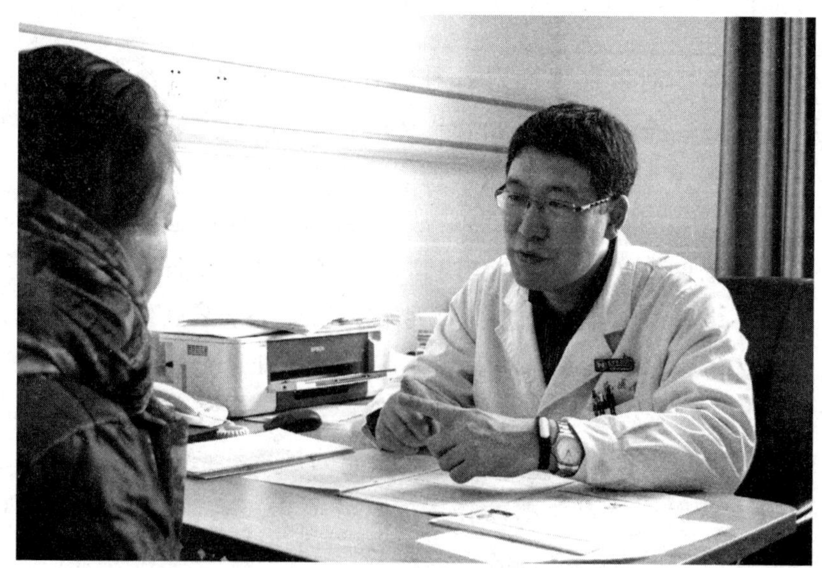

事实上，做残疾鉴定是份吃力不讨好的工作。尽管刘世红已经说得很清楚，还是有不少患者的材料存在问题：病历不全、病情诊断不明确、街道社区未签字盖章等；也有家属带的材料齐全了，但是要把患者带到医院又犯难了。当患者或家属面临这种问题时，有些人会认为是医生故意刁难，甚至借机闹情绪。刘世红却总是温和地跟他们分析问题，以专业获得尊重，对于患者与家属的咨询，也总是耐心地一遍遍讲解。

一位家住马家堡的大爷今天本打算给患有人格障碍的女儿办理残疾认证手续，刘世红查看相关材料后表示可以办理，但是必须要把孩子带过来。大爷告诉他，孩子今年40岁了，患病20多年来，除了有6次强制送到医院住院治疗外，从未出过家门，要把她带过来特别费劲。对此，刘世红并没有将大爷打发了事，而是认真地跟他沟通了将近半小时，建议他试着到残联寻求帮忙，并把精神科门诊的电话号码写在纸上给大爷，让过来前先咨询一下他当天是否出诊，省得到时白跑一趟。

做精神残疾鉴定，刘世红要仔细查阅患者的就医病历，还要当面给患者做《WHO残疾评定量表》测定，根据患者的得分确定其精神残疾的级别。《WHO残疾评定量表》围绕理解与交流、四处走动、自我照料、与他人相处、生活活动和社会参与六大方面设计系列半封闭式问题，测评患者的精神健康状况。

在给患者测评时，刘世红总是会用具体的、生活化的语言表述适当转换量表中的问题；对于患者不能明白的提问，他也会反复多次耐心解释。同时，测评的过程中，他充分与患者交流，尤其注意关心患者的家庭护理情况。

一位家住丰台区卢沟桥镇的年轻患者曾是西城区的一名中学教师，2005年确诊双相障碍后即辞职在家，由母亲陪护治疗。在做测评量表时，刘世红得知患者在家里不刷碗、不洗衣服等情况后，便语重心长地嘱咐患者及其母亲，一定要让她适当做家务，这对她以后的生活自理有重要帮助。52岁的张女士是一名精神分裂症患者，在交流中刘世红了解到她曾几次擅自减少药量导致病情加重住院，便嘱咐她的爱人一定要监督好病人吃药。

一上午的时间，刘世红给符合条件的患者办理好了残疾鉴定手续。审查材料及完成一次鉴定评估量表本来大概只需要30分钟，但刘世红接待每一位患者时都要细细询问目前的就医情况、监护人补助和医药费补助金是否领取等，提醒患者尽量争取到政府部门的资助，这就使得办理时间延长，而刘世红往往都要超额工作——他总是要把当天来办理的材料全都审核完才下班。

## 不断拓新精神疾病疗法

丰台区精神病防治院在南苑医院落地，也是丰台区唯一一所精神病防治院。据刘世红介绍，精神科病房共有150张病床，目前已经住了149名患者。他们对住院患者实行封闭式管理、综合性治疗及联络精神医学治疗各类精神病，并开展心理门诊、心理治疗和心理测试等。

“在治疗方面，目前精神疾病患者的治疗都以西药药物治疗为主，我们尝试采取中医、西医、心理三者整合医学治疗，西药为主、中药为辅。”刘世红告诉记者，精神疾病患者尤其是老年患者还会伴有其他生理上的疾病，中药可以起到调理、诊治的作用，对患者躯体病症治疗有帮助。

精神疾病患者往往有两种较为极端的类型，一种是狂躁型，表现为行为过激反应；另一种是淡漠型，表现为自我压抑、情感克制等。刘世红谈到，淡漠型的患者治疗难度更大，在特殊情况下，他们会采取电休克疗法，帮助患者短期释放异常能量。不过目前他们已经采用新的技术，仅使患者脑电波“发作”，避免出现人为癫痫的情况，这就更加人性化。

在精神疾病患者康复训练方面，刘世红带领科室团队加强学习、积极尝试新的训练法。“精神疾病康复训练的根本目的，是要促进患者社会功能的恢复，让患者重新回归家庭生活、工作环境。”精神科为患者开展了系列训练活动，包括康复训练、人际交往技能和职业技能等。他们还会定期组织丰富的模拟活动，如购物比赛等，帮助患者提升独立生活能力。职业技能训练会认真考虑患者的病情及职业要求而施行，例如对于康复情况不太好的患者就不能让其参与厨师技能培训——使用刀具会有一定风险。

心理辅导也是精神疾病康复的重要内容，其中最重要的是要帮助患者认识自身病情并接纳病情，才能配合医生治疗。在对患者的心理辅导上，刘世红及其团队创新引入“沙盘”模型法，即是向患者展示各种参照的立体模型，如动物、物件、房屋等，然后让患者在沙盘中任意作画，心理分析师再根据患者的“作品”对其思维、想法等进行专业的分析和解读，为心理辅导提供参考。

一直以来，无论是面对患者的打骂还是家属的误解，刘世红都默默承受着，更没有放弃对工作的信心与耐心，“救治和帮助一位患者，就能拯救一个家庭”，这一信念始终支持着他继续坚定地与患者并肩作战，同精神疾病抗争，争取生活的新希望！

（跟诊记者：敖阳利）

# 奏响安眠曲的中医专家——张永华

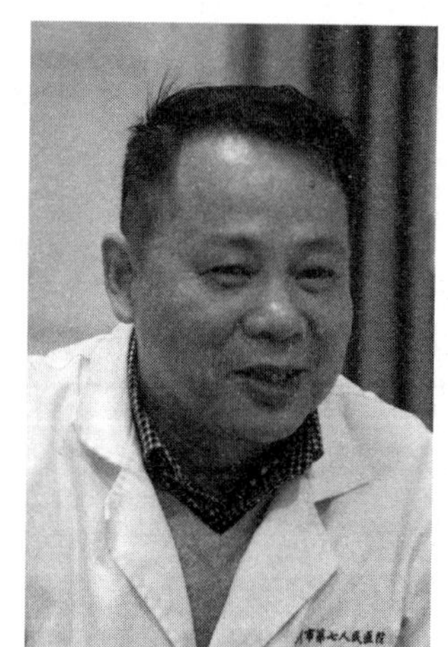

## 专家简介

**张永华，**杭州市第七人民医院院长，二级主任医师，博士生导师，浙江省名中医。中国睡眠研究会中医专业委员会副主委、中华中医药学会心身病分会常务委员、浙江省医学会行为医学分会主委、浙江省中医药学会情志病分会主任委员、浙江省中医药学会内科分会副主委、浙江省中医药学会脾胃病、肝病分会副主委、浙江省心理健康促进会秘书长、杭州市睡眠障碍诊疗中心主任、系第一批全国优秀中医临床人才、全国百名杰出青年中医等。

**专长：**致力于中西医治疗失眠及相关焦虑、抑郁及心身障碍疾病的研究，并能发挥中西二专各方优势，取得了较好的临床疗效。

**出诊时间：**周三上午，周四上午。

杭州城内，一场春雨不期而至，街上行人零零散散，而在杭州市第七人民医院的门诊大厅，却是另外一幅景象。八点刚过，这里已是人潮涌动。医院院长、睡眠障碍中西医结合治疗专家张永华的门诊早已一号难求。“张院长，实在是约不上您的号，加个号吧！”“张医生，再加一个吧，抢您的号比抢红包都难！”虽然早已实行了电话预约挂号制度，面对许多大老远赶来的病人，张永华还是能多看一个，就多看一个。

“只要下午没有工作安排，就一直把所有病人都看完。”张永华对记者说。

张永华的诊室是挂牌认证的浙江省省级名中医工作室，诊室内古朴的木桌、木凳，问诊桌上精致的号脉枕，让现代化的医疗大厦多了几分传统的气息，也是在这里，张永华用精湛的中西医结合医术，帮助一位又一位患者，重新找回好睡眠。

## 真诚沟通构筑友好互信

造成睡眠障碍的原因多种多样，每一名患者的情况千差万别，每个人的治疗方案也不尽相同。所以推心置腹、真诚沟通，让每一位患者、每一位家属了解到最真实、最准确的身体状况并坦然面对，帮助张永华建立起了与患者之间的友好互信。

70多岁的刘大爷在老伴儿的陪同下来找张永华复诊，他不仅睡眠、脾胃方面有问题，还是一名癌症晚期患者。张永华起身帮助刘大爷坐下，号脉、问诊，仔细同大爷交流，了解他最近的情况。张永华一面鼓励大爷配合治疗、适度锻炼，一面贴心地告诉大爷哪些药品可以进医保。在刘大爷出门检查的间隙，张永华向他的老伴儿讲起了大爷的情况，“老爷子的情况不是很好，最近每次来复诊身体都在走下坡路，家里面要继续积极治疗，也要做好思想准备。”也许结局是残酷的，但多说一句话，多一些正面的鼓励，多一点坦诚的交谈，也是在帮助病人家庭更坦然面对。

刚过花甲之年的王大妈也是一位来复诊的老患者，她和张永华的沟通交流既顺畅又和谐。刚进诊室，不等张永华开口，她就迫不及待地先汇报起自己的身体状况来，“经过一段时间的治疗，最近睡眠情况改善了很多，心脏啊、肠胃啊，也一切正常，这次想来看看可不可以减减药。”张永华查看病例，询问近况，给出下一步治疗建议，王大妈频频点头，“院长说怎么吃，就怎么吃，我听院长的，一点一点减，谢谢院长！”

送走王大妈，一个30岁出头的小伙子来到诊室，一进门就先表达了感谢。他既有睡眠方面的障碍，还有情绪冲动障碍，经过一段时间的调理治疗，最近情况好了很多。“我最近情绪比较稳定，睡眠也好多了，前些天领导还表扬我了。”从张永华口中，记者了解到了这个小伙子的故事，“他初诊的时候情况特别不好，因为睡眠、情绪方面的问题，生活和工作都受到极大影响，父亲一度要和他断绝父子关系，在工作中也总是遭到领导的批评。”睡眠、情绪方面的问题，给这位小伙子带来了困扰，但经过张永华的治疗和每次复诊时的开导交流，他的情况不断好转。“这类病人，往往爱从消极的角度去思考问题，同样一句话，常人觉得无所谓，他们却会往坏处想，所以他们也非常痛苦。”张永华说。

几乎每一位复诊的患者，不论是恢复好的，还是恢复不太理想的，都能够给予张永华最大的信任，有些患者还会用方言和张永华拉拉家常，聊聊生活工作。



## 中西结合磨砺精湛技艺

医患互信为治病救人打下了良好基础，而中西医结合，特别是中医治疗，则是张永华的看家本领。他的高超医术，得益于长期的学习总结和经验积累，也得益于家庭影响。

张永华的外祖父就是一名医生，二十世纪三四十年代行医浙北，在江浙和安徽一带小有名气。张永华的微博上就曾留下这样的文字：“昨天回到老家，再次翻阅了外祖父留下的厚厚医案。并且重点研读了他治疗失眠的案例。他治疗失眠症的思路、用药特点让我很受启发。”

十多年前的一次中医研修，也让张永华受益颇多。那是国家有关部门第一次组织全国优秀中医研修人才进行学习，参加研修的全部是四十五岁以下且具有正高级职称的中医人才。在三年的学习研修中，他们得到了几乎国内所有中医大家（后来的国医大师）的授课和指点。而研修面试时和著名中医大师任继学教授的接触，更让张永华记忆深刻，“面试中任老和蔼而又严肃的提问，让我深深为他渊博的理论知识和丰富的临床经验折服。我第一次深刻领悟到什么样的人才有资格称为中医。这次面试我虽然获得任老肯定而通过，但我扪心反思，和这些大家相比，自己的中医知识是太浅薄了，用现在时髦的话来说，当时我很汗颜。”

当天门诊，张永华在中医方面的深厚积淀给记者留下了深刻印象。中医药材成百上千，服用方法各不相同，不同药材的不同搭配又会产生不同的效果，张永华会根据每一位患者的不同情况，为每一个人开出专属的中医药方。

50多岁的徐女士是张永华的老病号，她的女儿也在这里看过病。张永华根据最近的治疗恢复情况，为徐女士制定了最新的中医药方。他微微低头沉思，报出酸枣仁、珍珠母、合欢皮等中药药材的名称及用法和用量，一旁的助手在电脑中飞速记录，准确又快速为徐女士开了药方。记者翻开当天的跟诊记录，每一位患者中医药方的药品种类多在10~18种之间。

张永华除了要为患者开中药药材，还要使用西医药品，除了要考虑某一种药的治疗效果，还要把各种中药、西药共同使用会产生的效果考虑周全。

当然，有些病人最初也会对中西医结合的治疗方法产生怀疑，张永华就曾经接触过这样一位患者。一位失眠伴焦虑障碍的病人，服用抗焦虑药物三个多月，症状有所好转但不满意，并有些胃肠道反应。加用中药治疗两周后胃肠道反应和焦虑症状消失，睡眠恢复正常。但他听别人说中药不能久服，不然会损伤肝脏，所以停服了中药，结果症状反复。张永华认为，中药导致肝损，大多是不熟中医中药的庸医滥用中药所致。他使用中药多年，没有发现一例单纯用中药后出现肝损的情况。“他很不相信。为此我们还打了筹码不小的赌，他还真联系了网络媒体来寻找我的肝损病人，后来通过人向我学生了解到我所言为真而作罢。”

## 走出误区方能合理诊疗

当天不少前来复诊的患者反映，通过张永华中西医结合的治疗，症状得到有效缓解。张永华表示，“复诊多数情况下，十个中也会有那么两三个恢复不是很好，今天情况还算不错。”然而还有一些患者，对睡眠障碍的治疗存在误区。

40多岁的曹女士一进门就向张永华抱怨前一天晚上没有睡好觉。张永华了解到，曹女士自上次治疗之后，基本都能较好入睡，失眠只是偶尔出现的状况，而且她的精神状态，工作等方面也都没有因偶尔的失眠受到影响。“你对睡眠质量要求太高了，一个晚上睡不好不会有什么大问题，”张永华向曹女士解释道，“连续出现睡不好的情况才会带来影响，偶尔一两次没关系，放心。”这正是很多患者都会出现的误区，总认为只要有一次没睡好觉，就是病情复发。“失眠障碍的患者即使好了，也往往会特别关注自己的睡眠质量，有时候就会自我担心，实际上每个人都会有睡不好觉的时候。”面对这样的情况，张永华从医生只能尽量安抚，“所以我们做医生更不能着急，医生着急，病人也着急，他们的情绪会跟着你的情绪走。”

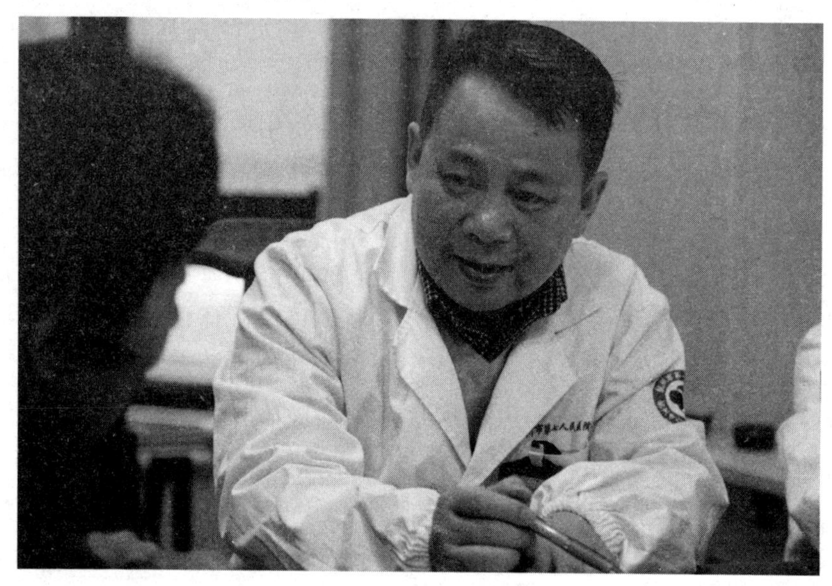



另一个误区同样源自过度的关注和过分的重视。三十多岁的汤女士也是张永华的一名老患者，曾患失眠障碍多年，经过一段时间的治疗和调理，情况好转许多。最近两天的睡眠情况不理想，她感觉到“吓死了，要疯了”，不断追问张永华自己还有没有的治。汤女士还到医院做了一个详细的检查，对检查报告中某一项值的偏高感到十分担心。张永华仔细查看检查报告，并对汤女士最近的情况进行了了解，发现并无大碍。“体检报告中会涉及非常多的数据，每一项的正常值都是一个上下浮动的范围，实际上不同时期，不同群体的正常值也是不一样的。只要核心数值正常，就不用过度担心，”张永华向汤女士解释，“毕竟，很少有人能够做到身体的所有指标数值都完全符合标准。”

还有的病人刚刚开始治疗，没坚持几天，感觉效果不明显，就频繁更换治疗方案，这也是一些睡眠障碍患者存在的治病误区。“任何治疗方案，任何药品都得经过一段时间才能看出效果，吃药太杂，更换太频繁，反而不利于治疗。”张永华说。

刚刚年满30岁的小谢经朋友介绍，挂了张永华的号。据他反映，自己睡不好觉断断续续持续了四五年的时间，从去年开始，情况加剧，经常睡不踏实，多梦，情绪也受到影响。一边叙述，小谢一边拿出了最近半年来到各个医院做的检查报告和各种治疗方案。有上海的、浙江的、本地的、外地的，足足五家医院。张永华仔细查看了检查报告，并翻阅了病例记录。了解到小谢每一个治疗方案都坚持不了几天，张永华对小谢解释道，“每一个医院，每一个医生都会有不同的治疗方案，但不论是中医、西医还是中西结合，不论吃什么药，都要经过一段时间才能见效。你去过的这些医院都是不错的医院，医生也是很好的医生，一定要坚持一个先试试看。”

出诊间隙，张永华打了一通电话，不一会儿同事送来一些药，张永华赶紧服下，“胃不舒服，实在坚持不下，喝点药。”他甚至还用自己的胃病安慰起患者来，“不要想太多，别害怕，你看我，胃病，可比你严重多了！”十二点半，看完当天的最后一位患者，来不及吃上一口饭，他又赶去参加另外一个会议，因为他既是一名医生，还是一名院长，他的双肩，一边扛的是作为医生治病救人的天职，一边扛的是作为院长管理协调的责任。

（跟诊记者：祁嘉润）

# 重塑人生的眼睛美容师——王振军

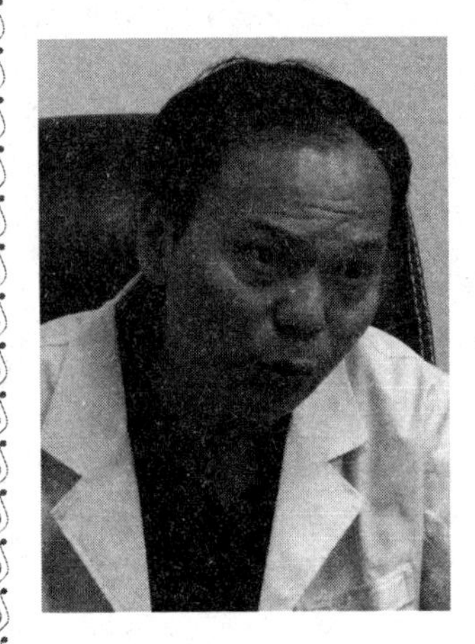

## 专家简介

**王振军**，北京来美安眼整形修复医学研究院院长。中国整形协会全国眼整形修复暨上睑下垂矫正新技术培训中心主任。

**专长**：双眼皮修复、上睑下垂矫正、眼袋及眼部年轻化、重睑（双眼皮）、内外眼角重建修复。

**出诊时间**：周一、周二、周四、周五、周日全天。



创立于2010年的北京来美安眼整形修复医学研究院，秉行在安全有效的前提下，着力塑造眼部整体的自然美。王振军作为来美安的院长，拥有西医眼科、整形外科、美容外科等多学科临床经验，深得各项眼整形修复技艺之精髓，由此研发创立的“CF系列眼整形修复技术”，奠定了以“眼科学的功能治愈标准”和“美容外科的医学美学标准”双重标准要求的眼部整形美容理论，并由此制定出严格的“CF系列眼整形修复技术”操作规范，极大提高了眼部美容效果，大幅降低了手术并发症的发生率。专注于眼整形修复领域的王振军，在几项常规手术中取得很高的技术突破，在技术层面上赶超了日、韩、美、泰等国，他历年来主刀的数千例手术无一例医疗事故和重大差错，为国内外众多知名人士进行过眼整形修复手术，数次受到高度评价。

带着对这位国内外眼整形修复领域的坐标人物的好奇，记者走进北京来美安眼整形修复医学研究院，跟随王振军出诊和手术，感受到这位富含仁厚心的医者，在手术台前完成了从父母心向天地心的升华。

## 是许多病人的最终选择

我国现存各种先天性上睑下垂患者逾200万人，其中半数以上是用各种方法治疗后再复发的患者，且每年以新增2到3万例的速度增加。所谓上睑下垂，是指外观上表现为上眼睑部分或完全不能抬起，致上眼睑遮盖角膜过多，从而使病眼的眼裂显得较正常眼裂小，可分为先天性、后天性两种，病人轻者影响外观，重者导致弱视，影响视功能。而上眼睑下垂的矫正新技术，是王振军专攻的术业。记者跟诊当天，就有许多病人是经过网络咨询、病人间的推荐、以及自己的实地考察后，最终放心地找到了王振军。

有一位来自北京的29岁男患者，在2015年就找过王振军做检查，他当时回去以后，在网上查询案例，咨询其他病人，经过两年多的考察和经济上的考虑，最后决定来这做上眼睑下垂矫正手术。这位患者说："自己对比过国内很多医院，王院长的手术很成功，做完之后眼睛很自然，看不出手术的痕迹，基本不复发，所以现在放心地找王院长做手术。"王振军听了他的介绍，给这位病人重新做了眼部检查。经过诊断，这位患者是明显的上睑下垂症状。就诊时，该患者希望做上眼睑下垂矫正手术的同时，把双眼皮做成内双。王振军回复说："这种要求对于男孩子来说，是很正常，很自然的。我们会确保达到你的要求。"

另一位来自云南的31岁的女患者，双眼都患有上睑下垂。她告诉王振军，自己17岁在云南做过相关的眼部手术，关注来美安已经五六年了，通过考察得知，在来美安做上眼睑下垂矫正手术的病人反响非常好，所以特地请假找王振军做手术。她说，自己来北京是下了极大的决心，请假也是冒着丢工作的风险。王振军安慰说："我不仅会把手术做好，还让你回去工作更有干劲。"

来京八年，经王振军之手治愈的上眼睑下垂症病人，他自己都记不清了。来美安的工作人员为了能和病人们做有效的沟通与术后随访，特意建立了病人分享群、微信群、微博账号和网络贴吧，并在上面为病人进行疑难问题的解惑。另外，有许多被王振军成功治愈的病人，很自然地成了医院的义务讲解员和推荐者，使得来美安的口碑逐渐在眼部修复界积攒了极高的声誉。

集"医者"和"教者"于一身的王振军，为了帮助更多的年轻医生与病人，在学术上也颇有建树。目前他已经主编、出版了4部眼整形修复领域的学术著作，多次在全国学术交流会上发表学术论文，而关于眼整形修复的著作——《眼整形艺术》，凝聚了王振军多年来对眼整形修复领域的理解与研究。这部著作的出版在很大程度上帮助医生少走弯路，益于更多求美者，为眼整形修复史填写了新篇章，引领国内眼整形修复技术与国外接轨。



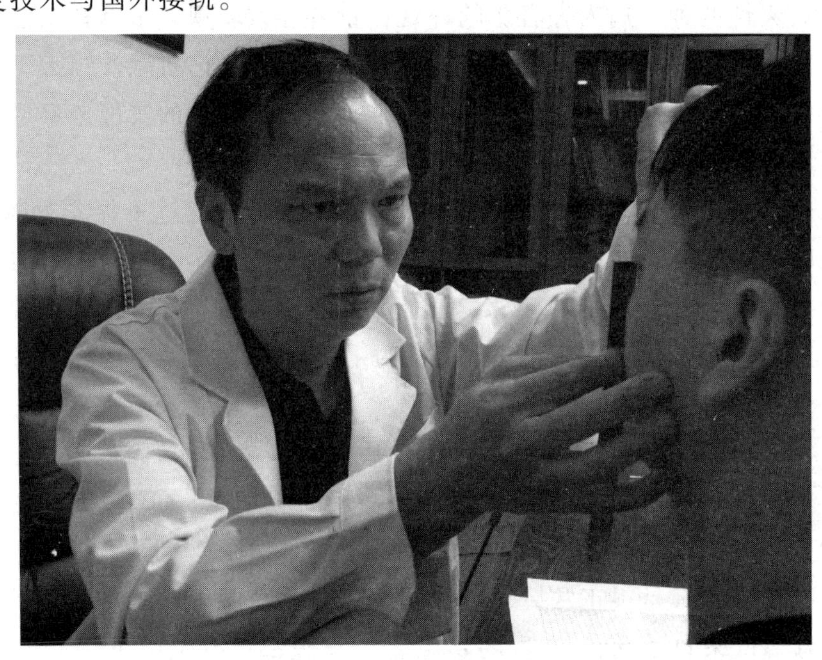

## 改善眼睛外观，重塑病人人生

上睑下垂症除了会影响到眼睛的视力等正常功能，更重要的是，会影响眼睛的外观，很多病人从小就受到周围人的歧视，被戏称为“眯眯眼”、“呆眼”等，极大地影响了正常生活。所以，从改善眼睛外观，使病人重拾生活信心方面来讲，王振军是重塑病人人生的眼睛美容师。

一位来自陕西的32岁男性病人跟记者分享了自己治疗的故事。这位病人右眼患有先天性的上眼睑下垂症，从小左眼大、右眼小，受尽旁人的歧视，很多人都直呼他“眯眯眼”，自己因此异常自卑，感觉低人一等，做事情没有自信，用他的话说，就是“太自卑”。不久前经过朋友的推荐，他了解到王振军做上眼睑下垂矫正手术有丰富的临床经验，遂慕名前来就诊。五天前王振军给他做了矫正手术，今天来复诊时不仅眼睛“睁开了”，而且也变得有神了，他自己也感觉特别满意。他由衷地告诉记者：“来美安只专攻眼睛，做得很专业，成功的案例特别多，王院长做手术是精益求精。还有，王院长理论水平很高。他还告诉我，如果五年内眼睛再有问题，可以随时来找他修复。”

来自江西的23岁的女患者，患有先天性上眼睑下垂，在外人看来，眼睛一直睁不开，仿佛永远没有睡醒一般，经常被很多人说“你的眼睛好呆滞啊！”“你的眼睛没有神”。因为眼睛的问题，她从小很自卑，和别人说话都低头或者看其他地方，甚至经常在夜深人静的时候，独自抱怨上天的不公。由于急着解决眼睛的问题，她曾在一家美容整形医院做了眼睛修复手术，可是眼睛问题不仅没有改善，反而增加了新的问题。于是，她去到北京一间大医院做修复手术，可问题依然没有解决，这位女病人基本绝望了。后来，这位病人从网络和一些其他的病例了解到来美安医院，但是由于之前不成功的经历，她变得异常谨慎，经过多方面考察，才下定决心前来就诊。现在，经过王振军的成功手术，这位病人的上眼睑下垂症状得到了彻底解决，恢复了正常人的生活。用她的话说，就是“让我彻底摆脱了十多年的痛苦，变得十分有信心”。

在来美安治愈上眼睑下垂症的病人不计其数，很多病人和上面两位病人的心态如出一辙——多年来受到歧视的感觉，在王振军成功手术的帮助下被一扫而空，使得病人们重拾了自信和对于生活的希望。一位病人送给王振军的锦旗上写道：“医术精湛，重塑人生；医德高尚，真诚爱心。”这段文字就是对王振军重塑病人人生的真实写照。

## 把复杂的事情做简单了

记者跟诊当天，在来美安手术室观看了王振军主刀的三例手术，感受到他对手术的态度是一丝不苟，精益求精。

第一例手术的女患者来自吉林，她说自己从小眼睛就和别人不一样，总觉得别人拿异样的眼光看自己，很自卑，为此想通过双眼皮手术改变自己，可是额肌瓣、提肌缩短等手段都试过了，连续三次手术都很不成功。本来已经打算放弃，可是五年前得知了来美安，在考察了两年之后，重新燃起了希望，这次来找王振军做双侧重睑修复术，以及同时进行眼窝自体脂填充术。王振军告诉记者，患者之前做的手术对眼睑组织破坏很大，皮下组织粘连的像石头一样，难度相对比较大，自己手术的任务就是进行清晰地解剖，将过去手术造成的错位愈合的组织归位。手术开始后，消毒，眼皮画线，打麻药，切开，进行组织解剖、归位，缝合，脂肪填充，所有的步骤，王振军神闲气定，一气呵成，不到一个小时就完美地结束了手术。手术过程中，只要病人有任何异样的紧张动作，他就马上和病人对话，分散病人的注意力，让病人放松，不要紧张。

另一位来自石家庄的男患者小张，是一位刚参加完高考的中学生，这是他第一次上手术台，十分紧张。由于紧张情绪不利于手术完美的操作，为此王振军在整个手术过程中都时刻关注着病人的精神状态，不时地和小张聊天："手术就一会，坚持配合一下，我们的手术效果才能好"，有时还和病人开玩笑："你大学准备学什么专业啊，胆子小可不能学医啊！"王振军所做的一切出发点，都为了手术的完美效果。对此，他谦虚地说："没有别的诀窍，我只是把复杂的事情做简单了，就是成功的医生。"

在行医同时，王振军热衷于公益事业，积极主动地承担医生的社会责任。为关爱中国上睑下垂患者这一群体，近年来，他带领来美安每年都针对国内上睑下垂现状存在的一系列问题提供帮助和救援，对相关患者提供直接的救助，并发起一系列的慈善救助活动为我国上睑下垂的患者带来福音。2015年，他偕夫人常纳女士向全国发起"上睑下垂救助基金会"公益倡议，并建立慈善救助医疗队。医疗队合作医院涉及全国各地，伴随救助活动的不断开展，合作医院也在陆续增加中，并承诺每家医院每年的上睑下垂救助患者不得少于30名，旨在解除贫困家庭的负担，帮助家庭脱贫。在记者跟诊当天，就有许多病人得益于救助计划的帮助，极大地减轻了经济压力。

王振军说，自己所做的一切，在于通过倡议，医生行业及社会各界能主动地去了解和关注患有上睑下垂症的群体，并给他们提供积极的帮助，切实履行医生的社会责任，用他的话说就是"承担起我们医生的行业责任和社会责任"。

（跟诊记者：王雪驹）

## 38. 河南省漯河市精神病医院

# 大爱救治基层精神病患——赵建华

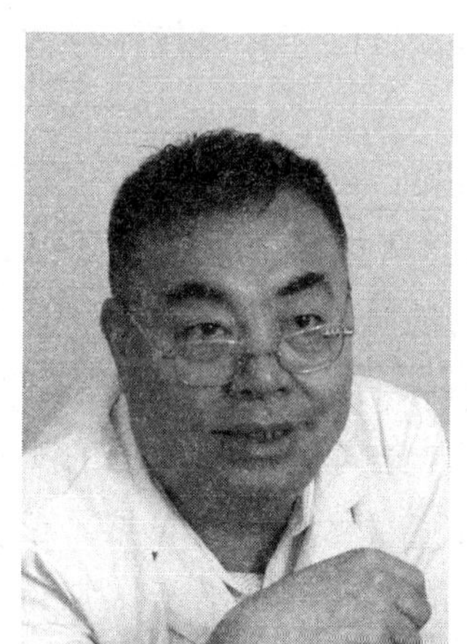

### 专家简介

**赵建华**，河南省漯河市精神病医院院长。任中国中医药促进会精神卫生专业委员会常务委员，河南省科普学会精神卫生专业委员会副主任委员、河南省精神医师协会常务委员、河南省中西医结合精神医师协会常务委员、漯河市民营医院协会副会长、漯河市第五届、第六届政协委员等职。先后被评为“卫生工作先进个人”“河南省残疾人康复工作先进个人”“优秀政协委员”“十佳廉医”“五一劳动奖”“漯河市人民健康卫士”等荣誉称号。

**专长**：从事精神科临床治疗工作34年，擅长精神分裂症、情感性精神障碍、酒依赖的诊断和治疗及精神疾病的早期干预、心理咨询和精神分裂症的复发防治，心理障碍的诊治及心理社会康复，对抑郁症、失眠障碍有独特的治疗经验。

**出诊时间**：周一、周二全天。

刚刚7月初，河南漯河却仿佛已经进入酷暑时节，才早上8点，便烈日炎炎，热浪滚滚。漯河市精神病医院的一间门诊室内，院长赵建华正在耐心、细致地与病患交流，如微风般慢慢拂去病人内心的焦躁和烦闷。门诊室外等候问诊的病人已经排成了一条长龙。

尽管被诸多行政事务及会议缠身，赵建华每周依旧会抽出时间坐诊，兢兢业业。由他带领的医疗团队每年门诊量达35000多人次，年收治住院病人超过2000人。赵建华不仅心怀大爱，带领医院承担起全市精神病人的管理、治疗工作，而且医术高超，帮助许多精神病患者摆脱病痛、恢复社会功能、重新回归正常生活。赵建华，不仅是这座医疗旗舰的掌舵者，也是每一个基层精神病患者的贴心人。

## 细心倾听，精准把握病症

精神疾病是一组病因未明的疾病，现阶段仍以症状学诊断标准为主，近年来专家学者对病因提出假说及一些新的治疗手段，也取得了一定的疗效，但临床病例不能复制。这意味着精神科医生必须投注巨大精力细致了解每个病人，进行个性化对症治疗。

精神病的诱因很多，既与家族病史密切相关，也与病人的人生经历有不可分割的联系。赵建华的问诊一般也都会从这几个方面入手。33岁的张女士由丈夫陪伴走进门诊室。半年前，张女士外出务工返乡，回家之后如同换了一个人，见人不声不响、闭口不言，晚上也无法入眠。赵建华首先从症状入手，让病患及家属描述自身病情。张女士的丈夫称，张女士经常会说一些不正常的话，比如说“自己在窗口看见了已经去世的公公”。她的丈夫猜测她发病的原因可能是心理不平衡，觉得家里的老人偏心小叔，既给他盖房，还给他买车；赵女士对丈夫的描述矢口否认，她觉得只是“性格太内向，不喜欢和人交流”。

了解过基本症状之后，赵建华继续询问病人的家族病史，得知赵女士的弟弟患过癫痫，她的母亲说话也有些迟钝。听到这儿，赵院长追问家属，病人现在还能做什么家务活，家属称，赵女士现在浑身有些无力，只能在家做做饭，洗洗衣服，出去买东西的话不会还价，商家要多少她就会给多少。

最后，赵建华又对病患的经历做了一番梳理。赵女士称，打小由于自己各学科成绩都在班级内倒数，未能从小学毕业；之前外出务工曾服务于餐厅、电子厂，也仅仅是能完成基本的工作任务。看似“盘根问底”的一通啰嗦问诊，但在倾听过病人的具体症状、人生经历、家族病史之后，通过简单测试，赵建华给出了自己的诊断结果：赵女士患有智力发育不全伴发的精神障碍。

事实上，除了人生经历、家族病史等诱因之外，性格和环境也是精神疾病的影响因素。翟女士本身患有高血压，2014 年突然晕倒，先后到漯河第一人民医院、郑州人民医院就诊，被诊断为“抑郁症”。近三年来，伴随着抑郁症症状逐渐缓解，翟女士逐渐停服了治疗抑郁症的药物，2017 年，翟女士抱上了孙子，心情逐渐好转，彻底停用了抑郁症药物。但是，翟女士始终听不得太大声响，最近因为听到鼓声，情绪再次波动，血压迅速升高。听完翟女士的描述之后，赵院长评价：“你是一个性格要强的人，过分追求完美，要求不能有瑕疵，你的病情跟你要强又追求完美的性格有关。”翟女士连连点头，“对对，确实是这样”。

记者追问赵院长如何作出这样精准的判断，他笑着说，过分追求完美性格的人是“强迫症”“焦虑惊恐发作”的易感人群，而翟女士所患的正是“焦虑发作”。问诊过程中，这样的案例不胜枚举，赵建华总是能耐心倾听病人的诉说，而“说的越多，获得的第一手资料就越多”。日积月累，赵建华便拥有了问诊精神病患的“火眼金睛”。



## 耐心交流，抚平患者忧虑

精神疾病的治疗方法多种多样，主要包括精神科药物治疗、心理疏导、ETC（无抽搐电休克治疗）、康复治疗等。在这其中，门诊过程中的心理疏导是第一步，许多病人焦虑、狂躁，没有清晰的自我认识，甚至对精神病本身还怀有恐惧情绪。赵建华在门诊过程中，始终正视并尊重患者的诉说，耐心交流，无微不至。

现年 55 岁的卢女士由丈夫陪同一起前来问诊，卢女士的丈夫说，她经常怀疑自己出轨，怀疑邻居偷了自己家的东西，怀疑自己被欺负。听到这些，赵建华微笑着询问卢女士：“你的这些怀疑有依据么？”“现在考虑这些怀疑有道理么？”卢女士都回答没有。卢女士的丈夫回忆，自己的妻子患病是因为家里兄弟多，家务事繁多，卢女士并没有否认。赵建华最终将卢女士的病情诊断为精神分裂症，存在嫉妒妄想、关系妄想和被害妄想。

事实上，跟诊当天，前来问诊的大多数病人都是这样的基层精神病患者，家常琐事繁多，赵院长许多时候都成了他们的聊天和倾诉对象。一位由小女儿陪同的女患者一进门就跟赵建华打起了招呼，原来年前她已经找到赵院长问诊治疗过一次。这位女患者最近休息不好、睡眠不佳、情绪低落、头闷、浑身乏力，衣服不想洗，饭也不想做，“大脑根本不起作用”。赵院长问道：“这次发生了什么事，能不能跟我说说？”女患者的情绪略微有些亢奋，“没啥不能说的”。接着，她就打开了话匣子。“我（发病）已经有十几天了，是因为跟孩子她爷爷生气了。她爷爷一直都是我们在管，最近有一次，因为我想把他们屋子里的柴火搬走，她爷爷就说我想把他们饿死，这话听起来太伤人，我心里就像刀割了一样，听着很不舒服。”赵院长耐心听完了女患者的诉说之后，微微一笑。女患者语调很高，再次重复了一次自己的症状，“我总觉得大脑不起作用”。面对女患者的紧张和焦躁，赵建华解释道：“其实你觉得自己病情严重，但在我们医生眼里你所患的是非常轻的病症。具体而言，就是稍微有些焦虑和抑郁倾向，不算啥病。”听完这些，女患者显然放松了许多。

除了通过门诊过程中的心理疏导让病人了解病情之外，赵建华也会耐心向病人解释不同的治疗方法。正值壮年的李先生患有精神分裂症认为自己大脑不能保密，自己想的事没讲出去外人就能知道，虽然已经连续服药四个月，但效果不甚显著，考虑到病人在十几年患病过程中已连续多次住院却并未取得显著疗效，赵院长建议病人采用METC的治疗方案，李先生看起来似乎不太愿意。赵院长立刻解释，现在的无抽搐电休克治疗采用全麻醉的方法，治疗过程没有痛苦。“治疗过程大约十多分钟就能清醒，你难道担心会睡过去么？”赵院长笑着说道。看病人还犹豫不定，赵院长决定与门诊冯医生一同重新为李先生进行会诊，制定下一步治疗方案。

## 中西医结合，治疗效果显著

精神疾病的治疗周期长，治疗难度大。赵建华对于精神疾病的诊断和治疗却有自己的独到的理解和治疗方法。赵建华是郾城区五一劳动奖章获得者，也是郾城区“十佳廉医”，这些荣誉背后，折射着赵建华高超的精神病诊疗技术。

门诊过程中，一位老太太一直在诊室门口徘徊，最终还是拿着一张纸条走进诊室。原来，老太太的丈夫患有严重的精神疾病，经人介绍才找到了赵医生，她手里拿的正是赵建华的联系电话。老太太说道：“听说您有祖辈传授的治疗技术，才找到了您。”了解到老太太的丈夫已经被安置住院，赵院长立即表示，门诊结束后，一定立即去病房看看。

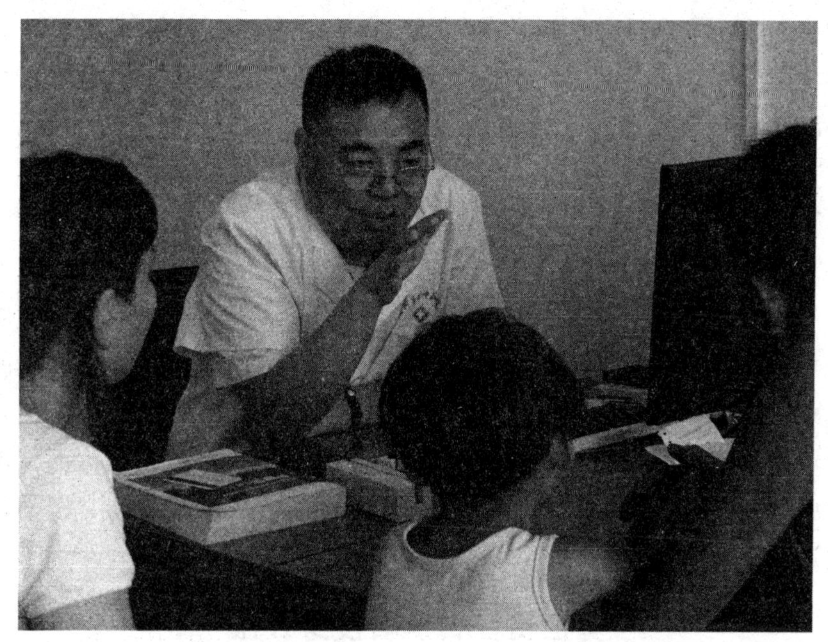

老太太口中的“祖辈传授”不甚准确，但赵建华出身中医世家，从小接受中医之父的教导确是事实。赵建华小时候便能熟背“药性赋”、“脉决”、“十八反”“十九畏”等中医典籍，此后，先后在河南中医学院、苏州广济精神病院进修学习，其治疗技术逐渐得到社会广泛认可，先后担任中国中医药促进会常务委员、河南省精神医师协会常务委员、河南省中西医结合精神医师协会常务委员。在门诊过程中，记者也发现，赵建华既使用新的诊断仪器测量病人的血压、心率，也会使用传统中医的“望闻问切”之法，为病人诊脉。

一位70多岁的老母亲背着自己的独生女来到了赵院长的诊室。2014年，她的女儿突然不吃不喝、不睁眼，目光迟滞，行动迟缓。当时，她便带着女儿找到了赵院长，赵院长的诊断结果是“精神分裂症紧张型”，经过一个多月的治疗，她的女儿恢复了一定的自知力，自己能端碗吃饭了。按照老母亲的话说：“治疗效果中，对赵院长已经非常感谢了”。经过询问，这一次病情复发，是因为未按时服药。

诊断结束后，赵建华向记者介绍，几年前，他也治疗过一个与该病人情况相近的病人。这个病人来自驻马店市西平县，患病之后，4年没有说过一句话，但仍能下地劳动，由于农村地区对精神疾病不甚了解，他的家人便没有把病患的症状放在心上。结果有一天，病患突然躺在床上一动不动，家人这才把病人送到这里。经过诊断，属于“精神分裂症木僵状态”，赵建华决定对该病人采取ETC治疗，做到第8次时，病人依旧没有好转迹象，在家人几近放弃的时候，赵院长仍坚持继续治疗，最终在第12次ETC治疗之后，病人精神症状消失，情绪稳定，社会功能康复。

当然，许多病患家属对精神病的诊断治疗依然存在误解。“能不能完全治愈”是家属询问最多的一句话。事实上，当下精神病治疗的康复依据就是症状消失，恢复自知力。赵建华也一直在努力寻找治疗的边界，不断提升治疗的效果。比如对于精神病科治疗药物的使用，赵建华始终清楚的事：尽管药物在不断进步，但副作用始终存在。因而在治疗过程中，他总是努力获得更多的第一手资料，准确把握病情，继而选择剂量适中、疗效最明显的药，尽可能地保护病人。



## 勇担责任，执着投身公益

医者仁心。门诊过程中，赵建华的贴心、周到随处可见。前来问诊的许多病人都来自基层，大多数家庭贫困，赵建华总会在各个细节上帮衬一把。一位母亲带着名叫“丹丹”的小女儿前来复诊，因为误把医疗卡与手机卡放在了一起，导致医疗卡消磁，赵建华见状，立即安排工作人员为丹丹免费补办了一张医疗卡；而对于一些贫困的患者，赵建华也会开具一些价格较为便宜的精神病治疗药物，并提醒病人，会慢慢调整药物，既能保证病可持续治疗，也能取得令人满意的效果。

对于赵建华来说，“医者仁心”不仅体现在他对每一个病患的诊断上，也体现在他持之以恒参与公益项目、帮扶治疗社会弱势群体的努力中。

自2001年开始，赵建华便开始多次参加公益事业，主动承担公共卫生职能。从建院开始，赵建华每年也都会下乡为贫困精神病患者送药送物送钱，积极承担社会责任。在多年的贫困帮扶中，免费收治贫困精神病患者，且治疗效果甚佳。2012年，漯河市精神病医院医疗团队在患者随访过程中，发现了一名精神病患者梁女士，梁女士患病13年，发病时，打人骂人，冲动毁物，甚至用棍棒将其母亲头部打伤。为了防止再次冲动打人，家人用铁链将其拴在了右侧房檐下10多年。了解病人情况后，赵建华立即安排医护人员进行解锁治疗，经过半年免费的精神科药物治疗、心理治疗、康复治疗，病人康复出院，最终不仅能自行服药，而且还会料理家务。类似的案例数不胜计。赵建华的大爱举动多次登上包括漯河电视台、《漯河日报》等地方媒体。

跟诊中记者得知，赵建华领导的漯河市精神病医院目前承担着漯河市的多项公共卫生职能：漯河市重性精神病管理治疗定点医院、漯河市精神卫生扶贫定点医院、漯河市流浪乞讨无主病人精神病定点救治医院、漯河市慈善精神病人定点救治医院。

“无德不医，“心怀大爱”一直是赵建华的方向标。他不仅志向高远，也始终身体力行。在行医中，赵建华始终以饱满的热情投身于精神卫生事业，为漯河市精神卫生事业的发展起到了模范带头作用。

（跟诊记者：李忠利）